Ottmar Leiß

Zöliakie und andere Gluten-assoziierte Erkrankungen

Ottmar Leiß

Zöliakie und andere Gluten-assoziierte Erkrankungen

DE GRUYTER

Autor
Prof. Dr. med. Ottmar Leiß
Facharzt für Innere Medizin / Gastroenterologie
ehemals:
Gastroenterologische Gemeinschaftspraxis
Wallstraße 3–5, 55122 Mainz
E-Mail: oleiss@web.de

ISBN: 978-3-11-055956-9
e-ISBN (PDF): 978-3-11-056109-8
e-ISBN (EPUB): 978-3-11-055969-9

Library of Congress Cataloging-in-Publication data
A CIP catalog record for this book has been applied for at the Library of Congress.

Bibliografische Information der Deutschen Nationalbibliothek
Die Deutsche Nationalbibliothek verzeichnet diese Publikation in der Deutschen Nationalbibliographie; detaillierte bibliografische Daten sind im Internet über http://dnb.d-nb.de abrufbar.

Einbandabbildung: ChiccoDodiFC / iStock / Getty Images Plus; Gerste
Satz: Meta Systems Publishing & Printservices GmbH, Wustermark
Druck und Bindung: CPI Books GmbH, Leck
♾ Gedruckt auf säurefreiem Papier
Printed in Germany

www.degruyter.com

Vorwort

Eine Diät, die Gluten, ein Speichereiweiß in Getreidekörnern von Weizen, Roggen und Gerste, aus der Ernährung weglässt, ist seit 60 Jahren die einzige Therapieoption für Patienten mit Zöliakie. Diese mit höheren Kosten verbundene und im Alltag nicht ganz einfach zu praktizierende ‚glutenfreie' Ernährung erfreut sich jedoch seit einigen Jahren zunehmender Beliebtheit bei Menschen, die sich keiner differenzierten Diagnostik unterzogen haben und bei denen keine Zöliakie festgestellt wurde [1,2]. Diese Menschen praktizieren eine glutenfreie Ernährung wegen eines vermuteten gesundheitlichen Nutzens, zur Gewichtsabnahme oder wegen diffuser Allgemeinbeschwerden wie Leistungsschwäche, Antriebslosigkeit, ‚Mattscheibe' oder chronischer Müdigkeit. Auf der Hitliste der Diäten rangiert die glutenfreie Ernährung mittlerweile an erster Stelle [3]. Einer aktuellen telefonischen Umfrage unter 1.009 Amerikanern zufolge verzichten 17 % der Amerikaner auf glutenhaltige Nahrungsmittel, einer von fünf Amerikanern gibt an, dass er versucht, glutenhaltige Nahrungsmittel in der täglichen Ernährung zu reduzieren oder zu eliminieren [4]. Daten des National Health and Nutrition Survey (NHANES) 2009–2014 zeigen, dass sich die Prävalenz der Personen, die angaben eine glutenfreie Ernährung zu praktizieren, in den 5 Jahren von 2009 bis 2014 verdreifacht hat [5].

Um die Häufigkeit selbst-diagnostizierter ‚Glutenunverträglichkeit' oder ‚Weizenempfindlichkeit' in der allgemeinen Bevölkerung und die Verbreitung einer glutenfreien Diät abschätzen zu können, führten Aziz et al. [6] bei 1.002 Personen in England eine Umfrage durch. Sie stellten fest, dass 13 % der Bevölkerung von einer bei ihnen vorliegenden Glutenunverträglichkeit berichteten und 3,7 % eine streng glutenfreie Diät praktizierten, obwohl nur bei 0,8 % eine Zöliakie diagnostiziert worden war [6]. In einer australischen Umfrage unter über 1.000 Erwachsenen gaben fast 11 % an, Weizen zu meiden, und nahezu die Hälfte gab an, eine strikt glutenfreie Ernährung zu praktizieren, obwohl die Zöliakie-Prävalenz kleiner als 1 % ist [7]. Eine Umfrage unter 910 Weltklasse-Athleten und Olympia-Medaillengewinnern ergab, dass 41 % eine glutenfreie Ernährung praktizierten – die Mehrheit aufgrund der selbstgestellten Diagnose ‚Glutenunverträglichkeit' und einem ‚gefühlten' leistungssteigerndem Nutzen der glutenfreien Diät [8]. Bei einer Untersuchung zu Auswirkungen einer glutenfreien Ernährung auf Trainingsleistung, Wohlbefinden, gastrointestinale Symptome und Entzündungsreaktionen von Ausdauersportlern, die nicht an Zöliakie litten, hatte die kurzfristige Einschränkung der Glutenzufuhr keine positiven Effekte auf eines der o. a. Merkmale [9].

Was sind die Ursachen für diese Diskrepanz zwischen ärztlicherseits für notwendig erachteter und tatsächlich praktizierter glutenfreier Ernährung? Zum einen ein in Laienkreisen viel gelesener Bestseller, demzufolge eine glutenfreie Ernährung das Wundermittel gegen Übergewicht und vielerlei Gesundheitsbeschwerden ist [10], die Aussagen von Prominenten und Leistungssportlern, die ihr Wohlbefinden und ihren Erfolg einer glutenfreien Ernährung zuschreiben, die Flut an Web-

https://doi.org/10.1515/9783110561098-202

seiten zu Gluten und Glutenunverträglichkeit, Marketing und Geschäft [4] der Nahrungsmittelindustrie, und ... und ... und. Zum andern eine z. T. auch unter Ärzten noch umstrittene und kontrovers diskutierte [11–14] ‚neue' Krankheit, die *non-celiac gluten sensitivity* (NCGS) / Weizensensitivität [15–22], ein Krankheitsbild, das sich derzeit nicht mit ‚harten Facts', sondern nur mit weichen Angaben betroffener Patienten und den ‚gefühlten' Effekten einer glutenfreien Ernährung ‚diagnostizieren' lässt.

Es ist nicht einfach, in der aktuellen Gemengelage, im Nebel von Vermutungen, Meinungen, Gegenmeinungen die spärlichen Fakten auszumachen und im Niemandsland zwischen Zöliakie und Reizdarmsyndrom [23], im Streit, wie das Kind zu nennen ist, *non-celiac gluten sensitivity* (NCGS) [15–22], Weizensensitivität [24] oder ‚Menschen, die Gluten meiden' (‚Patients who avoid wheat and gluten' (PWAWG) [14,25]) ein paar Pflöcke einzuschlagen. Es bringt nichts zu diskutieren, ob NCGS ‚real' ist oder nicht, – die Menschen, die daran leiden, sind real und suchen ärztliche Hilfe [26]. Den Ärzten, bei denen diese Menschen Hilfe suchen, will das vorliegende kleine Buch Hilfe geben. Es will sachliche Informationen geben zu einem Krankheitsbild, das als Chamäleon bezeichnet wird [27], das noch immer unterschätzt wird und über das wir in den vergangenen 30 Jahren eine Menge gelernt haben. Es will über erwiesenen Nutzen und mögliche Nebenwirkungen einer glutenfreien Ernährung aufklären und Tipps für die Umsetzung einer glutenfreien Ernährung im Alltag geben. Und es will die schillernden Facetten der ‚Glutenempfindlichkeit' kritisch darstellen und aufzeigen, wo die Dinge im Fluss sind und wo wir hoffentlich bald Genaueres wissen werden.

Wo die Dinge so sehr im Fluss sind, kann der Versuch, veraltete Lehrbuch-Kapitel zur Zöliakie zu aktualisieren und neue Reviews zu bündeln, nur eine Momentaufnahme ergeben. Um dem Anliegen, auf Fragen aus der Praxis Antworten für die Praxis zu geben, gerecht werden zu können, bedarf der vorliegende Ratgeber der Rückmeldung der Leser an Autor und Verlag, um bei einer Neuauflage manches besser zu machen oder prägnanter darzustellen.

Wiesbaden, Mai 2017 — Prof. Dr. med. Ottmar Leiß

Literatur

[1] Painter K. Gluten-free diets gaining in popularity. 2008: USA Today, 17 August 2008. http://usatoday30.usatoday.com/news/health/painter/2008-08-17-gluten_N.htm

[2] Digiacomo DV, Tennyson CA, Green HP, Demmer RT. Prevalence of gluten-free diet adherence among individuals without coeliac disease in the USA: Results from the continuous National Health and Nutrition Examination Survey 2009–2010. Scand J Gastroenterol 2013;48:921–925.

[3] 'The most popular' diet ever: Why going gluten-free is risky. Medscape Nov 02, 2016. http://www.medscape.com/viewarticle/870954

[4] Riffkin R. One in five Americans include gluten-free foods in diet. Gallup. July 23, 2015. www.gallup.com/poll/184307/one-five-americans-include-gluten-free-foods-diet.aspx Letzter Zugriff 21.11.16.
[5] Kim HS, Patel KG, Orosz E, et al. Time trends in the prevalence of celiac disease and gluten-free diet in the US population: results from the National Health and Nutrition Examination Surveys 2009–2014. JAMA Intern Med. 2016;176(11):1716–1717.
[6] Aziz I, Lewis NR, Hadjivassiliou M, et al. A UK study assessing the population prevalence of self-reported gluten sensitivity and referral characteristics to secondary care. Europ J Gastroenterol Hepatol. 2014;26:33–39.
[7] Golley S, Corsini N, Topping D, et al. Motivations for avoiding wheat consumption in Australia: results from a population survey. Public Health Nutr. 2015;18:490–499.
[8] Lis D, Stellingwerff T, Shing CM, et al. Exploring the popularity, experiences and beliefs surrounding gluten-free diets in non-coeliac athletes. Int J Sport Nutr Exerc Metab. 2015;25:37–45.
[9] Lis D, Stellingwerff T, Kitic CM, Ahuja KD, Fell J. No effects of a short-term gluten-free diet on performance in nonceliac athletes. Med Sci Sports Exerc. 2015;47:2563–2570.
[10] Davis W. Wheat belly: lose the wheat, lose the weight and find your path back to health. Rodale, New York, 2011. Deutsch: Davis W. Weizenwampe – Warum Weizen dick und krank macht. München: Wilhelm Goldmann Verlag; 2013.
[11] Elli L. Where's the evidence for gluten sensitivity? BMJ. 2012;345:e7360.
[12] Di Sabatino A, Corazza GR. Nonceliac gluten sensitivity: sense or sensibility? Ann Intern Med. 2012;156:309–311
[13] Vanga R, Leffler DA. Gluten sensitivity: not celiac and not certain. Gastroenterology. 2014;145:276–279.
[14] Aziz I, Sanders DS. Patients who avoid wheat and gluten: Is that health or lifestyle? Dig Dis Sci. 2014;59:1080–1082.
[15] Sapone A, Bai JC, Ciacci C, et al. Spectrum of gluten-related disorders: Consensus on a new nomenclature and classification. BMC Med. 2012;10:13.
[16] Ludvigsson JF, Leffler DA, Bai JC, Biagi F, Fasano A, et al. The Oslo definitions for coeliac disease and related terms. Gut. 2013;62:43–52.
[17] Catassi C, Bai JC, Bonaz B, Bouma G, Calabro A, et al. Non-coeliac gluten sensitivity: the new frontier of gluten related disorders. Nutrients. 2013;5:3839–3853.
[18] Volta U, Caio G, Tovoli F, De Giorgio R. Non-celiac gluten sensitivity: questions still to be answered despite increasing awareness. Cellular & Molecular Immunology. 2013;10:383–92.
[19] Kabbani TA, Vanga RR, Leffler DA, Villafuerte-Galvez J, Pallav K, et al. Celiac disease or non-celiac gluten sensitivity? An approach to clinical differential diagnosis. Am J Gastroenterol. 2014;109:741–746.
[20] Volta U, Bardella MT, Calabro A, et al. An Italian prospective multicenter survey on patients suspected of having non-celiac gluten sensitivity. BMC Medicine. 2014;12:85.
[21] Lebwohl B, Ludvigsson JF, Green PHR. Celiac disease and non-celiac gluten sensitivity. BMJ. 2015;351;h4347.
[22] Fasano A, Sapone A, Zevallos V, Schuppan D. Nonceliac gluten sensitivity. Gastroenterology. 2015;148:1195–1204.
[23] Verdu EF, Armstrong D, Murray JA. Between celiac disease and irritable bowel syndrome: the 'no man's land' of gluten sensitivity. Am J Gastroenterol. 2009;104:1587–1594.
[24] Carrochio A, Giovambattista R, Mansueto P. Non-celiac wheat sensitivity is a more appropriate label than non-celiac gluten sensitivity. Gastroenterology. 2014;146:320–321.
[25] Tavakkoli A, Lewis S, Tennyson C, Lebwohl B, Green P. Characteristics of patients who avoid wheat and/or gluten in the absence of celiac disease. Dig Dis Sci. 2014;59(6):1255–1261.

[26] Lebwohl B, Leffler DA. Exploring the strange new world of non-celiac gluten sensitivity. Clin Gastroenterol Hepatol. 2015;13:1613–1615.
[27] Fasano A. Celiac disease – how to handle a clinical chameleon. N Engl J Med. 2003;348:2568–70.

Inhalt

1 Historie

1.1 Wie werden Krankheiten festgestellt und wie klärt man ihre Ursache auf?

P. Thagard unterscheidet in seinem Buch ‚How scientists explain disease' vier Stadien in der Entwicklung medizinischer Krankheitskonzepte: 1. die Charakterisierung einer Krankheit, d. h. das Erkennen eines Musters von Symptomen, die diese Krankheit von anderen unterscheiden lässt, 2. das Herausarbeiten möglicher spezifischer Ursachen, 3. die experimentelle Überprüfung beobachteter Assoziationen oder postulierter Hypothesen und die Festlegung der wahrscheinlichsten Ursache und 4. die Erarbeitung von pathophysiologischen Mechanismen, über die die festgestellte Ursache die Krankheit bewirkt [1]. Diese 4 Stadien laufen nicht zeitlich nacheinander ab, sondern stehen in vielfältiger Weise in Wechselwirkungen miteinander und beeinflussen sich gegenseitig (Abb. 1.1.1) [1–5]. Der Schritt von der Krankheitscharakterisierung zur Identifizierung der Ursache kann sehr lange dauern wie im Falle des Krankheitsbildes Skorbut (ca. 200 Jahre) oder sehr kurz sein wie im Falle der bovinen spongiformen Enzephalopathie (BSE) [6]. Technische Innovationen wie Mikroskopie und Endoskopie erlaubten neue ‚Einblicke' zu möglichen Ursachen [1–5]. Die experimentelle Überprüfung beobachteter Assoziationen und die Erarbeitung pathophysiologischer Konzepte erfolgte nach (Wieder-)Entdeckung von Helicobacter pylori sehr zügig [7] und hat innerhalb von 10–15 Jahren zur Helicobacterisierung einer vormals psychosomatischen Erkrankung und Eradikation psychosomatischer Konzepte in der Genese der Ulkuskrankheit geführt [8]. Bei manchen ‚neuen' Krankheitsbildern wie z. B. der Weizensensitivität [9–13] ste-

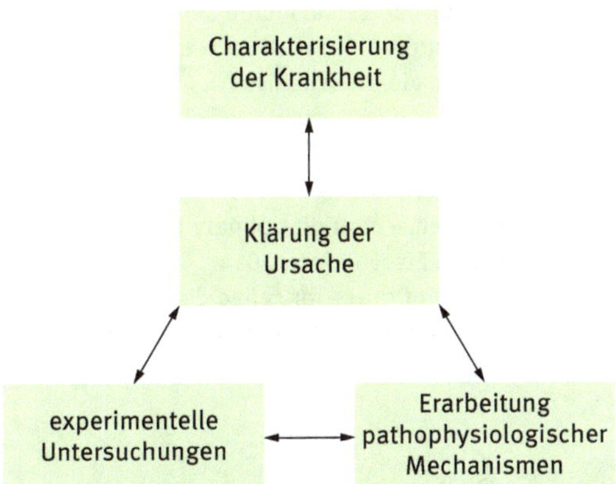

Abb. 1.1.1: Vier miteinander verflochtene Phasen in der Entwicklung medizinischer Krankheitskonzepte (nach Thagard 1999 [1]).

https://doi.org/10.1515/9783110561098-001

cken wir noch im Stadium der Krankheitscharakterisierung und Herausarbeitung möglicher Krankheitsursachen, beim Krankheitsbild Zöliakie ist die Klärung weit fortgeschritten [11,14,15] und die zwischenzeitlich erkannten pathophysiologischen Mechanismen lassen Optionen für künftige medikamentöse Therapieansätze erkennen [16] (siehe Kapitel 4.8 zukünftige Therapieoptionen).

Literatur

[1] Thagard P. How scientists explain disease. Princeton (NJ): Princeton University Press; 1999.

[2] Latour B. Von der Fabrikation zur Realität – Pasteur und sein Milchsäureferment. In: Latour B. Die Hoffnung der Pandora – Untersuchungen zur Wirklichkeit der Wissenschaft. suhrkamp taschenbuch wissenschaft stw 1595. Frankfurt: Suhrkamp Verlag. 2002: 137–174.

[3] Latour B. Die Geschichtlichkeit der Dinge. Wo waren die Mikroben vor Pasteur? In: Latour B. Die Hoffnung der Pandora – Untersuchungen zur Wirklichkeit der Wissenschaft. suhrkamp taschenbuch wissenschaft stw 1595. Frankfurt: Suhrkamp Verlag. 2002: 175–210.

[4] Hacking I. Einführung in die Philosophie der Naturwissenschaften. Philipp Reclam jun., Stuttgart, 1996.

[5] Derry GN. What science is and how it works. Princeton, Princeton University Press, 1999.

[6] Hörnlimann B. Historische Einführung: Prionen und Prionenkrankheien. In: Hörnlimann B, Riesner D, Kretzschmar H, Hrsg. Prionen und Prionkrankheiten. Berlin/New York: Walter de Gruyter; 2001. pp. 3–20.

[7] Marshall BJ. History of the discovery of C. pylori. In: Blaser M, ed. Campylobacter pylori in gastritis and peptic ulcer disease. New York/Tokyo: Igaku-Shoin; 1989. 7–23.

[8] Leiß O: Ärztliche Weltbilder – Helicobakterisierung psychosomatischer Konzepte? Deutsches Ärzteblatt. 2001;98:A-886–890.

[9] Sapone A, Bai JC, Ciacci C, et al. Spectrum of gluten-related disorders: Consensus on a new nomenclature and classification. BMC Med. 2012;10:13.

[10] Catassi C, Bai JC, Bonaz B, et al. Non-coeliac gluten sensitivity: the new frontier of gluten related disorders. Nutrients. 2013;5:3839–53.

[11] Ludvigsson JF, Leffler DA, Bai JC, et al. The Oslo definitions for coeliac disease and related terms. Gut. 2013;62:43–52.

[12] Kabbani TA, Vanga RR, Leffler DA, et al. Celiac disease or non-celiac gluten sensitivity? An approach to clinical differential diagnosis. Am J Gastroenterol. 2014;109:741–6.

[13] Fasano A, Sapone A, Zevallos V, Schuppan D. Noncoeliac gluten sensitivity. Gastroenterology. 2015;148(6):1195–204.

[14] Rampertab SD, Mullin GE, eds. Celiac Disease. New York: Humana Press, Springer Science + Business Media; 2014.

[15] Wieser H, Koehler P, Konitzer K. Celiac Disease and Gluten – Multidisciplinary Challenges and Opportunities. Amsterdam/Boston: Academic Press, Elsevier inc.; 2014.

[16] Gottlieb K, Dawson J, Hussain F, Murray JA. Development of drugs for celiac disease: review of endpoints for phase 2 and 3 trials. Gastroenterology Report:2015;1–12 doi:10.1093/gastro/gov006

1.2 Krankheitsbild Zöliakie – erste Hypothesen zu möglichen Ursachen

Das Erkennen eines Musters von Symptomen, die eine Krankheit von anderen unterscheidet, reicht im Falle der Zöliakie bis in die Antike zurück [1]. Das Symptom keulenartig aufgetriebener Leib war schon in der Antike bekannt, der Name Zöliakie leitet sich vom Griechischen ab. Im 2. Jahrhundert vor Christus beschrieb Aretaeus von Kappadokien das Krankheitsbild mit Atrophie, Flatulenz, körperlicher Schwäche [1]. 1887 hielt Dr. Samuel Gee im Hospital für kranke Kinder in London einen Vortrag ‚on the coeliac affection', der im darauf folgenden Jahr in den St. Bartholomew's Hospital Reports veröffentlicht wurde [2]. In dieser Arbeit ist die Symptomatik gut beschrieben und das Krankheitsbild einer Gruppe von Krankheiten zugeordnet, bei denen eine Malabsorption von Nahrungsmitteln vermutet wurde. Gee äußerte den Verdacht, dass möglicherweise Fehler in der Ernährung die Ursache der Zöliakie seien und dass eine Heilung über diätetische Maßnahmen erfolgen könnte (‚... if patient can be cured at all, it must be by means of diet.') [2]. Er erkannte, dass Kuhmilch und stärkehaltige Nahrungsmittel wie Reis, Sago und Getreidemehl problematisch waren und dass verdünnte Milch, Zwieback und dünn geschnittenes Brot, von beiden Seiten geröstet, besser vertragen wurden. Er beobachtete, dass ein Kind unter täglicher Zufuhr von Muscheln (Dutch mussels) wuchs und gedieh, jedoch wieder Beschwerden bekam, wenn die Muschelsaison vorüber war [1]. 1889 schrieb Dr. R. A. Gibbons zwei Artikel im Edinburgh Medical Journal über vier Fälle von ‚coeliac affection in children', mit Schwäche der Kinder, die Treppe zu steigen und meist tödlichem Verlauf [1,3].

Infolge limitierter Untersuchungsmethoden zur Klärung der Krankheitsursache konzentrierte man sich in der ersten Hälfte des 20. Jahrhunderts auf diätetische Manipulationen, um die Ernährungssituation der betroffenen Kinder zu verbessern und die Fettmalabsorption zu verringern. Die Meidung von Fett in der Ernährung, wie von dem britischen Pädiater Parsons favorisiert, brachte keine wesentliche Besserung, die Mortalität blieb hoch [4]. In den USA war Jahre zuvor von dem Pädiater Howland das Weglassen von komplexen Kohlenhydraten propagiert worden [5]. Hierunter wurden klinische Besserungen beobachtet, die Mortalität nahm ab. Haas hatte 1924 über 10 Kinder berichtet, bei denen er die Diagnose ‚coelic disease' gestellt hatte. 8 Kinder, die er mit einer an Bananen reichen Ernährung behandelt hatte, wurden dem klinischen Eindruck zufolge geheilt, 2 nicht behandelte Kinder starben [6]. Seitdem propagierte Hass eine Bananen-Diät zur Behandlung der Zöliakie [7]. Der holländische Pädiater W. K. Dicke (1905–1962) konnte die Beobachtungen einer Mutter, dass sich die Haut ihres betroffenen Kindes unter Weglassen von Brot und Biscuits besserte, Anfang der 30er Jahre bestätigen. In den von Versorgungsengpässen geprägten Jahren des Zweiten Weltkriegs beobachtete er, dass es den ihm anvertrauten Kindern, abhängig von der unterschiedlich zusammengesetzten Krankenhauskost, mal besser und mal schlechter ging. Seine klinischen

Tab. 1.2.1: Diäten in der Behandlung der Zöliakie (nach Kumar 1998 [11]).

Jahr	Diät	Autor
1888	Dutch mussels	Gee
1915	Reis	Baillie
1921	wenig Kohlenhydrate	Howland
1924	Bananen	Haas
1932	fettarme Ernährung	Parsons
1948	Entdeckung der Unverträglichkeit von Weizen	Dicke
1957	glutenfreie Ernährung über 2 Jahre	French et al.
ab 1960	strikte glutenfreie Ernährung lebenslang	

Beobachtungen konnte er in experimentellen Studien Anfang der 50er Jahre bestätigen und die auslösende Rolle von Getreide und die Bedeutung einer glutenfreien Ernährung objektivieren [8–10].

Eine Übersicht über Ernährungsempfehlungen zur Behandlung der Zöliakie zu Anfang des 20. Jahrhunderts gibt Tabelle 1.2.1

Literatur

[1] Paveley WF. From Areteus to Crosby: A history of coeliac disease. Br Med J. 1988;297:1646–9.

[2] Gee S. On the coeliac affection. St Bartholomew's Hosp Rep. 1888;24:17–20.

[3] Gibbons RA. The coeliac affection in children. Edinburgh Medical Journal 1889;i:321–330, 420–428.

[4] Parsons LG. Coeliac disease. Am J Dis Child. 1932;43:1293–1346.

[5] Howland DJ. Prolonged intolerance of carbohydrates. Trans Am Paediatr Soc. 1921;33:11–19.

[6] Haas SV. The value of the banana in the treatment of coeliac disease. Am J Dis Child. 1924;24:421–437.

[7] Haas SV. Beriberi in late infancy: the results of coeliac disease. Am J Dis Child. 1929;37:1111.

[8] Anderson CM. The evolution of a successful treatment for coeliac disease. In: Marsh MN, ed. Coeliac Disease. London/Edinburgh/Boston: Blackwell Scientific Publications; 1992. pp. 1–16.

[9] Losowsky MS. A history of celiac disease. Dig Dis. 2008;26:112–120.

[10] Wieser H, Koehler P, Konitzer K. Celiac Disease and Gluten – Multidisciplinary Challenges and Opportunities. Amsterdam/Boston: Academic Press, Elsevier inc.; 2014. Chapter 1: Celiac disease – a complex disorder. 1. History, pp. 2–4.

[11] Kumar P. Dietary compliance and coeliac disease. In: S. Lohiniemi, P. Collin, M. Mäki, eds. Changing Features of Coeliac Disease. Tampere (Finnland): The Finnish Coeliac Society; 1998. pp. 45–49.

1.3 Wie wurde die auslösende Rolle von Getreideprodukten erkannt?

In den Kriegs- und Nachkriegsjahren des Zweiten Weltkrieges beobachtete der holländische Pädiater Willem K. Dicke während des stationären Aufenthalts von Kindern mit Zöliakie erhebliche Variationen im Wohlbefinden [1]. Manchmal hatte er den Eindruck, als wären die Kinder glücklicher und aktiver, aber Tage später schienen sie wieder elender, niedergeschlagener und inaktiver. Diese Änderungen in Stimmungslage und Aktivität gingen mit Änderungen in Gewicht und Stuhlfrequenz parallel. Die Ernährung war in beiden Phasen ähnlich. Bei gezielten Nachforschungen beim Küchenpersonal des Krankenhauses stellte er fest, dass der Brei, den die Kinder zu essen bekamen, manchmal aus Weizenkörnern bestand, zu anderen Zeiten jedoch aus Reis oder Kartoffeln. Dies war darauf zurückzuführen, dass in den Nachkriegsjahren eine konstante Versorgung mit bestimmten Nahrungsmitteln nicht gewährleistet war und das Krankenhausküchenpersonal die Zusammensetzung des Breis je nach Nahrungsangebot variierte. Das Weglassen von Weizenmehl und später auch Roggenmehl von einer ansonsten normalen Ernährung brachte eindrucksvolle klinische Besserungen, die Steatorrhoe normalisierte sich, die Kinder nahmen an Gewicht zu und wurden gesund [1].

Als klinisch orientierter Pädiater prüfte Dicke, ob sich seine Beobachtungen einer Assoziation von klinischer Besserung, Gewichtszunahme und Rückgang der Stuhlfrequenz mit dem der Breikost zugrunde liegendem Hauptnahrungsbestandteil (Weizen, Reis, Kartoffeln) in nachfolgenden Beobachtungen bestätigen ließen [1–4]. Erst danach teilte er seine Beobachtungen anderen Pädiatern mit. Er ließ sich nicht dadurch entmutigen, dass seine Feststellungen und Schlussfolgerungen, die er auf einer USA-Reise amerikanischen Pädiatern vortrug, auf wenig Enthusiasmus stießen. Beharrlich warb er für seine Vorstellungen und gewann schließlich die Kooperation seiner Utrechter Kollegen D. Weijers und J. van de Kamer, Biochemiker am Institut für Ernährung in Utrecht, die eine experimentelle Methode zur quantitativen Bestimmung von Fett im Stuhl entwickelt hatten. Diese Methode schien hervorragend geeignet, die Einflüsse verschiedener Ernährungen bei Kindern mit Zöliakie auf das Hauptsymptom, die Steatorrhoe, quantitativ zu objektivieren. In Kooperation mit van de Kamer untersuchte Dicke nachfolgend den Einfluss verschiedener stärkehaltiger Nahrungsmittel wie Weizen, Reis, Hafer, Kartoffeln und Roggen auf Symptomatik und Verlauf der Zöliakie bei Kindern. Nur unter Ernährung mit Weizen- und Roggen-Körnern nahmen – parallel zur Verschlechterung der klinischen Symptomatik – die fäkale Fettausscheidung zu, die anderen o. a. stärkehaltigen Nahrungsmittel hatten keine negativen Effekte. Die Ergebnisse seiner Untersuchungen fasste er in seiner Doktorarbeit zusammen, sie erschien 1950 in Utrecht [5]. Im Sommer 1950 schickte Dicke ein englischsprachiges Manuskript mit den Ergebnissen seiner Untersuchungen an eine renommierte amerikanische pädiatrische Zeitschrift, die das Manuskript jedoch ohne Kommentar ablehnte. Skeptizismus und Fehleinschätzung der amerikanischen Pädiater dürften darauf zurückzuführen sein, dass Dicke's Ergebnisse der herrschenden Lehrmeinung widersprachen und kein Grund bestand, die halbwegs erfolgreiche Behandlung mit einer an komplexen Kohlenhydraten armen Ernährung aufzugeben [1]. Dicke trug seine Befunde in nationalen und internationalen Vorträgen vor, ein englischsprachiges Manuskript wurde von der Zeitschrift Acta Paediatrica. Scandinavia, Stockholm, zur Publikation akzeptiert, erschien jedoch erst 1953 [6].

Dicke's Beobachtungen und Schlussfolgerungen wurden früh von englischen Pädiatern aufgegriffen, die sich mit Kindern mit Malabsorption beschäftigten. Eine Arbeitsgruppe, zusammengesetzt aus der jungen Pädiaterin Charlotte Anderson, Prof. Smellie vom Children's Hospital und Prof. Alistair Frazer vom Pharmakologischen Institut in Birmingham, beobachtete wie das erste, in England mit einer Weizen-freien Ernährung (‚fish and chips') behandelte Kind wuchs und gedieh. In einer 18-monatigen Studie bei etlichen Kleinkindern und Kindern mit Zöliakie untersuchten sie die Effekte verschiedener exakt kalkulierter Diäten auf klinische Symptomatik und tägliche fäkale Fettausscheidung. Die Zufuhr von Getreidemehl oder die Zufuhr von Weizenstärke zu einer ansonsten Weizen-freien Kost änderte klinische Symptomatik und fäkale Fettausscheidung nicht. Wurde hingegen die bei der Extraktion der Weizenstärke zurückgebliebene Eiweißfraktion – in einer der täglichen Ernährung mit Weizen entsprechenden Dosis – zugeführt, traten Steatorrhoe und Gewichtsabnahme auf und Allgemeinbefinden, Stimmung und Aktivität der Kinder verschlechterten sich [1,7]. Die holländische Arbeitsgruppe um Dicke testete ebenfalls den Effekt von Gluten, der Eiweißfraktion des Weizens, und fand identische Ergebnisse [8]. Parallel zu den Untersuchungen an Kindern unternahm J. French in Birmingham ähnliche Untersuchungen an erwachsenen Patienten mit Zöliakie und bestätigte die positiven Effekte einer glutenfreien Ernährung. Die klinische Besserung war jedoch variabel und trat nicht immer so schnell und so prompt ein wie bei der Behandlung von Kindern [9].

Die Publikation der Birmingham-Studie erschien 1952 im Lancet [7], die der holländischen Gruppe 1953 in Acta Paediatr Scand. [6]. 1953 fand in Zürich eine Tagung der Internationalen Pädiatrischen Gesellschaft statt, auf der die holländische Gruppe ihre Ergebnisse vor internationalem Publikum vorstellte. Ch. Anderson unternahm 1953 eine Reise in die USA und stellte in mehreren Vorträgen die Ergebnisse zur glutenfreien Ernährung bei Zöliakie vor. Die Akzeptanz war bei den Gastroenterologen, die erwachsene Patienten mit Zöliakie betreuten, größer als bei den skeptischeren pädiatrischen Gastroenterologen. Die von diesen favorisierte, an komplexen Kohlenhydraten arme Diät enthielt ohnehin nur wenig Gluten [1].

1957 publizierte die Arbeitsgruppe um French ihre Ergebnisse einer glutenfreien Ernährung bei Erwachsenen [9]. Ab 1960 war dann die glutenfreie Ernährung als Standardtherapie bei Zöliakie international anerkannt [1].

Literatur

[1] Anderson CM. The evolution of a successful treatment for coeliac disease In: Marsh MN, ed. Coeliac Disease. London/Edinburgh/Boston: Blackwell Scientific Publications; 1992. pp. 1–16.
[2] van Berge-Henegouwen GP, Mulder CJJ. Pioneer in the gluten free diet: Willem-Karel Dicke 1905–1962, over 50 years of gluten free diet. Gut. 1993;34:1473–1475.
[3] Losowsky MS. A history of celiac disease. Dig Dis. 2008;26:112–120.
[4] Wieser H, Koehler P, Konitzer K. Celiac Disease and Gluten – Multidisciplinary Challenges and Opportunities. Amsterdam/Boston: Academic Press, Elsevier inc.; 2014. Chapter 1: Celiac disease – a complex disorder. 1. History, pp. 2–4.
[5] Dicke WK. Coeliakie: een onderzoek naar de nadelige invloed van sommige graansoorten op de lijder aan coeliakie. MD thesis. Utrecht: Universitity of Utrecht. 1950.
[6] Dicke WK, Weijers HA, van de Kamer JH. Coeliac disease. II. The presence in wheat of a factor having a deleterious effect in cases of coeliac disease. Acta Peadiatr. 1953;42:34–42.
[7] Anderson CM, Frazer AC, French JM, et al. Coeliac disease. Gastrointestinal studies and the effect of dietary wheat flour. Lancet. 1952;i:836–842.
[8] van de Kamer JH, Weijers HA, Dicke WK. Celiac disease. IV. An investigation into the injurious constituents of wheat in connection with celiac disease. Acta Paediatr. 1953;42:223–231.
[9] French JM, Hawkins CF, Smith NM. The effect of wheat-gluten-free diet in adult idiopathic steatorrhoea. Q J Med. 1957;26:481–499.

1.4 Meilensteine in der Aufklärung der Zöliakie

Wie T. Kuhn in seinem Buch ‚Die Struktur wissenschaftlicher Revolutionen‘ erläutert [1], sind es oft ‚instrumentelle und theoretische Erwartungen‘, ‚die Entscheidung, einen bestimmten Apparat in einer bestimmten Weise zu verwenden‘, die fundamentale Fortschritte im wissenschaftlichen Verständnis bewirken. Wie in der Wissenschaftsgeschichte an zahlreichen anderen Beispielen belegt ist [2,3], haben zweifellos auch in der Geschichte der Aufklärung der Zöliakie technische Innovationen eine entscheidende Rolle gespielt. Die Entwicklung einer Duodenalsonde [4,5], die es erlaubte, bei betroffenen Patienten eine Dünndarmbiopsie zu entnehmen, führte dazu, dass 1958 – nahezu gleichzeitig in England und den USA – die Zottenatrophie (*flat mucosa*) als charakteristischer Befund bei unbehandelten Kindern und Erwachsenen mit Zöliakie festgestellt wurde. Bald darauf konnte gezeigt werden, dass nach konsequenter Meidung von Weizen- und Roggenprodukten in der Ernährung von Kindern mit Zöliakie eine Regeneration der Schleimhaut mit Ausbildung normaler Zotten eintrat. Auch zur differenzialdiagnostischen Klärung von Krankheitsbildern mit Malabsorption hat die Jejunumsonde wichtige Beiträge geliefert. Zum einen konnte gezeigt werden, dass sich bei Patienten mit sog. idiopathischer Pankreatitis gleichartige Dünndarmveränderungen mit flacher Mukosa und hypertrophierten Krypten fanden wie bei Patienten mit Zöliakie [6], zum andern hat die Technik der intestinalen Gewebsentnahme in der Kombination mit nachfolgenden Messungen von Enzymaktivitäten in der Mukosaprobe die Aufklärung etlicher Störungen der Kohlenhydratabsorption ermöglicht [7].

In den 60er und 70er Jahren wurde mit Hilfe der Dünndarmbiopsien festgestellt, dass sich bei Familienuntersuchungen von Zöliakie-Patienten in 20–35 % weitere betroffene Familienmitglieder fanden und dass bei Verwandten ersten Grades in 6–20 % (Mittel 11 %) eine partielle oder komplette Zottenatrophie nachgewiesen werden konnte. Von den betroffenenen Familenmitgliedern, bei denen bioptisch eine *flat mucosa* nachgewiesen worden war, waren 50 % asymptomatisch (siehe Kapitel 3.2 Genetik und Kapitel 3.4 Pathogenese der intestinalen Entzündung). Vor allem durch die Untersuchungen von Marsh et al. [8,9] wissen wir heute, dass die Glutensentitivität mit einem weiten Spektrum von morphologischen Veränderungen der Dünndarmschleimhaut einhergeht, von oberflächlich normal erscheinender Schleimhaut bis hin zur klassischen Zottenatrophie. Marsh und Mitarbeiter haben in detaillierten morphometrischen Untersuchungen Dosis-Wirkungs-Beziehungen und zeitliche Zusammenhänge zwischen Glutenexposition und Auftreten morphologischer Schleimhautveränderungen herausgearbeitet [8,9]. Die von Marsh entwickelte Stadieneinteilung (Stadium 0: Normalbefund / präinfiltrative Mukosa, Stadium 1: infiltrative Mukosa, Stadium 2: infiltrativ-hyperplastische Mukosa, Stadium 3: flache, destruktive Mukosa, Stadium 4: atrophisch-hypoplastische Mukosa) der bei Zöliakie beobachtbaren morphologischen Veränderungen dient – in geringgradiger Modifikation [10] – als Grundlage einer differenzierten pathologisch-anatomischen Befundung einer Duodenalbiopsie. Zwar ist heute die Gewinnung einer Dünndarmbiopsie mittels Watson-Kapsel zugunsten einer endoskopischen Untersuchung des oberen Gastrointestinaltrakts mit Probeentnahmen im Duodenum verlassen worden. Die Entnahme mehrerer Zangenbiopsien im Bulbus duodeni, in der pars descendens duodeni und im tiefen Duodenum und ihre pathologisch-anatomische bzw. immunhistochemische Untersuchung und Klassifikation nach Marsh [8,9] bzw. Oberhuber et al. [10] sind aber nach wie vor der ‚Goldstandard' in der Zöliakie-Diagnostik (siehe Kapitel 3.8 Endoskopie, Biopsie und Histologie).

Die Einführung der anti-Gliadin-Antikörper (AGA) in die klinische Diagnostik in den 70er Jahren [11], der immunhistochemische Nachweis von Endomysium-Antikörpern (EMA) [11,12] in den 80er Jahren und die Entdeckung der Gewebstransglutaminase als Autoantigen [13], gegen das die EMA gerichtet sind, stellen weitere Meilensteine in der Aufklärung der Pathogenese der Zöliakie dar. Die seit dem Jahr 2000 verfügbaren Tests zur Bestimmung der Gewebstransglutaminase-Antikörper (anti-tTG-Antikörper) haben Spezifität und Sensitivität der serologischen Diagnostik erhöht [14,15] und zu neuen Kenntnissen zur Epidemiologie der Zöliakie beigetragen.

Mitte der 80er Jahre wurde die Assoziation zwischen HLA-D-Haplotypen und Zöliakie festgestellt und HLA-DQ2 und HLA-DQ8 als Marker für die genetische Disposition zur Zöliakie erkannt [16,17]. Ende der 80er Jahre wurde das Verhältnis intraepitheliale gamma/delta T-Zellen als immunhistochemisch charakteristischer Befund für eine Zöliakie beschrieben [18].

Tab. 1.4.1: Historisch bedeutsame Daten zu Klinik und Pathogenese der Zöliakie.

Aretaeus 2. Jahrhundert vor Chr.	erste Beschreibung einer Zöliakie-ähnlichen Erkrankung
Gee 1888	erste detaillierte klinische Beschreibung der Zöliakie
Benecke 1910	erste Beschreibung von Veränderungen der Dünndarm-Mukosa bei Zöliakie
Howland 1921	Propagierung einer an komplexen Kohlenhydraten armen Ernährung
Haas 1924–1932	erfolgreiche Behandlung mit Früchten, Gemüse und Trockenmilch
Parsons 1932	Propagierung einer fettarmen Ernährung
Dicke 1950	Entdeckung von Weizen und verwandte Getreidearten als Auslöser der Zöliakie
van de Kamer / Dicke 1953	Entdeckung von Gluten als toxisches Agens
Paulley 1954	Beschreibung von Zottenatrophie und Kryptenhyperplasie als charakteristische Läsionen der Zöliakie
McDonald et al. 1965	Beschreibung genetischer Assoziationen der Zöliakie
Marks et al. 1966	Assoziation von Dermatitis herpetiformis und Zöliakie
Harris et al. 1967	unbehandelte Zöliakie als Prädisposition für Malignome
Mawhinney / Tomkin 1971	Assoziation von selektivem IgA-Mangel und Zöliakie
Seah et al. 1971	Beschreibung von IgA-anti-Retikulin-Antikörpern bei Zöliakie
Chorzeldski et al. 1983	Beschreibung von IgA-anti-Endomysium-Antikörpern bei Zöliakie
Howell et al. 1986	Assoziation von HLA-D-Haplotypen und Zöliakie
Halstensen et al. 1989	intraepitheliale gamma/delta T-Zellen als charakteristischer Befund bei Zöliakie
Marsh 1992	Charakterisierung verschiedener Stadien der Schleimhaut-schädigung
Lundin et al. 1993	Isolierung Gliadin-spezifischer HLA-DQ2-bezogener T-Zellen aus der Dünndarmschleimhaut von Zöliakie-Patienten
Dieterich et al. 1997	Beschreibung der Gewebstransglutaminase als Autoantigen der anti-Endomysium-Antikörper
ab 2000	Einführung von Tests zur Bestimmung von Antikörpern gegen Gewebstransglutaminase in die Diagnostik

Tabelle 1.4.1 gibt eine Übersicht über historisch bedeutsame Daten in der Aufklärung der Pathogenese der Zöliakie [19,20].

Literatur

[1] Kuhn TS. Die Struktur wissenschaftlicher Revolutionen. suhrkamp taschenbuch wissenschaft stw 25. Frankfurt am Main: Suhrkamp Verlag; 1973.

[2] Thagard P. How scientific explain disease. Princeton (NJ): Princeton University Press; 1999.

[3] Derry GN. What is science and how it works. Princeton (NJ): Princeton University Press; 1999.

[4] Shiner M. Duodenal biopsy. Lancet. 1956 Jan 7;270(6906):17–9. Shiner M. Jejunal biopsy tube. Lancet 1956 Jan 14;267(690):85.
[5] Crosby WH, Kugler HW. Intraluminal biopsy of the small intestine; the intestinal biopsy capsule. Am J. Dig Dis. 1957;2:336–341.
[6] Rubin CE, Brandborg L, Phelps PC et al. Studies of celiac disease. I. The apparent identical and specific nature of the duodenal and proximal jejunal lesion in celiac disease and idiopathic steatorrhoea. Gastroenterology. 1969;38:28–49.
[7] Weijers HA, van de Kamer JH, Dicke WK, Isseling J. Diarrhoea caused by deficiency of sugar-splitting enzymes. Acta Paediatr Scand. 1961;50:55–71.
[8] Marsh MN. Mucosal pathology in gluten sensitivity. In: Marsh MN, ed. Coeliac Disease. London/Edinburgh/Boston: Blackwell Scientific Publications; 1992. pp. 136–191.
[9] Marsh MN, Crowe PT. Morphology of the mucosal lesion in gluten sensitivity. In: Howdle PD, ed. Coeliac Disease. Bailliere's Clinical Gastroenterology. 1995;9:273–293.
[10] Oberhuber G, Granditsch G, Vogelsang H. The histopathology of coeliac disease: time for a standardized report scheme for pathologists. Eur J Gastroenterol Hepatol. 1999;11:1185–94.
[11] Mäki M. The humoral immune system in coeliac disease: In: Howdle PD, ed. Coeliac Disease. Bailliere's Clinical Gastroenterology. 1995;9:231–249.
[12] Rostami K, Kerckhaert J, Tiemessen R, et al. Sensitivity of antiendomysium and antigliadin antibodies in untreated celiac disease: disappointing in clinical practice. Am J Gastroenterol. 1999;94(4):888–894.
[13] Dieterich W, Ehnis T, Bauer M, et al. Identification of tissue transglutaminase as the autoantigen of celiac disease. Nat Med. 1997;3:797–801.
[14] Rostom A, Dubé C, Cranney A, et al. The diagnostic accuracy of serologic tests for celiac disease: a systematic review. Gastroenterology. 2005;128(4 Suppl 1):S38–46.
[15] Naiyer AJ, Hernandez L, Ciaccio EJ et al. Comparison of commercially available serological kits for the detection of celiac disease. J Clin Gastroenterol. 2009;43:225–32.
[16] Sollid LM, Markussen G, Ek J, et al. Evidence for a primary association of celiac disease to a particular HLA-DQ alpha / beta heterodimer. J Exp Med. 1989;169:345–350.
[17] Louka AS, Sollid LM. HLA in Coeliac disease: unravelling the complex genetics of a complex disorder. Tissue Antigens. 2003;61:105–117.
[18] Halstensen TS, Scott H, Brandtzaeg P. Intraepithelial T cells of the TcR gamma/delta+CD82 and V delta 1/J delta 1+ phenotypes are increased in coeliac disease. Scand J Immunol. 1989;30:665–672.
[19] Guandalini S.A Brief History of Celiac Disease. www.cureceliacdisease.org/wp-content/uploads/SU07CeliacCtr.News_.pdf
[20] Wieser H, Koehler P, Konitzer K. Celiac Disease and Gluten – Multidisciplinary Challenges and Opportunities. Amsterdam/Boston: Academic Press, Elsevier inc.; 2014. Chapter 1: Celiac disease – a complex disorder. 1. History, pp. 2–4.

1.5 Stammbaum der Getreidearten

Im taxonomischen Stammbaum der Gräserfamilie und Getreidekörner stellen die rispenartigen Gräser wie Reis und Hafer einen Nebenast des Stammbaums dar, der sich entwicklungsgeschichtlich und biologisch von den ährenartigen Gräsern wie Weizen, Roggen und Gerste unterscheidet [1,2] (Abb. 1.5.1). Während man früher auch Hafer bei glutenfreier Ernährung verboten hat, haben die meisten Zöliakie-Gesellschaften Hafer zwischenzeitlich freigegeben. Wie im Kapitel glutenfreie Er-

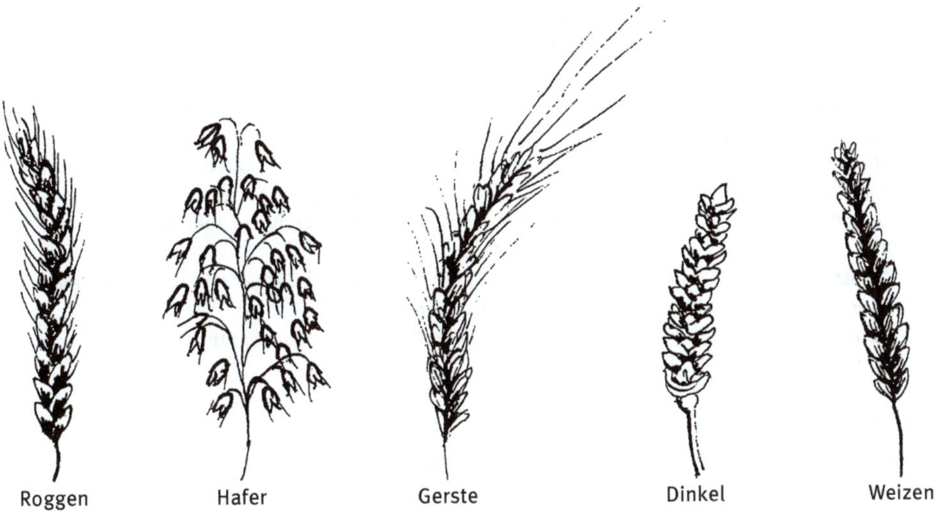

Abb. 1.5.1: Schematische Darstellung verschiedener Getreidearten (nach Lembcke et al. [7], Nachdruck mit freundlicher Genehmigung der Deutschen Zöliakie-Gesellschaft (DZG)).

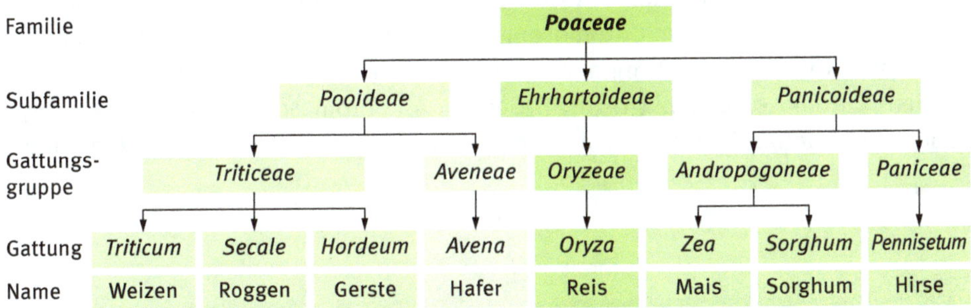

Abb. 1.5.2: Stammbaum der Gräserfamilie (nach Wieser et al. [2]).

nährung im Detail ausgeführt, wird Hafer von den meisten Zöliakie-Patienten gut toleriert und kann helfen, den niedrigen Ballaststoffgehalt einer glutenfreien Ernährung zu erhöhen. Da Hafer sowohl beim Anbau als auch bei der Weiterverarbeitung oft mit anderen Getreidearten kontaminiert ist [3,4], und da einzelne Fälle beschrieben wurden, bei denen unter Haferkonsum eine in Remission befindliche Zöliakie wieder auftrat [5,6], sind gewisse Vorsichtsmaßnahmen ratsam (s. u.).

Literatur

[1] Shewry PR, Tatham AS, Kasarda DD. Cereal proteins and coeliac disease. In: Marsh MN, ed. Coeliac Disease. London/Edinburgh/ Boston: Blackwell Scientific Publications; 1992. 305–48.

[2] Wieser H, Koehler P, Konitzer K. Celiac Disease and Gluten – Multidisciplinary Challenges and Opportunities. Amsterdam/Boston: Academic Press, Elsevier inc.; 2014. Chapter 2. Gluten – the precipitating factor, pp. 97–148.

[3] Thompson T. Gluten contamination of commercial oat products in the United States. N Engl J Med. 2004;351:2021–2.

[4] Koerner TB, Cléroux C, Poirier C, et al. Gluten contamination in the Canadian commercial oat supply. Food Additives & Contaminants: Part A, 2011;28:705–710.

[5] Lundin KE, Nilsen EM, Scott HG, et al. Oat induced villous atrophy in celiac disease. Gut. 2003;52:1649–52.

[6] Arentz-Hansen H, Fleckenstein B, Molberg Ø, et al. The molecular basis for oat intolerance in patients with celiac disease. PLoS Med. 2004;1:84–92.

[7] Lembcke B, Wickenkamp B, Engelfried A, Caspary WF. Schulungsprogramm Zöliakie/Sprue. Stuttgart: Deutsche Zöliakie-Gesellschaft e.V.; 1993.

1.6 Kulturgeschichte des Weizenanbaus

Die Genese des heutigen Weizens ist in Abbildung 1.6.1. dargestellt. Etwa 8.000–10.000 Jahre vor Christus entstand im damaligen Kleinasien und in Mesopotamien, dem Zweistromland zwischen Euphrat und Tigris, aus der Getreideart Einkorn (diploider Chromosomensatz, AA-Genom, 14 Chromosomen) durch Polyploidiezucht Emmer (tetraploider Chromosomensatz, AABB-Genom, 28 Chromosomen), später durch weitere Züchtung der heutige Weizen (Triticum aestivum) mit hexaploidem Chromosomensatz (AABBDD-Genom, 42 Chromosomen) [1]. Bei der Polyploidiezucht nahm die Grannenlänge der Ähre ab, Korndicke und -größe nahmen

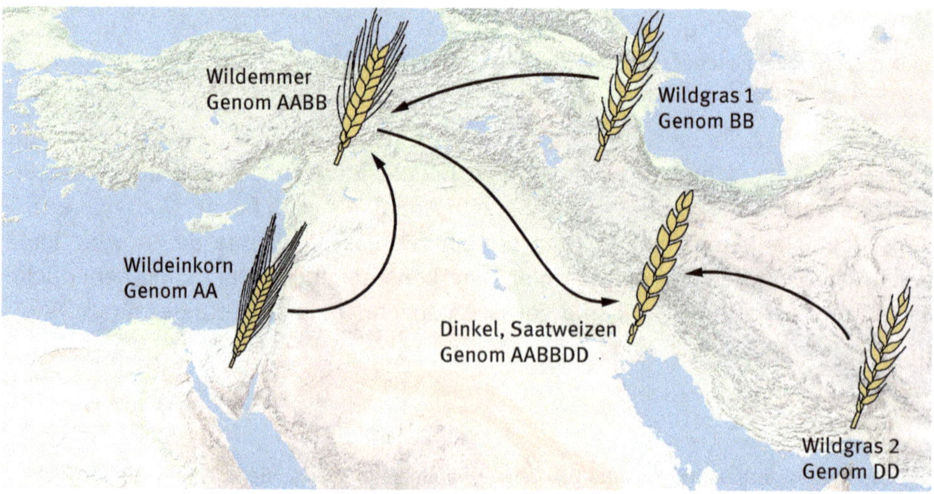

Abb. 1.6.1: Entstehung des heutigen Weizens (nach Frank et al. [1]).

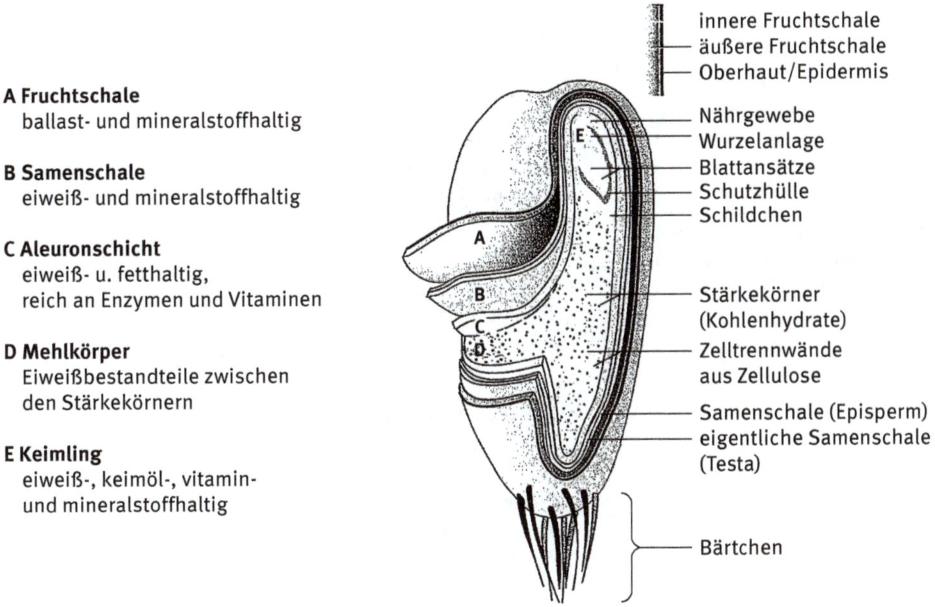

Abb. 1.6.2: Aufbau eines Weizenkorns (nach Brockhaus ‚Ernährung‘ [8]).

zu, was die Ausbeute beim Dreschen des Getreides erhöhte und einen höheren Wuchs und Ertrag erbrachte. Der Weizenanbau blieb lange Zeit auf Mesopotamien beschränkt, breitete sich später nach Kleinasien und Griechenland aus. Ein aus zerstampften Getreidekörnern hergestellter Brei war zu Zeiten der Römer eine übliche Ernährung, die eigentliche Kunst des Backens war jedoch damals auf wenige begüterte Adlige beschränkt, die sich einen Backofen, Holz zum Feuern und Sklaven für die Hausarbeit leisten konnten [2]. Erst im Mittelalter, als in Zentraleuropa die Häuser zunehmend aus Stein gemauert wurden und eine zentral gelegene Küche mit Herdstelle und Backofen enthielten, verbreitete sich die Kunst des Brotbackens, in den Städten entstand die Zunft des Bäckerhandwerks. Ab dem 16.–18. Jahrhundert wurde im Flachland hinter der Nordsee- und Ostseeküste Weizen angebaut, die Windmühlen zum Mahlen des Getreides prägten das Landschaftsbild [2]. In den 50er und 60er Jahren des vergangenen Jahrhunderts wurden in Züchtungen besonders ertragreiche Arten und durch gezielte Modifizierungen am D-Genom Arten mit besonders günstigen Backeigenschaften hervorgebracht [3,4]. Mittels technisch unterstützter Saat und Ernte wurde Weizen in den 70er Jahren zum Hauptnahrungsmittel in den USA und in der Sowjetunion. Inzwischen ist China zum Hauptproduzenten und -exporteur von Weizen geworden [5]. Parallel zur Erfolgsgeschichte des (genetisch modifizierten) Weizens hat sich die Zöliakie in den USA in den letzten 50 Jahren vervierfacht [6] und in Finnland in den letzten 20 Jahren verdoppelt [7].

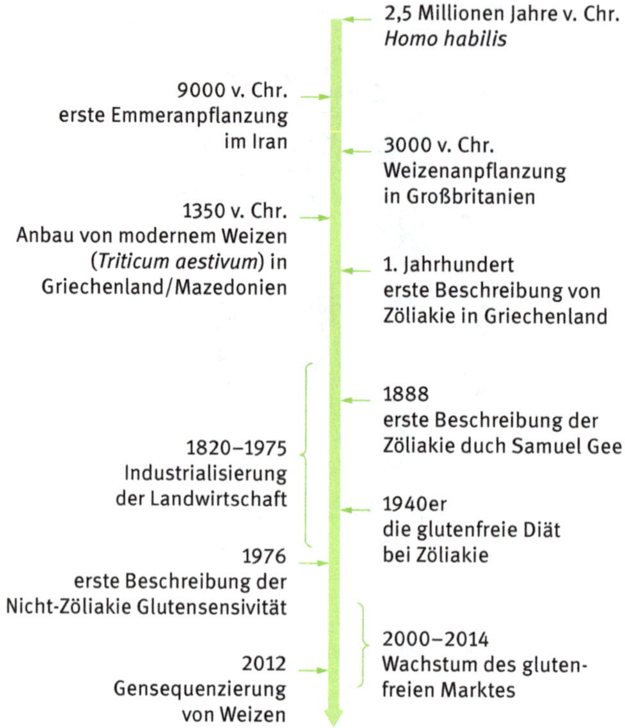

Abb. 1.6.3: Zeitschiene der Kulturgeschichte des Weizenanbaus und der Entdeckung der Zöliakie (nach Aziz et al. [9]).

Eine Übersicht über die zeitlichen Relationen zwischen der Kulturgeschichte des Weizenanbaus und der Geschichte der Entdeckung der Zöliakie gibt Abbildung 1.6.3.

Literatur

[1] Frank R, Sommermann U, Ströhla G. Natura – Genetik und Immunbiologie. Stuttgart: Ernst Klett Verlag, 2003: 59.

[2] Hirschfelder G. Europäische Esskultur. Geschichte der Ernährung von der Steinzeit bis heute. Frankfurt, New York: Campus Verlag; 2001.

[3] Davis W. Wheat belly: lose the wheat, lose the weight and find your path back to health. Rodale, New York, 2011. Deutsch: Davis W. Weizenwampe – Warum Weizen dick und krank macht. München: Wilhelm Goldmann Verlag; 2013.

[4] Shewry PR, Jones HD. Transgenic wheat: where do we stand after the first 12 years. Ann Appl Biol. 2005;147:1–14.

[5] Lieberei R, Reisdorff C. Nutzpflanzen. 8. Auflage. Stuttgart/New York: Georg Thieme-Verlag; 2012. S. 420.

[6] Rubio-Tapia A. Kyle RA, Kaplan EL, et al. Increased prevalence and mortality in undiagnosed celiac disease. Gastroenterology. 2009;137:88–93.

[7] Lohi S, Mustalahti K, Kaukinen K, et al. Increasing prevalence of coeliac disease over time. Aliment Pharmacol Ther. 2007;26:1217–25.
[8] Getreide. Der Brockhaus Ernährung – Gesund essen, bewusst leben. 2. Aufl. Lizenzausgabe für die Wissenschaftliche Buchgesellschaft. S. 275.
[9] Aziz I, Branchi F, Sanders DS. The rise and fall of gluten. Proc. Nutr Soc. 2015;74:221–226.

2 Definitionen / Neue Klassifizierung

2.1 Chamäleon Zöliakie – Einteilung in unterschiedliche Verlaufsformen

Da die Zöliakie in sehr unterschiedlichen Verlaufsformen auftreten kann, gilt sie als eine Art Chamäleon [1,2], an das sowohl in der Differenzialdiagnose funktioneller Darmerkrankungen (wie z. B. dem Reizdarmsyndrom) als auch in der Differenzialdiagnose schwerwiegender Erkrankungen mit Malabsorption (wie z. B. exokriner Pankreasinsuffizienz, Malignomen) gedacht werden muss. Für die unterschiedlichen Verlaufsformen wurden in der Vergangenheit in der wissenschaftlichen Literatur unterschiedliche Begriffe verwendet [3,4], die nicht klar definiert waren und sich z. T. überlappten. Eine Konsensuskonferenz von Zöliakie-Experten hat 2012 in Oslo vorgeschlagen, folgende Verlaufsformen der Zöliakie zu unterscheiden: eine potentielle, eine subklinische, eine symptomatische, eine klassische und eine refraktäre Form [5]. Entsprechend den Vorschlägen der Konsensuskonferenz [5] und den Empfehlungen der Deutschen Gesellschaft für Gastroenterologie, Verdauungs- und Stoffwechselkrankheiten (DGVS) und der Deutschen Zöliakie-Gesellschaft (DZG) [6] sollten historische Bezeichnungen wie latente, silente, overte, manifeste, atypische, asymptomatische oder oligosymptomatische Zöliakie nicht mehr verwendet werden [5,6]. Auch die früher in Deutschland gebräuchliche begriffliche Unterscheidung zwischen einer Zöliakie im Kindesalter und einer einheimischen Sprue [7,8] oder glutensensitiven Enteropahie im Erwachsenenalter ist überholt, es handelt sich um dieselbe Krankheit, entsprechend sollte in beiden Fällen die Bezeichnung Zöliakie verwendet werden.

Tabelle 2.1.1 fasst die früher gebräuchlichen Bezeichnungen für verschiedene Verlaufsformen der Zöliakie und die jetzt empfohlenen Bezeichnungen zusammen.

Tab. 2.1.1: Früher gebräuchliche Bezeichnungen für verschiedene Verlaufsformen der Zöliakie und jetzt empfohlene Bezeichnungen.

Historische Bezeichnungen	Empfohlene Bezeichnung
typische Zöliakie	klassische Zöliakie
atypische Zöliakie overte Zöliakie	symptomatische Zöliakie
subklinische Zöliakie asymptomatische Zöliakie silente Zöliakie	subklinische Zöliakie
refraktäre Zöliakie	refraktäre Zöliakie
latente Zöliakie potentielle Zöliakie	potentielle Zöliakie

https://doi.org/10.1515/9783110561098-002

Tab. 2.1.2: Unterschiedliche Symptomatik und unterschiedlich ausgeprägte histologische Veränderungen bei den verschiedenen Verlaufsformen der Zöliakie (modifiziert nach Ludvigsson et al. [5]).

Zöliakie-Verlaufsform	**Malabsorptions-syndrom**	**unspezifische Symptome**	**IgA-TG2-Antikörper**	**HLA-DQ2 oder -DQ8**	**Marsh-Klassifikation**	
					Marsh 2	**Marsh 3**
klassische	+	+/–	+	+		+
symptomatische	–	+	+	+	+	+
subklinische	–	–	+	+	(+)	(+)
refraktäre	+	+/–	+	+		+
potenzielle	–	–	+/–	+	–	–

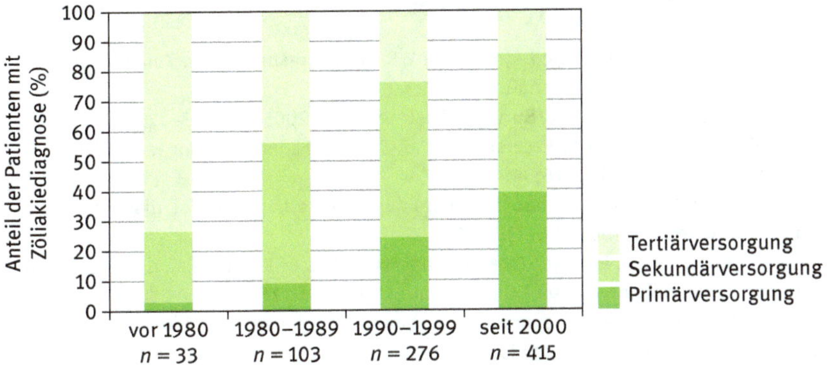

Abb. 2.1.1: Verlagerung der Zöliakie-Diagnostik im zeitlichen Verlauf der letzten 30 Jahre (nach Fuchs V. [18]).

Tabelle 2.1.2 gibt einen Überblick über die unterschiedliche Symptomatik und die unterschiedlich ausgeprägten histologischen Veränderungen bei den verschiedenen Verlaufsformen der Zöliakie. Bezüglich einer ausführlicheren Darstellung von symptomatischer und subklinischer Zöliakie sei auf Kapitel 3.3 Klinische Symptomatik verwiesen.

Subklinische Verlaufsformen der Zöliakie sind – neben unzureichender Kenntnis der verschiedenen Verlaufsformen bei den Ärzten – ein wesentlicher Grund dafür, dass es in der Vergangenheit mitunter über 10 Jahre [9–13], bei alten Patienten noch länger [14] dauerte, bis nach Auftreten initial unspezifischer Symptome die Diagnose Zöliakie gestellt wurde. Mit der Verfügbarkeit neuer serologischer Tests (Bestimmung der Antikörper gegen die Gewebstransglutaminase (anti-tTG-Ak)) mit verbesserter Sensitivität und Spezifität und mit besserer Kenntnis des Krankheitsbildes bei den Ärzten [15] ist das diagnostische Intervall in den letzten Jahren kürzer geworden [16], ferner ist es zu einer Verlagerung der Diagnostik weg von tertiären Zentren hin zu primären und sekundären Zentren gekommen [17,18] (Abb. 2.1.1).

Literatur

[1] Fasano A. Celiac disease – how to handle a clinical chameleon. N Engl J Med. 2003;348:2568–70.
[2] Leiß O: Chamäleon Zöliakie / Sprue – ein vierfüßiges Unikum (Editorial). Verdauungskrankheiten. 2009;27:43–45.
[3] Ferguson A, Arranz E, O'Mahony S. Clinical and pathological spectrum of coeliac disease – active, silent, latent, potential. Gut. 1993;34:150–151.
[4] Holtmeier W, Henker J, Rieken EO, Zimmer KP. Verlaufsformen und Definitionen der Zöliakie – Stellungnahme einer Expertengruppe der Deutschen Zöliakie-Gesellschaft. Z Gastroenterol. 2005;43:751–754.
[5] Ludvigsson JF, Leffler DA, Bai JC, et al. The Oslo definitions for coeliac disease and related terms. Gut. 2013;62:43–52.
[6] Felber J, Aust D, Baas S, et al. Ergebnisse einer S2k-Konsensuskonferenz der Deutschen Gesellschaft für Gastroenterologie, Verdauungs- und Stoffwechselkrankheiten (DGVS) gemeinsam mit der Deutschen Zöliakie-und Weizensensitivität. Z Gastroenterol. 2014;52:711–43.
[7] Lembcke B, Wickenkamp B, Engelfried A, Caspary WF. Schulungsprogramm Zöliakie/Sprue. Stuttgart: Deutsche Zöliakie-Gesellschaft e.V.; 1993.
[8] Holtmeier W. Diagnostik der Zöliakie/Sprue. Z Gastroenterol. 2005;43:1243–1252.
[9] Lankisch PG, Martinez Schramm A, Petersen F, et al. Diagnostic intervals for recognizing celiac disease. Z Gastroenetrol. 1996;34:473–437.
[10] Dickey W, McConnelll JB. How many hospital visits does it take before celiac disease is diagnosed? J Clin Gastroenterol. 1996;23:21–23.
[11] Green PHR, Stavropoulos SN, Panagi SG, et al. Characteristics of adult celiac disease in the USA: Results of a national survey. Am J Gastroenterol. 2001;96:126–131.
[12] Gray AM, Papanicolas IN. Impact of symptoms on quality of life before and after diagnosis of coeliac disease: results from a UK population survey. BMC Health Serv Res. 2010;10:105.
[13] Norström F, Lindholm L, Sandström O, Nordyke K, Ivarsson A. Delay to celiac disease diagnosis and its implications for the health-related quality of life. BMC Gastroenterology. 2011;11:118.
[14] Hankey GL, Holmes GKT. Coeliac disease in the elderly. Gut. 1994;35:65–67.
[15] Collin P, Huhtala H, Virta L, Kekkonen L, Reunala T. Diagnosis of celiac disease in clinical practice: Physician's alertness to the condition essential. J Clin Gastroenterol. 2007;41:152–6.
[16] Sanders DS, Hurlstone DP, Stokes RO, et al. Changing face of adult coeliac disease: Experience of a single university hospital in South Yorkshire. Postgrad Med J. 2002;78:31–33.
[17] Fuchs V, Kurppa K, Huhtala H, et al. Factors associated with long diagnostic delay in celiac disease. Scand J Gastroenterol. 2014;49(11):1304–1310.
[18] Fuchs V. Factors associated with long diagnostic delay in celiac disease. Dissertation. Tampere (Finnland): Tampere Universität. http://tampub.uta.fi/bitstream/handle/10024/95879/SYVENTAVA-1404466410.pdf;sequence=1

2.2 Eisberg-Modell der Zöliakie

Die Kenntnis unterschiedlicher Verlaufsformen der Zöliakie [1–5] und die Erkenntnis, dass trotz verbesserter diagnostischer Möglichkeiten auf jeden entdeckten Fall einer Zöliakie 7 [6] bzw. 8–10 unentdeckte Fälle kommen [7,8], hat zum Bild eines Eisbergs geführt, bei dem in der Vergangenheit nur die Spitze mit der schweren klassischen Verlaufsform erkennbar war [4]. Ein aktualisiertes Eisberg-Modell der Zöliakie [9] ist in Abbildung 2.2.1 dargestellt. Die Spitze des Eisbergs beinhaltet die klassischen und symptomatischen Verlaufsformen der Zöliakie, unter dem Meeresspiegel liegen die subklinische und potentielle Verlaufsform einer Zöliakie. Die Basis des Eisbergs bildet die genetische Suszeptibilität, d. h. das Vorliegen von HLA-DQ2 oder DQ8-Haplotypen. Auf der linken Seite der Abbildung ist dargestellt, dass sich auch bei den unter dem Meeresspiegel liegenden Verlaufsformen der Zöliakie serologische Marker wie z. B. IgA-TG2-Antikörper nachweisen lassen. Auf der rechten Seite der Abbildung ist dargestellt, dass an der Basis des Eisbergs bei der potentiellen Zöliakie die Dünndarmschleimhaut normal ist, dass aber bei der (unterhalb des Meeresspiegels liegenden) subklinischen Verlaufsform bereits Schleimhautveränderungen vorliegen.

An diesem Modell lassen sich die verschiedenen Erscheinungsbilder der Zöliakie verdeutlichen:

1. Die klassische, die symptomatische und die refraktäre Zöliakie bilden den sichtbaren Teil des Eisbergs. Betroffen sind zum einen Patienten mit klinischen Zeichen der Malabsorption wie Gewichtsverlust, Durchfälle, Anämie und Vitaminmangelzuständen (klassische Zöliakie) und fehlender Besserung oder erneutem Auftreten von Malabsorptionssymptomen unter glutenfreier Ernährung (refraktäre Zöliakie). Betroffen sind zum andern auch Patienten mit unspezifischen klinischen Symptomen oder extraintestinalen Symptomen mit Nachweis von IgA-anti-tTG-Antikörpern und histologischen Veränderungen der Duodenalschleimhaut (symptomatische Zöliakie).

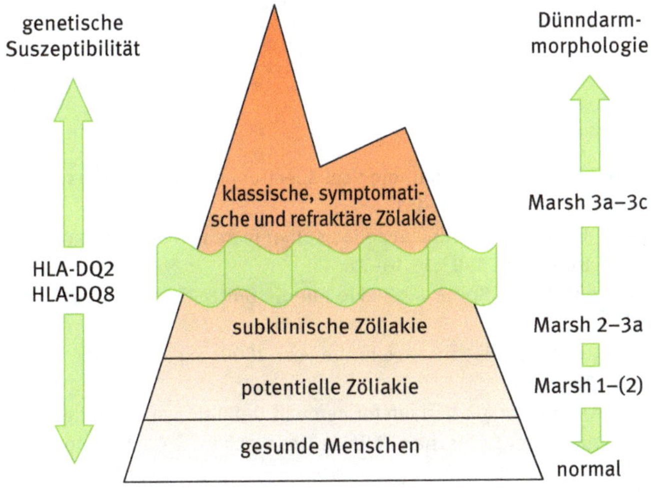

Abb. 2.2.1: Eisberg-Modell der Zöliakie (modifiziert nach Lewis und Holmes [9]).

2. Eine – im Eisberg-Modell unter dem Meeresspiegel liegende – mitunter erst spät erkannte subklinische Zöliakie kann bei Patienten ohne Symptomatik vorliegen, z. B. Patienten mit Osteoporose im frühen Erwachsenenalter oder Patienten mit chronischer Eisenmangelanämie). Positive Serologie (Nachweis von IgA-anti-tTG-Antikörpern) und Nachweis mehr oder weniger stark ausgeprägter Veränderungen der Dünndarmschleimhaut (Marsh 2–3) sichern die Diagnose. Diese Patienten können von einer glutenfreien Ernährung profitieren und sollten langfristig ärztlich betreut und überwacht werden.
3. Bei Patienten mit potentieller Zöliakie, die die Basis des Eisbergs darstellen, handelt es sich häufig um Patienten, bei denen z. B. im Rahmen eines Screenings von Angehörigen von Zöliakie-Patienten oder von Risikogruppen für Zöliakie positive EMA oder IgA-anti-tTG-Antikörper festgestellt wurden, eine Duodenalbiopsie jedoch einen unauffälligen Befund oder nur eine milde Enteropathie (Marsh 1) ergab. Den Patienten sollte die Möglichkeit eines Übergangs in eine subklinische oder symptomatische Zöliakie-Form erläutert werden und bei Auftreten von Symptomen oder zur Früherkennung einer subklinischen Zöliakie Kontrollen des Titers der IgA-anti-tTG-Antikörper empfohlen werden.

Eine weder bei den begrifflichen Definitionen (s. o.), noch im Eisberg-Modell besonders berücksichtigte Form einer klassischen oder symptomatischen oder refraktären Zöliakie stellt die histologisch charakterisierte Spezialform einer kollagenen Zöliakie dar [10–12]. Unter einer kollagenen Zöliakie wird eine Zottenatrophie mit Ablagerungen von Kollagen unterhalb der Basalmembran und einer subepithelialen Matrix breiter als 10–20 µm verstanden. Die bandartigen Kollagenablagerungen können sich unter glutenfreier Ernährung zu einem großen Teil zurückbilden [13]. Differenzialdiagnostisch müssen jedoch auch Kollagenablagerungen in der Dünndarmschleimhaut ohne Assoziation zur Zöliakie unterschieden werden [13].

Literatur

[1] Ferguson A, Arranz E, O'Mahony S. Clinical and pathological spectrum of coeliac disease – active, silent, latent, potential. Gut. 1993;34:150–151.
[2] Corazza GR, Frisoni M, Treggiari EA, et al. Subclinical celiac sprue: increasing occurence and clues to its diagnosis. J Clin Gastroenterol. 1993;16:16–21.
[3] Caspary WF. Gluten-Überempfindlichkeit – Sprue / Zöliakie nur die Spitze des Eisberges? Z Gastroenterol. 1993;31:493–495.
[4] Catassi C, Rätsch I-M, Fabiani E, et al. Coeliac disease in the year 2000: exploring the iceberg. Lancet. 1994;343:200–203.
[5] Holtmeier W, Henker J, Rieken EO, Zimmer KP. Verlaufsformen und Definitionen der Zöliakie – Stellungnahme einer Expertengruppe der Deutschen Zöliakie-Gesellschaft. Z Gastroenterol. 2005;43:751–754.
[6] Catassi C, Fabiani E. The spectrum of coeliac disease in children. Bailliere's Clinical Gastroenterology. 1997;11:485–507.

[7] Dubé C, Rostom A, Sy R et al. The prevalence of celiac disease in average-risk and at-risk Western European populations: a systematic review. Gastroenterology. 2005;128:57–S67.
[8] Van Heel DA, West J. Recent advances in coeliac disease. Gut. 2006;55:1037–1046.
[9] Lewis NR, Holmes GKT. Morbidity and mortality associated with celiac disease. In: Rampertab SD, Mullin GE, eds. Celiac Disease. New York: Humana Press, Springer Science + Business Media; 2014. 209–243.
[10] Weinstein WM, Saunders DR, Tytgat GN, Rubin CE. Collagenous sprue – an unrecognized type of malabsorption. N Engl J Med. 1970;283:1297–1301.
[11] Freeman HJ. Collagenous sprue. Can J Gastroenterol. 2011;25(4):189–192.
[12] Maguire AA, Greenson JK, Lauwers GY, et al. Collagenous sprue. A clinicopathologic study of 12 cases. Am J Surg Pathol. 2009;33:1440–1449.
[13] Vakiani E, Arguelles-Gande C, Mansukhani MM, et al. Collagenous sprue is not always associated with dismal outcomes: a clinicopathological study of 19 patients. Modern Pathology. 2010;23:12–26.

2.3 Refraktäre Zöliakie (RCD)

Wenn eine Zöliakie unter 12-monatiger strenger glutenfreier Ernährung keine Besserung zeigt und die Zottenatrophie persistiert, spricht man von refraktärer Zöliakie (refractory celiac disease RCD). Es werden 2 Typen der RCD unterschieden. Bei der RCD Typ 1 liegen gleichzeitig andere Autoimmunerkrankungen, infektiöse oder thromboembolische Komplikationen vor. Unter strenger glutenfreier Ernährung kann es bei einem Teil der Patienten zur Remission kommen [1–3].

Patienten mit RCD Typ 2, meist im Alter von 50–60 Jahren, haben eine schwere Malabsorption mit Gewichtsverlust, Bauchkrämpfen und Durchfällen, pyoderma gangraenosum-ähnliche Hautläsionen oder Hautulzerationen an Beinen, Armen und im Gesicht, chronische Lungen- oder Nasennebenhöhleninfektionen und Fieber unklarer Genese [2,3]. Bei Patienten mit RCD Typ 2 findet sich bei Dünndarmbiopsien in 80 % eine klonale Vermehrung abnormaler intraepithelialer Lymphozyten (IELs), die sich oft auch in Magen- und Kolon-Biopsien nachweisen lassen, sodass die RCD Typ 2 als diffuse gastrointestinale Erkrankung gilt [4–6]. Zum Teil schreitet die RCD Typ 2 zu einem Enteropathie-assoziiertem T-Zell-Lymphom (EATL) fort, zum Teil zu einem anderen Lymphom-Typ [7–9]. Auf spezielle diagnostische Untersuchungen bei refraktärer Zöliakie und auf Therapieoptionen wird im Kapitel 3.11 Komplikationen der Zöliakie ausführlicher eingegangen.

Literatur

[1] Farrell RJ, Kelly CP. Celiac sprue and refractory sprue. In: Feldman M, Friedman LS, Sleisenger MH, eds. Sleisenger & Fordtran's Gastrointestinal and Liver Disease. Pathophysiology / Diagnosis / Management. 7th edition. Philadelphia/London/New York: Saunders; 2002. pp. 1817–1841.
[2] Verkarre V, Asnafi V, Lecomte T, et al. Refractory coeliac sprue is a diffuse gastrointestinal disease. Gut. 2003;52:205–211.

[3] Daum S, Cellier C, Mulder CJJ. Refractory celiac disease. Best Practice & Research Clinical Gastroenterology. 2005;19:413–424.
[4] Malamut G, Cellier C. Refractory celiac disease: Epidemiology and clinical manifestations. Dig Dis. 2015;33:221–226.
[5] Malamut G, El Machhour R, Montcuquet N, et al. IL-15 triggers an antiapoptotic pathway in human intraepithelial lymphocytes that is a potential new target in celiac disease-associated inflammation and lymphomagenesis. J Clin Invest. 2010;120:2131–43
[6] Nijeboer P, Malamut G, Bouma G, et al. Therapy in RCD II: rationale for combination therapy? Dig Dis. 2015;33:227–230.
[7] Smedby KE, Akerman M, Hildebrand H, et al. Malignant lymphomas in celiac disease: evidence of increased risk for lymphoma types other than enteropathy-type T cell lymphoma. Gut. 2005;54:54 – 59.
[8] Brousse N, Meijer JWR. Malignant complications of celiac disease. Best Practice & Research Clinical Gastroenterology. 2005;19:401–412.
[9] Nijeboer P, Malamut G, Mulder CJ, et al. Enteropathy-associated T-cell lymphoma: improving treatment strategies. Dig Dis. 2015;33:231–235.

2.4 Spektrum der Gluten-assoziierten Erkrankungen

In den Jahren 2012 und 2013 fanden mehrere Konsensuskonferenzen internationaler Zöliakie-Experten statt [1,2], auf denen die Datenlage zu Gluten-assoziierten Erkrankungen erörtert, die Existenz einer bis dato umstrittenen neuen Krankheitsentität (*non-celiac gluten sensitivity* (NCGS) [3–8] oder besser Weizensensitivität [9]) bestätigt und eine neue Einteilung des Spektrums Gluten-assoziierter Erkrankungen festgelegt wurde [1,2,4,10,11].

Aufgrund der involvierten unterschiedlichen pathophysiologischen Mechanismen können drei Gruppen von Glutenbezogenen Erkrankungen unterschieden werden (siehe Abb. 2.4.1): Zur Gruppe der **autoimmun-bedingten Gluten-assoziierten Erkrankungen** gehören die Zöliakie, die Dermatitis herpetiformis und die Gluten-Ataxie. Bei diesen Erkrankungen können Antikörper gegen körpereigene Strukturen festgestellt werden, bei der Zöliakie gegen die Gewebstransglutaminase des Darm (TG2), bei der Dermatitis herpetiformis gegen die Gewebstransglutaminase der Haut (TG3) und bei der Gluten-Ataxie gegen die Gewebstransglutaminase des Gehirns (TG6). Auf die pathophysiologischen Mechanismen bei der Zöliakie wird im Kapitel 3.2 Genetik und im Kapitel 3.4 Pathogenese der intestinalen Entzündung eingegangen, auf die Dermatitis herpetiformis im Kapitel 5.1 und auf die Gluten-Ataxie im Kapitel 5.2. Zur Gruppe der **allergisch-bedingten Gluten-assoziierten Erkrankungen** gehören die Weizen-abhängige, durch körperliche Belastung induzierte Anaphylaxie (*Wheat-dependend exercise-induced anaphylaxis* (WDEIA)), das Bäckerasthma und eine Weizen-abhängige Kontaktdermatitis [12–14], auf die im Kapitel 5.3 ausführlicher eingegangen wird. Pathophysiologisch spielen beim Bäckerasthma Immunglobulin E-vermittelte Immunreaktionen vom Soforttyp und bei der Kontaktdermatitis Immunreaktionen vom verzögerten Typ eine Rolle. Ob auch die eosinophile Ösophagitis (EoE) – insbesondere im Kindesal-

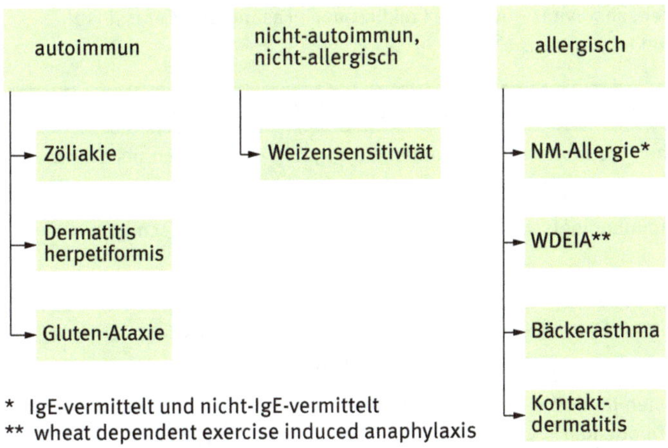

Abb. 2.4.1: Schematische Darstellung der autoimmun-, allergisch- und weder autoimmun-, noch allergisch-bedingten Gluten-assoziierten Erkrankungen (nach Czaja-Bulsa [19]).

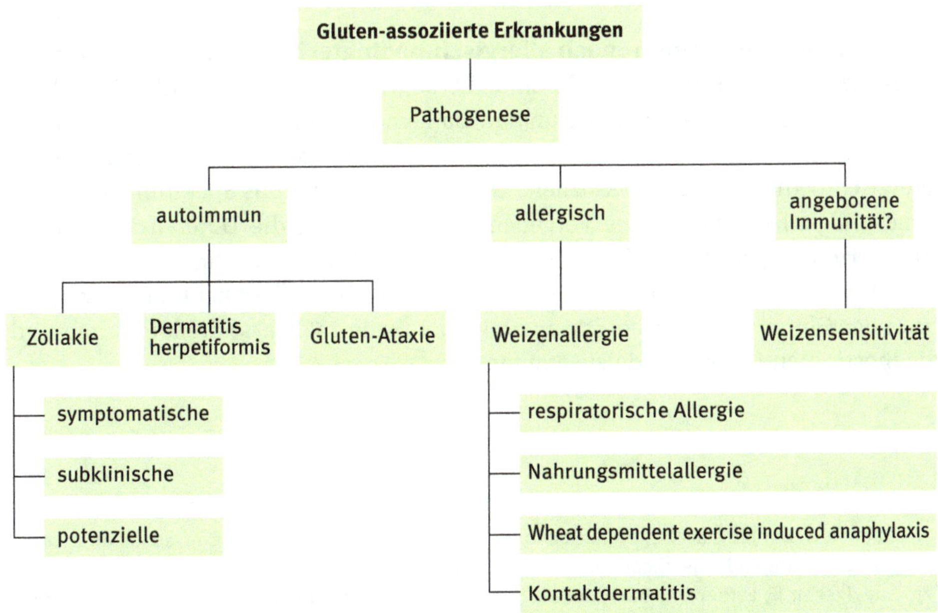

Abb. 2.4.2: Differenzialdiagnose Zöliakie, Weizensensitivität und Weizenallergie (nach Fasano und Catassi [10]).

ter, wo Weizen das zweithäufigste auslösende Nahrungsallergen darstellt – in das Spektrum der Gluten-assoziierten Erkrankungen aufgenommen werden sollte, ist derzeit unklar [15–18].

Tab. 2.4.1: DD Zöliakie – Weizensensitivität – Allergie (gekürzt nach Fasano und Catassi [10], siehe ausführlichere Diskussion im Kapitel 5.4).

Aspekt / Erkrankung	Zöliakie	Weizensensitivität	Weizenallergie
Auftreten von Symptomen	Wochen bis Monate	Stunden bis Tage	Minuten bis Stunden
Pathophysiologie	autoimmunologisch	immun-vermittelt? (via angeborenem Immunsystem?)	allergisch
bester initialer Test	IgA-tTG-Antikörper	kein spezif. Marker, Ausschlussdiagnostik	Prick-Test der Haut
bester Bestätigungs-test	Biopsien im Bulbus und Duodenum	Doppel-blinde, Plazebo-kontrollierte orale Belastung mit Gluten (Salerno-Konsensus)	oraler Belastungstest mit Weizen

Bei der **weder autoimmun- noch allergisch-bedingter Weizensensitivität (*non-celiac gluten sensitivity* (NCGS))** sind die zugrunde liegenden pathophysiologischen Mechanismen derzeit noch unklar. Da kein eindeutiger serologischer Marker existiert, beruht die Diagnose derzeit auf dem Ausschluss autoimmun- oder allergisch-bedingter Gluten-assoziierter Erkrankungen. Auf das Spektrum der Symptome und auf diagnostisches Vorgehen [3–8] sowie auf die Differenzialdiagnose zum Reizdarmsyndrom wird ausführlich im Kapitel 5.4 und 5.5 eingegangen.

Abbildungen 2.4.1 und 2.4.2 geben eine schematische Übersicht über das Spektrum der Gluten-assoziierten Erkrankungen, Tabelle 2.4.1 fasst die klinischen und diagnostischen Unterschiede zusammen.

Literatur

[1] Sapone A, Bai JC, Ciacci C, et al. Spectrum of gluten-related disorders: Consensus on a new nomenclature and classification. BMC Med. 2012;10:13.
[2] Ludvigsson JF, Leffler DA, Bai JC, et al. The Oslo definitions for coeliac disease and related terms. Gut. 2013;62:43–52.
[3] Di Sabatino, Corazza GR. Nonceliac gluten sensitivity: sense or sensibility? Ann Intern Med. 2012;156:309–311.
[4] Catassi C, Bai JC, Bonaz B, et al. Non-coeliac gluten sensitivity: the new frontier of gluten related disorders. Nutrients. 2013;5:3839–3853.
[5] Volta U, Caio G, Tovoli F, De Giorgio R. Non-celiac gluten sensitivity: questions still to be answered despite increasing awareness. Cellular & Molecular Immunology. 2013;10:383–92.
[6] Kabbani TA, Vanga RR, Leffler DA, et al. Celiac disease or non-celiac gluten sensitivity? An approach to clinical differential diagnosis. Am J Gastroenterol. 2014;109:741–746.

[7] Volta U, Bardella MT, Calabro A, et al. An Italian prospective multicenter survey on patients suspected of having non-celiac gluten sensitivity. BMC Medicine. 2014;12:85.
[8] Lebwohl B, Ludvigsson JF, Green PHR. Celiac disease and non-celiac gluten sensitivity. BMJ. 2015;351:h4347
[9] Carrochio A, Giovambattista R, Mansueto P. Non-celiac wheat sensitivity is a more appropriate label than non-celiac gluten sensitivity. Gastroenterology. 2014;146:320–321.
[10] Fasano A, Catassi C. Clinical practice. Celiac disease. N Engl J Med. 2012;367:2419–2426.
[11] Kelly CP, Bai JC, Liu E, Leffler DA. Advances in diagnosis and management of celiac disease. Gastroenterology. 2015;148(6):1175–86.
[12] Battais F, Richard C, Jacquenet S, Denery-Papini S, Moneret-Vautrin DA. Wheat grain allergies: an update on wheat allergens. Eur Ann Allergy Clin Immunol. 2008;40:67–76.
[13] Inomata N. Wheat allergy. Curr Opin Allergy Clin Immunol. 2009;9:238–43.
[14] Tatham AS, Shewry PR. Allergens in wheat and related cereals. Clin Exp Allergy. 2008;38:1712–1726.
[15] Lucendo AJ, Arias Á, Tenias JM. Systematic review: the association between eosinophilic oesophagitis and coeliac disease. Aliment Pharmacol Ther. 2014;40(5):422–34.
[16] Dharmaraj R, Hagglund K, Lyons H. Eosinophilic esophagitis associated with celiac disease in children. BMC Res Notes. 2015;8:263.
[17] Jensen ET, Eluri S, Lebwohl B, Genta RM, Dellon ES. Increased risk of esophageal eosinophilia and eosinophilic esophagitis in patients with active celiac disease on biopsy. Clin Gastroenterol Hepatol. 2015;13(8):1426–1431.
[18] Ahmed OI, Qasem SA, Abdulsattar JA, Snow AN, Hill ID. Esophageal eosinophilia in pediatric patients with celiac disease: is it a causal or an incidental association? J Pediatr Gastroenterol Nutr. 2015;60(4):493–497.
[19] Czaja-Bulsa G. Non coeliac gluten sensitivity – A new disease with gluten intolerance. Clin Nutr. 2015;34:189–94.

3 Zöliakie

3.1 Epidemiologie

Die Zöliakie war lange Zeit als eine auf Europa beschränkte, überwiegend bei Kindern auftretende seltene Erkrankung angesehen worden mit hauptsächlich intestinalen Symptomen, Malabsorption und Wachstumsstörungen, die nur in Ausnahmefällen auch bei Erwachsenen auftrat [1]. Bis Anfang der 70er Jahre betrug die geschätzte globale Prävalenz der Zöliakie in der Allgemeinbevölkerung 0,03 % [2]. Dank der Verfügbarkeit empfindlicher serologischer Tests (anti-Endomysium-Antikörper (EMA) seit Ende der 80er Jahre und anti-Gewebstransglutaminase-Antikörper (anti-tTG-Antikörper) seit Ende der 90er Jahre) wissen wir heute, dass dies falsch ist. Die Zöliakie ist weder auf Europa beschränkt, noch kommt sie überwiegend bei Kindern vor und ist mit einer durchschnittlichen Prävalenz von 1 % auch keine seltene Erkrankung.

Erste epidemiologische Untersuchungen zur Häufigkeit der Zöliakie erschienen in den 70er Jahren [3,4] und beruhten auf histologischen Untersuchungen der Duodenalschleimhaut (und den Diagnose-Kriterien der European Society for Paediatric Gastroenterology and Nutrition von 1970). 1973 beschrieben Mylotte et al. eine damals überraschend hohe Zöliakie-Inzidenz von 1 : 597 in Westirland [5]. 1979 veröffentlichten Berg und Lindberg schwedische Daten zur Inzidenz der Zöliakie im Kindesalter von 1 : 982 [6], die 3 Jahre später von Stenhammar und Johansson mit einer Inzidenz von 1 : 859 bestätigt wurden [7]. Hallert et al. beschrieben 1981 für erwachsene schwedische Patienten eine deutlich niedrigere Zöliakie-Prävalenz von 1 : 1.700 [8], jedoch überraschenderweise für die Altersgruppe der 45–54-Jährigen eine Prävalenz von 1 : 750 [8]. Mit der Etablierung von anti-Gliadin-Antikörper (AGA)-Bestimmungen erschienen in den Folgejahren aus zahlreichen europäischen Ländern Studien zur Inzidenz und Prävalenz der Zöliakie [3,4].

3.1.1 Screeninguntersuchungen zur Zöliakie-Prävalenz in der Allgemeinbevölkerung in Europa und den USA

Die in den 80er Jahren entwickelten anti-Gliadin-Antikörper (AGA) und die Anfang der 90er Jahre klinisch evaluierten anti-Endomysium-Antikörper (EMA) haben sich als so spezifisch und so sensitiv herausgestellt, dass mit ihrer Hilfe ein Screening auf Zöliakie möglich wurde. Serologische Untersuchungen zum Screening auf Zöliakie haben sich anfangs auf Risikogruppen wie Verwandte von Zöliakie-Patienten und Patienten mit Autoimmunerkrankung und mit Zöliakie-assoziierten Erkrankungen beschränkt [9–11]. Mitte der 90er Jahre erschienen dann zunehmend Arbeiten, die ein Screening größerer Bevölkerungsgruppen mittels AGA und EMA und später auch mittels anti-Gewebstransglutaminase-Antikörper (IgA-anti-tTG-Ak) beschrieben [12–17].

https://doi.org/10.1515/9783110561098-003

Tab. 3.1.1.1: Zöliakie-Prävalenz auf der Basis der klinischen Symptomatik und aufgrund von Screeninguntersuchungen (nach Fasano und Catassi 2001 [25]).

Land	Prävalenz aufgrund klinischer Diagnosen	Prävalenz aufgrund von Screeninguntersuchungen
Brasilien	???	1 : 400
Dänemark	1 : 10.000	1 : 500
Finnland	1 : 1.000	1 : 130
Deutschland	1 : 2.300	1 : 500
Italien	1 : 1.000	1 : 184
Holland	1 : 4.500	1 : 198
Norwegen	1 : 675	1 : 250
Sahara	???	1 : 70
Slovenien	???	1 : 550
Schweden	1 : 330	1 : 190
Großbritannien	1 : 300	1 : 112
Vereinigte Staaten	1 : 10.000	1 : 266
Weltweit (Mittelwert)	1 : 3.345	1 : 266

Screeninguntersuchungen der erwachsenen Allgemeinbevölkerung mit AGA und EMA haben neue Daten zur Zöliakie-Prävalenz erbracht. Die Häufigkeit schwankt von z. B. 1,8/1.000 in Italien [16], 2,6/1.000 (1 : 389) in Spanien [18], 2,7/1.000 in Finnland [19] und 3/1.000 in Dänemark [20] bis zu 5,3/1.000 in Schweden [21]. In jüngster Zeit wurde in Finnland mittels Screening mit EMA eine noch höhere Prävalenz von 1 : 130 festgestellt [17]. Während man noch vor wenigen Jahren davon ausging, dass die Zöliakie in den USA eine seltene Erkrankung ist mit einer kalkulierten Inzidenz von 1,2/100.000 und einer geschätzten Prävalenz von 0,218/1.000 (1 : 4.857) [22], ergaben Screeninguntersuchungen bei 2.000 Blutspendern eine Prävalenz erhöhter EMA von 4/1.000 (1 : 250) [23]. Demnach musste auch in den USA von einer ähnlichen hohen Prävalenz wie in Europa [24] ausgegangen werden. Die Ergebnisse einer ausführlichen Übersichtsarbeit aus dem Jahre 2001 [25] zur weltweit relativ homogenen Zöliakie-Prävalenz sind in Tabelle 3.1.1.1 dargestellt.

Studien zur Zöliakie-Prävalenz mittels Bestimmung der Anti-Endomysium-Antikörper (EMA) ergaben eine weite Streuung bezüglich der Sensitivität (74 %–100 %) und Spezifität (64 %–100 %) des Test, was auf mangelnde Standardisierung (Affenösophagusmuskulatur oder Nabelschnurvene) und Unterschiede in der Erfahrung des Labors mit Immunfluoreszenzbestimmungen zurückgeführt wurde [26–32]. Die weite Streuung lässt vermuten, dass Bestimmungen der Anti-Endomysium-Antikörper (EMA) als Screening-Test weniger geeignet sind, da die EMA erst bei ausgeprägteren Schleimhautveränderungen positiv werden. Eine Bestimmung der menschlichen anti-Transglutaminase-Antikörper (anti-tTG-Ak) ist als *enzyme linked immunosorbend assay* (ELISA-Test) standardisierbar, erscheint konsistentere Ergebnisse zu ergeben und ist wahrscheinlich der derzeit beste Test zum Screening auf Zöliakie; Studien ergaben eine Sensitivität von 95 %–98 % und eine Spezifität von 94 % [33,34]. Eine noch höhere Sensitivität (99,5 %) und Spezifität (99,6 %) wurde mit rekombinanten menschlichen anti-tTG-Antikörper in einem Radioimmunoassay [35] erreicht, was die Eignung der Bestimmung der anti-tTG-Antikörper als Screening-Tool unterstreicht [36].

Zwar ergaben zahlreiche Studien, in denen ein Screening der Allgemeinbevölkerung erfolgte, eine durchschnittliche Zöliakie-Prävalenz von ca. 1 % in westlichen Ländern [24,37,38], die Prävalenz war jedoch in verschiedenen europäischen Ländern unterschiedlich hoch [39]. Sie lag bei einem Screening mittels AGA und nachfolgender Bestimmung der EMA in England bei 1,2 % [40]. Wie eine große Studie mit über 29.000 Teilnehmern und Bestimmung der anti-tTG-Antikörper in einem zentralen Labor ergab, betrug die Gesamtprävalenz in Europa ca. 1 %, variierte aber z. T. erheblich in einzelnen europäischen Ländern und betrug 0,3 % in Deutschland, 0,7 % in Italien und 2,4 % in Finnland [41]. Mit Blick auf die Ähnlichkeiten bezüglich Frequenz der Zöliakie-typischen prädisponierenden Genotypen HLA-DQ2 und -DQ8 und Level der Gluten-Aufnahme in diesen Ländern ist diese 5- bis 8-fach unterschiedliche Zöliakie-Prävalenz in Europa auffällig, ihre Ursache noch unklar.

Für die USA fanden Fasano et al. in einer Population mit überwiegend kaukasischem Ursprung eine durchschnittliche Zöliakie-Prävalenz von 0,75 % (1 : 133) [42]. Bei Screening-Untersuchungen an amerikanischen Blutspendern (ebenfalls überweigend kaukasischen Ursprungs) fanden Not et al. mittels AGA-Bestimmungen und nachfolgender Überprüfung erhöhter Werte durch Immunfluoreszenzbestimmungen der EMA eine serologische Prävalenz von 0,4 % (1 : 250) [23]. Green et al. fanden bei 1.749 Personen, die sich einer Ösophagogastroduodenoskopie unterzogen, eine bioptisch gesicherte Zöliakie-Prävalenz von 0,5 % (1 : 200) [43].

Größeren Populationsstudien zufolge liegt die derzeitige Inzidenz an bioptisch gesicherter Zöliakie in den USA zwischen 2–13/100.000 / Jahr [44,45].

Literatur

[1] Cooke WT, Fone DJ, Cox EV, et al. Adult coeliac disease. Gut. 1963;4:279–91.

[2] Lohi S, Mustalahti K, Kaukinen K, Laurila K, Collin P, Rissanen H, et al. Increasing prevalence of coeliac disease over time. Aliment Pharmacol Ther. 2007;26:1217–1225.

[3] Logan RFA. Epidemiology of coeliac disease. In: Marsh MN, ed. Coeliac Disease. 1992. pp. 192–214.

[4] Greco L, Mäki M, Di Donato F, Visakorpi JK. Epidemiology of coeliac disease in Europe and the Mediterranean Area. In: Auricchio S, Visakorpi JK, eds. Common Food Intolerances 1: Epidemiology of Coeliac Disease. Basel: Karger; 1992. pp. 25–44.

[5] Mylotte M, Egan-Mitchell B, Mc Carthy CF, McNicholl B. Incidence of coeliac disease in the West of Ireland. BMJ. 1973;1:703–705.

[6] Berg NO, Lindberg T. Incidence of coeliac disease and transient gluten intolerance in children in a Swedish urban community. Acta Paediatr Scand. 1979;68(3):397–400.

[7] Stenhammar L, Johansson CG. The incidence of coeliac disease in children in south-east Sweden. Acta Paediatr Scand. 1981;70(3):379–81.
[8] Hallert C, Gotthard R, Norrby K, Walan A. On the prevalence of adult coeliac disease in Sweden. Scand J Gastroenterol. 1981;16:257–261.
[9] Visakorpi J. Silent coeliac disease: the risk groups to be screened. In: Common Food Intolerances 1: Epidemiology of Coeliac Disease. Edited by S. Auricchio, J. K. Visakorpi. Basel: Karger; 1992. pp. 84–92.
[10] Corrao G, Corazza GR, Andreani ML, et al. Serological screening of coeliac disease: choosing the optimal procedure according to various prevalence values. Gut. 1994;35:771–775.
[11] Vogelsang H, Genser D, Wyatt J, et al. Screening for coeliac disease: a prospective study on the value of noninvasive tests. Am J Gastroenterol. 1995;90:394–398.
[12] Catassi C, Rätsch I-M, Fabiani E, et al. Coeliac disease in the year 2000: exploring the iceberg. Lancet. 1994;343:200–203.
[13] Catassi C, Fanciulli G, D'Appello A, et al. Antiendomysium versus antigliadin antibodies in screening the general population for coeliac disease. Scand J Gastroenterol. 2000;35:732–736.
[14] Ascher H, Hahn-Zoric M, Hanson L, et al. Value of serological markers for clinical diagnosis and population studies of coeliac disease. Scand J Gastroenterol. 1996;31:61–67.
[15] McMillan SA, Watson RPG, McCrum EE, Evans A. Factors associated with serum antibodies to reticulin, endomysium, and gliadin in an adult population. Gut. 1996;39:43–47.
[16] Corazza GR, Andreani ML, Biagi F, et al. The smaller size of the ‚coeliac iceberg' in adults. Scand J Gastroenterol. 1997;32:917–919.
[17] Kolho K, Farkkila M, Salvilathi E. Undiagnosed coeliac disease is common in Finnish adults. Scand J Gastroenterol. 1998;33:1280–1283.
[18] Riestra S, Fernandez E, Rodrigo L, Garcia S, Ocio G. Prevalence of coeliac disease in the general population of Northern Spain. Scand J Gastroenterol. 2000;35:398–402.
[19] Collin P, Reunala T, Rasmussen M, et al. High incidence and prevalence of adult coeliac disease – augmented diagnostic approach. Scand J Gastroenterol. 1997;32:1129–1133.
[20] Rostami K, Mulder C, Werre J, et al. High prevalence of celiac disease in apparently healthy blood donors suggest a high prevalence of undiagnosed celiac disease in the Dutch population. Scand J Gastroenterol. 1999;34:276–279.
[21] Ivarsson A, Persson LA, Juto P, et al. High prevalence of undiagnosed coeliac disease in adults: a Swedish population-based study. J Intern Med. 1999;245:63–68.
[22] Talley NJ, Valdovinos M, Petterson TM, Carpenter HA, Melton L jr. Epidemiology of 23-coeliac sprue: a community-based study. Am J Gastroenterol. 1994;89:843–846.
[23] Not T, Horvath K, Hill I, et al. Celiac disease risk in the USA: high prevalence of antiendomysium antibodies in healthy blood donors. Scand J Gastroenterol. 1998;33:494–498.
[24] Dube C, Rostom A, Sy R, et al.: The prevalence of celiac disease in average-risk and at-risk western European populations: a systemic review. Gastroenterology. 2005; 128: S57 – S67.
[25] Fasano A, Catassi C. Current approaches to diagnosis and treatment of celiac disease: an evolving spectrum. Gastroenterology. 2001;120:636–651.
[26] Ladinser B, Rossipal E, Pittschieler K. Endomysium antibodies in coeliac disease: an improved method. Gut. 1994;35:776–778.
[27] Corrao G, Corazza GR, Andreani ML, et al. Serological screening of coeliac disease: choosing the optimal procedure according to various prevalence values. Gut. 1994;35:771–775.
[28] Cataldo F, Ventura A, Lazzari R, et al. Antiendomysium antibodies and coeliac disease: solved and unsolved questions. An Italian multicentre study. Acta Paediatr. 1995;84:1125–1131.

[29] Carroccio A, Cavataio F, Iacono G, et al. IgA antiendomysial antibodies on the umbilical cord in diagnosing celiac disease. Sensitivity, specificity, and comparative evaluation with the traditional kit. Scand J Gastroenterol. 1996;31:759–763.
[30] Parnell ND, Ciclitira PJ. Coeliac disease and its management. Aliment Pharmacol Ther. 1999;13:1–13.
[31] James MW, Scott BB. Endomysial antibody in the diagnosis and management of coeliac disease. Postgrad Med J. 2000;76:466–468.
[32] Bowron A, Moorghen M, Morgan JE, et al. Cost-effective strategy for the serological investigation of coeliac disease. Ann Clin Biochem. 2000;37(Pt 4):467–470.
[33] Dieterich W, Laag E, Schopper H, et al. Autoantibodies to tissue transglutaminase as predictors of celiac disease. Gastroenterology. 1998;115:1317–1321.
[34] Sulkanen S, Halttunen T, Laurila K, et al. Tissue transglutaminase autoantibody enzyme-linked immunosorbent assay in detecting celiac disease. Gastroenterology. 1998;115:1322–1328.
[35] Seissler J, Schott M, Boms S, et al. Autoantibodies to human tissue transglutaminase identify silent coeliac disease in type I diabetes. Diabetologia. 1999;42:1440–1441.
[36] Dretzke J, Cummins C, Sandercock J, et al. Autoantibody testing in children with newly diagnosed type 1 diabetes mellitus. Health Technol Assess. 2004 Jun;8(22):iii–xi, 1–183.
[37] Rewers M. Epidemiology of celiac disease: what are the prevalence, incidence, and progression of celiac disease? Gastroenterology. 2005; 128: S47–51.
[38] Catassi C, Gatti S, Lionetti E. World perspective and celiac disease epidemiology. Dig Dis. 2015;33:141–146.
[39] Mäki M, Mustalahti K, Kokkonen J, et al. Prevalence of celiac disease among children in Finland. N Eng J Med. 2003;348:2517–24.
[40] West J, Logan RF, Hill PG, et al. Seroprevalence, correlates, and characteristics of undetected coeliac disease in England. Gut. 2003;52:960–5.
[41] Mustalahti K, Catassi C, Reunanen A, et al. The prevalence of celiac disease in Europe: results of a centralized, international mass screening project. Ann Med. 2010;42:587–95.
[42] Fasano A, Berti I, Gerarduzzi T, et al. Prevalence of celiac disease in at-risk and not-at-risk groups in the United States: a large multicenter study. Arch Intern Med. 2003;163:286–292.
[43] Green PH, Shane E, Rotterdam H, Forde KA, Grossbard L. Significance of unsuspected celiac disease detected at endoscopy. Gastroenterol Int. 2000;51:60–65.
[44] Cook B, Oxner R, Chapman B, Whitehead M, Burt M. A thirty-year (1970–1999) study of coeliac disease in the Canterbury region of New Zealand. N Z Med J. 2004;117:U772.
[45] Murray JA, Van Dyke C, Plevak MF, et al. Trends in the identification and clinical features of celiac disease in a North American community, 1950–2001. Clin Gastroenterol Hepatol. 2003;1:19–27.

3.1.2 Prävalenz und Inzidenz der Zöliakie außerhalb Europas und der USA

Lange Zeit war angenommen worden, dass sich eine Zöliakie in Australien, Israel und südamerikanischen Ländern überwiegend auf Nachkommen europäischer Vorfahren beschränken würde. Ferner war unklar, ob die spärlichen Angaben zur Häufigkeit der Zöliakie in außereuropäischen Ländern auf der Seltenheit der Erkrankung oder auf fehlenden Untersuchungen beruhen [1]. Inzwischen gibt es auch in diesen Ländern einige Studien zur Prävalenz der Zöliakie, die Zahlen in ähnlicher

Größenordnung ergaben wie in europäischen Ländern [2]. So betrug die über eine positive Serologie ermittelte Zöliakie-Prävalenz in einer repräsentativen Gruppe junger Erwachsener in Israel 1,1 % [3]. Von den 9 Personen mit erhöhten Antikörpern hatten 6 histologische Veränderungen der Duodenalschleimhaut (Marsh 3), die eine Zöliakie bestätigten. Das Verhältnis symptomatischer zu subklinischen Zöliakie-Fälle war 1.8 [3].

Bei Screeningunterschungen von 2.045 brasilianischen Blutspendern fanden Gandolfi et al. bei 62 Personen (3 %) erhöhte IgG-AGA-Antikörper, bei 3 von ihnen fanden sich erhöhte EMA-Antikörper und eine Zottenatrophie in den Biopsien der Duodenalschleimhaut, was einer Zöliakie-Prävalenz von 1 : 681 entspricht [4]. Screeninguntersuchungen in Argentinien ergaben bei 2.000 Personen 10, die IgA-EMA positiv waren und 2, die IgG-EMA-positiv waren. Von den 12 Personen unterzogen sich 11 einer Gastroskopie mit Biopsie, bei allen konnte die Zöliakie histologisch bestätigt werden. Unter Einbeziehung der 12. EMA-positiven Person ergab sich eine Zöliakie-Prävalenz von 1 : 167 [5], ein Wert, der nahe an der Prävalenz in den USA von 1 : 133 [2] liegt. Ein aktueller Review bestätigt, dass die Zöliakie-Prävalenz in Lateinamerika – außer in Kolumbien – in gleicher Größenordnung liegt wie in den USA und Europa [6].

Hovell et al. fanden bei einer Screening-Untersuchung in einem ländlichen Bereich Australiens (mittels Bestimmung der EMA) eine Zöliakie-Prävalenz von 1 : 430 [7]. Eine Screeninguntersuchung bei 4.347 3- bis 17-jährigen Schulkindern in der Region Punjab, Nordindien, mittels anti-tTG-Bestimmung und anschließender histologischer Sicherung der Diagnose ergab eine Zöliakie-Prävalenz von 1 : 310 [8].

Die bisher höchste Zöliakie-Prävalenz von 5,6 % (5-fach höher als in vielen europäischen Ländern und den USA) fand sich bei den Saharawi, einer in der West-Sahara lebenden, von Arabern und Berbern abstammenden Bevölkerung [9]. Wahrscheinliche Ursachen für diese ungewöhnlich hohe Prävalenz sind hohe Blutsverwandtschaft, eine hohe Prävalenz des für Zöliakie prädestinierenden Haplotyps HLA-DQ2 [10] und ein hoher Verzehr von Weizenprodukten. Eine Screeninguntersuchung an 6.284 Schulkindern im nordafrikanischen Tunesien mittels anti-tTG-Bestimmung und Überprüfung mittels EMA fand eine Zöliakie-Prävalenz von 1 : 157 [11]. Aus afrikanischen Ländern unterhalb der Sahara liegen nur anekdotische Berichte vor [2].

Ein Review aus dem Jahre 2013 führt lediglich 6 histologisch gesicherte Zöliakiefälle bei Japanern und 18 histologisch gesicherte Zöliakiefälle bei Chinesen auf [12]. Bei einem Patienten chinesischen Ursprungs wurde in Kanada eine Zöliakie diagnostiziert [13]. Bei 118 chinesischen Kindern mit chronischem Durchfall wurden serologische Untersuchungen mittels anti-tTG-Antikörpern und EMA durchgeführt, bei den positiven Fällen erfolge eine Endoskopie mit PE-Entnahmen im Duodenum. 14 Kinder hatten histologische Veränderungen, die für eine Zöliakie sprachen, auch wenn nur 11 charakteristische Marsh-3-Läsionen aufwiesen [14]. Auch wenn die Zahl von Zöliakie-Patienten in China bisher extrem niedrig ist [15], könnte dies – unter Berücksichtigung der HLA-Allelfrequenz DQ2 und des Weizenkonsums in China – nur die Spitze des Eisberges sein [16].

Kürzlich wurde ferner eine Fallserie mit 22 chinesischen Patienten mit Dermatitis herpetiformis (DH) beschrieben [17]. In den letzten 35 Jahren (1976–2011) wurden 91 Fälle mit Dermatitis herpetiformis aus Japan beschrieben, von denen nur 3 eine Gluten-sensitive Enteropathie hatten [18]. Interessanterweise waren alle 91 Patienten mit Dermatitis herpetiformis HLA-DQ2- und HLA-DQ8-negativ, was auf eine gegenüber kaukasischen DH-Patienten veränderte Pathogenese rückschließen lässt.

Eine der möglichen Ursachen für diesen Trend zur Ausbreitung der Zöliakie auch in asiatischen und südamerikanischen Ländern besteht darin, dass mit der Globalisierung des Weltmarkts auch in Schwellenländern mit ihren traditionell glutenfreien Grundnahrungsmitteln Reis (in Asien) oder Mais (in Mittel-/Südamerika) zunehmend Weizen-basierte Nahrungsmittel Eingang in die Ernährungsgewohnheiten dieser Länder gefunden haben [19]. China ist inzwischen zum größten Weizenproduzenten der Welt avanciert, den Regionen an der Küste und im Süden Chinas mit überwiegendem Reis-Konsum stehen riesige Regionen im nordwestlichen Landesinneren mit überwiegendem Weizenkonsum gegenüber [16]. Je mehr Studien zum Screening der Allgemeinbevölkerung in asiatischen und südamerikanischen Ländern durchgeführt wurden, desto mehr Fälle von früher unerkannter Zöliakie wurden festgestellt. Global gesehen erscheint die Zöliakie heute eine vielfach übersehene Diagnose bei Kleinkindern in Entwicklungsländern zu sein, in denen Infektionen und Mangelernährung häufig sind und bisher als dominierende Ursachen für Durchfallerkrankungen angesehen wurden [20,21].

Literatur

[1] Malakzadeh R, Sachdev A, Ali AF. Coeliac disease in developing countries: Middle East, India and North Africa. Best Practice & Research Clinical Gastroenterology. 2005;19:351–358.

[2] Catassi C, Gatti S, Lionetti E. World perspective and celiac disease epidemiology. Dig Dis. 2015;33:141–146.

[3] Israeli E, Hershcovici T, Grotto I, et al. Prevalence of celiac disease in an adult Jewish population in Israel. Is Med Assoc J. 2010;12:266–269.

[4] Gandolfi L, Pratesi R, Cordoba JC, et al. Prevalence of celiac disease among blood donors in Brazil. Am J Gastroenterol. 2000;95(3):689–692.

[5] Gomez JC, Selvaggio GS, Viola M, et al. Prevalence of celiac disease in Argentinia: screening of an adult population in the La Plata area. Am J Gastroenterol. 2001;96(9):2700–2704.

[6] Parra-Medina R, Molano-Gonzales N, Rojas-Villarraga A, et al. Prevalence of celiac disease in Latin America: a systematic review and meta-regression. PLoS ONE. 2015;10(5):e01240404

[7] Hovell CJ, Collett JA, Vautier G, et al. High prevalence of coeliac disease in a population-based study from Western Australia: a case for screening? Med J Aust. 2001;175:247–250

[8] Sood A, Midha V, Sood N, Avasthi G, Sehgal A. Prevalence of celiac disease among school children in Punjab, North India. J Gastroenterol Hepatol. 2006;21(10):1622–5.

[9] Catassi C, Rätsch IM, Gandolfi L, et al. Why is coelic disease endemic in the people of Sahara? Lancet. 1999;354:647–648.

[10] Catassi C, Doloretta Macis M, Rätsch IM, De Virgilis S, Cucca F. The distribution of DQ genes in the saharawi population provides only a partial explanation for the high celiac disease prevalence. Tissue Antigens. 2001;58:402–406.
[11] Ben Hariz M, Kallel-Sellami M, Kallel L, et al. Prevalence of celiac disease in Tunisia: mass-screening study in schoolchildren. Eur J Gastroenterol Hepatol. 2007;19(8):687–94.
[12] Kang JY, Kang AHY, Green A, Gwee KA, Ho KY. Systematic review: wordwide variation in the frequency of coeliac disease and changes over time. Aliment Pharmacol Ther. 2013;28:22–245.
[13] Freeman HJ. Biopsy-defined adult celiac disease in Asian-Canadians. Can J Gastroenterol. 2003;17:433–6.
[14] Wang XQ, Liu W, Xu CD, et al. Celiac disease in children with diarrhea in 4 cities in China. J Pediatr Gastroenterol Nutr. 2011;53:368–70.
[15] Makharia GK. Celiac disease screening in southern and east Asia. Dig Dis. 2015;33:167–174.
[16] Yuan J, Gao J, Li X, et al. The tip of the "celiac iceberg" in China: a systematic review and meta-analysis. PLoS One. 2013;8(12):e81151.
[17] Zhang F, Yang B, Lin Y, et al. Dermatitis herpetiformis in China: a report of 22 cases. J Eur Acad Dermatol Venereol. 2012;26:903–7.
[18] Ohata C, Ishii N, Hamada T, et al. Distinct characteristics in Japanese dermatitis herpetiformis: a review of all 91 Japanese patients over the last 35 years. Clin Dev Immunol. 2012;2012:562168.
[19] Kearney J. Food consumption trends and drivers. Philos Trans R Soc Lond B Biol Sci. 2010;365:2793–807.
[20] Byass P, Kahn K, Ivarsson A. The global burden of childhood coeliac disease: a neglected component of diarrhoeal mortality? PLoS One. 2011;6:e22774.
[21] Ravikumara M, Nootigattu VK, Sandhi BK. Ninety percent of celiac disease is being missed. J Pediatr Gastroenterol Nutr. 2007;45:497–9.

3.1.3 Prävalenz prädisponierender HLA-Haplotypen in verschiedenen Kontinenten

Neben einer Relation zwischen dem Konsum von Weizenprodukten/Gluten-Aufnahme und der Zöliakie-Prävalenz ist natürlich auch das ethnisch unterschiedliche Vorkommen verschiedener HLA-Haplotypen ein Faktor, der die Zöliakie-Prävalenz mit beeinflusst. In den USA haben 25–40 % der kaukasischen Bevölkerung die HLA-Haplotypen HLA-DQ2 und -DQ8 [1]. In Europa liegt die Allelfrequenz von DQ2 im Bereich von 5–25 % und die von DQ8 im Bereich von 5–10 % der Bevölkerung [1,2]. Ähnliche Allelfrequenzen von DQ2 finden sich in Nordafrika und im mittleren Osten. Tabelle 3.1.3.1 gibt eine Übersicht über die für eine Zöliakie prädestinierenden HLA-Halplotypen HLA-DQ2 und HLA-DQ8 in verschiedenen Ländern.

Die HLA-DQ2-Frequenz liegt in der Mongolei und im nördlichen China bei 5–10 %, die von HLA-DQ8 unter 5 % [2,3]. Die HLA-DQ2-Frequenz in afrikanischen Ländern unterhalb der Sahara liegt bei 5–10 % [4]. Aufgrund der sehr niedrigen HLA-DQ2-Prävalenz in Japan, Korea, Indonesien, den Philippinnen und den Pazifischen Inseln (und dem niedrigen bis fehlendem Weizenkonsum in diesen Ländern) ist davon auszugehen, dass die Zöliakie-Prävalenz hier sehr niedrig ist [5].

Tab. 3.1.3.1: Prozentuale Prävalenz der für eine Zöliakie prädestinierenden HLA-Halplotypen HLA-DQ2 und HLA-DQ8 in verschiedenen Populationen (nach Catassi et al. [5]).

Population	DQ2 (cis)	DQ8
Saharawi	23,0	2,7
Sardinien	22,4	5,0
Iran	20,0	12,0
Türkei	18,0	22,0
USA	13,1	4,2
Algerien	11,2	2,2
Skandinavien	11,0	15,0
Nord-Indien	9,0	15,6
Italien	9,0	2,0
Kamerun	9,0	0,6
Südafrika (Afrikaner)	6,2	2,8
Inuit	6,1	0
Gipsy	6,0	0
Mongolei	5,2	4,4
nordamerikanische Indianer	4,5	25,3
Japan	0,6	7,6
Mexiko	0	28,3
Cayapa	0	41,0
Bushman	0	30,2
Highlanders (Papua Neu Guinea)	0	0

Die Co-Lokalisation, d. h. das in bestimmten geographischen Bereichen gleichzeitige Vorkommen von hohem Gluten-Verzehr und hoher HLA-DQ2- und -DQ8-Allel-Prävalenz, stellt in evolutionärer Sicht ein Paradox dar [6]. Eine mögliche Ursache könnte auf einem ‚Gründer'-Effekt beruhen, ausgehend von der Aussiedlung Getreide-anbauender Bauern aus dem Gebiet zwischen Euphrat und Tigris im Mittleren Osten sowohl in die Türkei und in europäische Länder als auch in die Punjab-Region in Nordindien. Eine andere Erklärung wird in der DQ2-Zahnkaries-Schutz-Hypothese gesehen, d. h. in einer positiven Selektion von HLA-DQ2-Haplotypen in Weizen-konsumierenden Populationen. Einerseits korreliert die Karieshäufigkeit in der Allgemeinbevölkerung mit dem Konsum von Weizenprodukten (Kohlenhydrate in Weizen), andererseits schützt eine (im Kindesalter oft mit Zahnschmelzdefekten einhergehende) Zöliakie vor Karies [5]. Ob HLA-DQ2 ein begünstigender Faktor für ein vor Karies schützendes Mikrobiom in der Mundhöhle darstellt oder welche anderen Mechanismen eine Rolle spielen, ist unklar.

Literatur

[1] de Haas EC, Kumar V, Wijmenga C. Immunogenetics of celiac dsease. In: Rampertab SD, Mullin GE, eds. Celiac Disease. New York: Humana Press, Springer Science + Business Media; 2014. 53–66.

[2] Kang JY, Kang AH, Green A et al. Systematic review: worldwide variation in the frequency of coeliac disease and changes over time. Aliment Pharmacol Ther. 2013;38:226–45.

[3] Yuan J, Gao J, Li X, et al. The tip of the “celiac iceberg” in China: a systematic review and meta-analysis. PLoS One. 2013; 8(12):e81151.

[4] Gonzalez-Galarza FF, Christmas S, Middleton D, Jones AR. Allele frequency net: a database and online repository for immune gene frequencies in worldwide populations. Nucleic Acid Res. 2011;39:D913–919.

[5] Catassi C, Gatti S, Lionetti E. World perspective and celiac disease epidemiology. Dig Dis. 2015;33:141–146.

[6] Lionetti E, Catassi C. Co-localization of gluten consumption and HLA-DQ2 and -DQ8 genotypes, a clue to the history of celiac disease. Dig Liver Dis. 2014;46(12):1057–63.

3.1.4 Zöliakie-Prävalenz bei bestimmten Risikogruppen

Die Prävalenz der Zöliakie ist in bestimmten Risikogruppen, wie z. B. Verwandten ersten Grades, Patienten mit Eisenmangelanämie, Patienten mit Diabetes mellitus Typ 1 oder Patienten mit Osteoporose u. a. m., höher als in der Allgemeinbevölkerung [1–9] und liegt z. B. bei Patienten mit Eisenmangelanämie und gastrointestinalen Symptomen in der Größenordnung von 10–15 % und bei Patienten mit alleiniger Eisenmangelanämie bei bis zu 30 % [4,10].

Aus Prävalenzstudien zur Zöliakie ist seit langem eine **familiäre Clusterbildung** bekannt. Die Prävalenz bei erstgradig verwandten Familienmitgliedern liegt in serologischen Screeninguntersuchungen mit endoskopisch-bioptischer Sicherung der Diagnose einer partiellen oder totalen Zottenatrophie (Marsh 3a–3c) bei 4,5 %–10 % [11] und ist damit 10-fach höher als in der Gesamtpopulation [11]. In Studien an kleineren Kollektiven von Familienmitgliedern und überwiegender, jedoch nicht vollständiger bioptischer Sicherung der Diagnose variierte die Zöliakie-Prävalenz zwischen 5,5 und 22 % (Mittelwert 16 %) [4]. In Studien, in denen der Nachweis einer partiellen oder totalen Zottenatrophie (Marsh 3a–3c) zur Sicherung der Diagnose erforderlich war, variierte die Zöliakie-Prävalenz bei erstgradig Verwandten von Zöliakie-Patienten zwischen 4 % und 12 % [4]. Unter Berücksichtigung auch geringergradiger histologischer Veränderungen der Duodenalschleimhaut (milde Enteropathie: Marsh 1–2) liegt die Zöliakie-Prävalenz bei erstgradig Verwandten deutlich höher und nach Untersuchungen von Tursi et al. [12] bei 44 %. Die Zöliakie-Prävalenz bei erstgradig Verwandten aus Familien mit 2 Indexfällen an Zöliakie oder Dermatitis herpetiformis variierte in 2 Studien zwischen 9,4 % [13] und 17,2 % [14].

Bei zweitgradig Verwandten ist – einigen Studien zufolge – die Prävalenz geringer als bei erstgradig Verwandten, anderen Studien zufolge ist die Prävalenz ähnlich [4]. In vielen dieser Studien bei meist gesunden Familienmitgliedern von Zöliakie-Patienten wurden jedoch nur serologische Marker (meist EMA) bestimmt, eine endoskopisch-bioptische Sicherung der Diagnose erfolgte z. T. nicht, z. T. nur in einem geringen Prozentsatz der positiv gescreenten Verwandten. Des weiteren muss angemerkt werden, dass ein einmaliges Screening bei Verwandten keine definitive Klarheit bringt, da bei wiederholter Testung von 171 Familienmitgliedern im Laufe von 6 bis 38 Monaten 6 der 171 Familienmitglieder (3,5 %) ein positives Testergebnis aufwiesen [15].

Erstgradig Verwandte, bei denen serologische Marker (EMA, anti-tTG-Ak) negativ waren oder bei denen sich histologisch lediglich Marsh 1-Veränderungen (potentielle Zöliakie) fanden, sollten daher im Laufe der Jahre erneut kontrolliert werden, da sich bei einem Teil der Verwandten im Langzeitverlauf eine manifeste Zöliakie mit partieller oder totaler Zottenatrophie entwickelt [15].

Die Zöliakie-Prävalenz bei Patienten mit **Eisenmangelanämie** ist unterschiedlich. In Studien, in denen die Patienten sowohl gastrointestinale Symptome als auch eine Eisenmangelanämie hatten, betrug sie 10–15 %, während sie in Studien, in denen die Patienten lediglich eine Eisenmangelanämie hatten, 30 % betrug [4,10]. In einer Studie an prämenopausalen Frauen mit Eisenmangelanämie fanden sich in 12,9 % erhöhte anti-tTG-Antikörper und in 8 % eine bioptisch gesicherte Zöliakie [16], in einigen kleineren Studien lag die Zöliakie-Prävalenz bei Eisenmangelanämie zwischen 3–6 % [4].

Studien zur Zöliakie-Prävalenz bei Patienten mit **erniedrigter Knochendichte, Osteoporose** oder Patienten mit spontanen Knochenfrakturen sind sehr heterogen [4]. In älteren Studien erfolgte ein Screening mittels AGA und nachfolgender Kontrolle erhöhter Werte mittels EMA, nicht in allen Fällen wurden serologisch positive Fälle bioptisch gesichert. AGA-positiv waren 6–21 % der Patienten mit Osteoporose, in Studien mit bioptischer Sicherung der Diagnose betrug die Zöliakie-Prävalenz lediglich 1–3 % [4].

Die Zöliakie-Prävalenz bei erwachsenen Patienten mit **Typ 1 Diabetes mellitus** liegt – einem älteren Review zufolge – bei 3–8 % [4], einem neueren Review zufolge bei 10 % [17]. Umgekehrt haben Zöliakie-Patienten im Alter bis zu 20 Jahren ein 2,4-fach erhöhtes Risiko für einen Typ 1 Diabetes [18]. Ein gemeinsames Vorkommen von Zöliakie, Typ 1 Diabetes und anderen Autoimmunerkrankungen kann durch gemeinsame genetische Faktoren (z. B. Assoziation zu HLA-Haplotypen) oder durch kreuzreagierende Antikörper bedingt sein [19].

Auch mit anderen Autoimmunerkrankungen bestehen gesicherte Assoziationen zur Zöliakie. Bei Patienten mit **autoimmunen Schilddrüsenerkrankungen** fand sich in 7 % eine Zöliakie [17]. Eine autoimmun bedingte Schilddrüsenunterfunktion (Hashimoto-Thyreoiditis) findet sich bei Zöliakie-Patienten 4-fach häufiger als in der Allgemeinbevölkerung [20]. In einer Studie, in der 111 konsekutive Patienten mit Schilddrüsenüberfunktion (*Graves disease*) serologisch auf Zöliakie untersucht wurden, fand sich eine Zöliakie-Prävalenz von 4,5 % gegenüber 0,9 % in einer gesunden Kontrollgruppe [21]. Zwar sind auch bei **anderen Autoimmunerkrankungen** wie z. B. M. Addison, Sjögren-Syndrom, Vitilo u. a. m. Assoziationen zur Zöliakie beschrieben [1–8], sie beruhen jedoch meist nur auf kleineren Studien. Bei Autoimmunhepatitis und primär biliärer Zirrhose (PBC) findet sich

Tab. 3.1.4.1: Zöliakie-Prävalenz bei verschiedenen Erkrankungen (nach Hopper et al. [23]).

	assoziierte Erkrankung	**Zöliakie-Prävalenz (in %)**
Gruppe 1	Dermatitis herpetiformis	69–89,5
	rezidiv. aphthöse Ulzera der Mundschleimhaut	10–18
	Eisenmangelanämie	2,7–5,7*
	Reizdarmsyndrom	0–11,4
Gruppe 2	erhöhte Transaminasen	9–9,3
	Unfruchtbarkeit	4,1–8
	Osteopenie oder Osteoporose	1–7
	Typ 1 Diabetes mellitus	2–8
	Schilddrüsenerkrankungen	2–6
	Ataxie unklarer Genese	1,9–16,7
	M. Addison	1,2–12,5
	Alopecia areata	1–2
	Down-Syndrom	4–17

Gruppe 1: ein serologisches Screening wird in aktuellen Reviews und Leitlinien empfohlen;
Gruppe 2: ein serologisches Screening wird bei Kombination zweier Assoziationen oder vor Überweisung an ein sekundäres Zentrum empfohlen;
* = in Reviews jüngeren Datums werden z. T. höhere Prävalenzraten angegeben

gehäuft eine Zöliakie [22], während dies für die primär sklerosierende Cholangitis (PSC) nicht zutrifft. Literaturangaben aus dem Jahr 2007 zur Zöliakie-Prävalenz bei verschiedenen Erkrankungen sind in Tabelle 3.1.4.1 zusammengefasst [23].

Eine Zöliakie kommt auch bei einigen genetisch bedingten Erkrankungen wie **Down-Syndrom, Turner-Syndrom** und Williams-Beuren-Syndrom gehäuft vor [24–30]. In einer portugiesischen Studie fand sich bei 98 Patienten mit Down-Syndrom eine Zöliakie-Prävalenz von 9,2 % [25]. In einer schwedischen Fall-Kontroll-Studie war das Risiko, eine Zöliakie zu bekommen, bei Patienten mit Down-Syndrom 6,15-fach erhöht gegenüber der Allgemeinbevölkerung [26]. Bei 251 Patienten mit Turner-Syndrom betrug die Prävalenz einer bioptisch gesicherten Zöliakie 2,8 % [28]. In einer Fall-Kontroll-Studie an Daten des schwedischen Nationalregisters hatten Patienten mit Turner-Syndrom ein 3,29-fach erhöhtes Risiko, eine Zöliakie zu entwickeln [29]. Bei weiblichen Patienten mit Turner-Syndrom war das Zöliakie-Risiko in den ersten 5 Jahren zweifach erhöht und im Alter > 10 Jahre fünffach erhöht [29]. Während türkische Autoren bei 24 Patienten mit Williams-Beuren-Syndrom eine leicht erhöhte Zöliakie-Prävalenz von 4,1 % beschrieben [31], fanden Stagi et al. bei 46 Patienten mit Williams-Beuren-Syndrom keine erhöhte Zöliakie-Prävalenz [32]. Beim Williams-Beuren-Syndrom fand sich keine Assoziation mit Autoimmunerkrankungen [32], während dies bei Down-Syndrom eindeutig der Fall ist [33].

Literatur

[1] Howdle PD, Losowsky MS. Coeliac disease in adults. In: Marsh MN, ed. Coeliac Disease. London/Edinburgh/Boston: Blackwell Scientific Publications; 1992. 49–80.
[2] Corazza GR., Gasbarrini G. Coeliac disease in adults. In: Howdle PD, ed. Coeliac Disease. Bailliere's Clinical Gastroenterology. 1995;9:329–350.
[3] Fasano A, Berti I, Gerarduzzi T, et al. Prevalence of celiac disease in at-risk and not-at-risk groups in the United States: a large multicenter study. Arch Intern Med. 2003;163:286–292.
[4] Dube C, Rostom A, Sy R, et al.: The prevalence of celiac disease in average-risk and at-risk western European populations: a systemic review. Gastroenterology. 2005; 128: S57 – S67.
[5] Fasano A, Catassi C. Clinical practice. Celiac disease. N Engl J Med. 2012;367:2419–2426.
[6] Rubio-Tapia A, Hill ID, Kelly CP, et al. ACG clinical guidelines: diagnosis and management of celiac disease. Am J Gastroenterol. 2013;108:656–677.
[7] Ludvigsson JF, Bai JC, Biagi F, et al. Diagnosis and management of adult coeliac disease: guidelines from the British Society of Gastroenterology. Gut. 2014;0:1–20.
[8] Felber J, Aust D, Baas S, et al. Ergebnisse einer S2k-Konsensuskonferenz der Deutschen Gesellschaft für Gastroenterologie, Verdauungs- und Stoffwechselkrankheiten (DGVS) gemeinsam mit der Deutschen Zöliakie-und Weizensensitivität. Z Gastroenterol. 2014;52:711–743.
[9] Ludvigsson JF, Card TR, Kaukinen K, et al. Screning for celiac disease in the general population and in high risk groups. United European Gastroenterology Journal. 2015;3(2)106–120.
[10] Halfdanarson TR, Litzow MR, Murray JA. Hematologic manifestations of celiac disease. Blood. 2007; 109: 412–421.
[11] Fasano A, Berti I, Gerarduzzi T, et al. Prevalence of celiac disease in at-risk and not-at-risk groups in the United States: a large multicenter study. Arch Intern Med. 2003;163:286–92.
[12] Tursi A, Brandimarte G, Giogetti GM, Inchingolo CD. Effectiveness of the sorbitol H2 breath test in detecting histological damage among relatives of coeliacs. Scand J Gastroenterol. 2003;38:727–731.
[13] Mustalahti K, Sulkanen S, Holopainen P, et al. Coeliac disease among healthy members of multiple case coeliac disease families. Scand J Gastroenterol. 2002;37:161–165.
[14] Book L, Zone JJ, Neuhausen SL. Prevalence of celiac disease among relatives of sib pairs with celiac disease in U. S. families. Am J Gastroenterol. 2003;98:377–381.
[15] Goldberg D, Kryszak D, Fasano A, Green PHR. Screening for celiac disease in family members: Is follow-up testing necessary? Dig Dis Sci. 2007;52:1082–1086.
[16] Annibale B, Lahner E, Chistolini A, et al. Endoscopic evaluation of the upper gastrointestinal tract is worthwhile in premenopausal women with iron-deficiency anaemia irrespective of menstrual flow. Scand J Gastroenterol. 2003;38:239–245.
[17] Kelly CP, Bai JC, Liu E, Leffler DA. Advances in diagnosis and management of celiac disease. Gastroenterology. 2015;148(6):1175–86.
[18] Ludvigsson JF, Ludvigsson J, Ekbom A, et al. Celiac disease and risk of subsequent type 1 diabetes: a general population cohort study of children and adolescents. Diabetes Care. 2006;29:2483–2488.
[19] Kahaly GJ, Schuppan D. Celiac disease and endocrine autoimmunity. Dig Dis. 2015;33:155–161.
[20] Elfstrom P, Montgomery SM, Kampe O, et al. Risk of thyroid disease in individuals with celiac disease. J Clin Endocrinol Metab. 2008;93:3915–3921.
[21] Ch'ng CL, Biswas M, Benton A, Jones MK, Kingham JG. Prospective screening for coeliac disease in patients with Graves' hyperthyroidism using anti-gliadin and tissue transglutaminase antibodies. Clin Endocrinol (Oxf). 2005;62(3):303–306.

[22] Casella G, Antonelli E, Di Bella C, et al. Prevalence and causes of abnormal liver function in patients with coeliac disease. Liver Int. 2013;33:1128–1131.
[23] Hopper AD, Hadjivassiliou M, Butt S, Sanders DS. Adult celiac disease. BMJ. 2007;335:558–562.
[24] Zachor DA, Mroczek-Musulman E, Brow P. Prevalence of celiac disease in Down syndrome in the United States. J Pediatr Gastroenterol Nutr. 2000;31(3):275–279.
[25] Cerqueira RM, Rocha CM, Fernandes CD, Correia MR. Celiac disease in Portuguese children and adults with Down syndrome. Eur J Gastroenterol Hepatol. 2010;22(7):868–871.
[26] Marild K, Stephansson O, Grahnquist L, et al. Down syndrome is associated with elevated risk of celiac disease: a nationwide case-control study. J Pediatr. 2013;163(1):237–242.
[27] Bonamico M, Pasquino AM, Mariani P, et al. Prevalence and clinical picture of celiac disease in Turner syndrome. J Clin Endocrinol Metab. 2002;87(12):5495–5498.
[28] Frost AR, Band MM, Conway GS. Serologic screening for coeliac disease in adults with Turner's syndrome: prevalence and clinical significance of endomysium antibody positivity. Eur J Endocrinol. 2009;160:675–679.
[29] Mårild K, Størdal K, Hagman A, Ludvigsson JF. Turner syndrome and celiac disease: A case-control study. Pediatrics. 2016 Feb;137(2):e20152232.
[30] Giannotti A, Tiberio G, Castro M, et al. Coeliac disease in Williams syndrome. J Med Genet. 2001;38(11):767–768.
[31] Mıhçı E, Nur BG, Berker-Karaüzüm S, Yılmaz A, Artan R. Celiac disease in patients with Williams-Beuren syndrome. Turk J Pediatr. 2015;57(6):599–604.
[32] Stagi S, Lapi E, D'Avanzo MG, et al. Coeliac disease and risk for other autoimmune diseases in patients with Williams-Beuren syndrome. BMC Medical Genetics. 2014;15:61
[33] Aitken RJ, Mehers KL, Williams AJ, et al. Early-onset, coexisting autoimmunity and decreased HLA-mediated susceptibility are the characteristics of diabetes in Down syndrome. Diabetes Care. 2013;36:1181–1185.

3.1.5 Zunahme der Häufigkeit der Zöliakie in den letzten 50 Jahren

Zwar ergab eine Studie aus Dänemark keine Zunahme der Prävalenz der Zöliakie in den Jahren 1976 bis 1991 [1], vier britische Studien (zwei davon konsekutiv in derselben Population) zeigten eine Zunahme der Inzidenz im Zeitraum von 1960 bis 2000 [2–5]. Logan et al. untersuchten retrospektiv die Anzahl der histologisch gesicherten Zöliakie-Fälle in zwei Krankenhäusern in Edinburgh und vier pathologischen Instituten/Praxen. Im Zeitraum von 1960 bis 1979 stellten sie eine 3-fache Zunahme der diagnostizierten Zöliakie-Fälle bei gleichzeitiger Abnahme der klassischen Verlaufsformen der Zöliakie fest [2]. Sie führten die Zunahme jedoch eher auf eine verbesserte Kenntnisse bei den Ärzten und bessere Tests zurück als auf eine reelle Zunahme der Inzidenz. In der Studie von Fowell et al. [3] wurde prospektiv die Anzahl der histologisch gesicherten Zöliakie-Fälle des Poole Hospitals in East Dorset für den Zeitraum 1993 bis 2002 erfasst. Die Gesamtinzidenz betrug 8,7/100.000 Einwohner/Jahr, das durchschnittliche Alter bei Diagnosestellung 53 Jahre. Die geschätzte Prävalenz bioptisch gesicherter Zöliakie stieg von 0,18 % in 1993 auf 0,4 % in 2002 an [3].

In einer retrospektiven *case-finding*-Studie in der Bevölkerung von South Glamorgan in England stieg die Inzidenz der Zöliakie- und Dermatitis herpetiformis-Fälle im Zeitraum 1981–1995 von 1,32/100.000/Jahr auf 3,08/100.000/Jahr an [4]. Nahezu 50 % der Patienten waren bei Diagnosestellung älter als 50 Jahre, 25 % waren asymptomatisch. Während die Zöliakie-Inzidenz bei Kindern und die Dermatitis herpetiformis-Inzidenz bei Erwachsenen konstant geblieben war, hatte die Zöliakie-Inzidenz, insbesondere bei Frauen, deutlich zugenommen [4]. Bei einer Jahre später für den Zeitraum 1996–2005 in der gleichen Bevölkerungsgruppe durchgeführten retrospektiven Studie nahm die Zöliakie-Inzidenz von 3,08 Fälle/100.000/Jahr Ende 1995 auf 11,13 Fälle/100.000/Jahr in 2005 zu [5]. Bei Kindern verdreifachte sich die Zöliakie-Inzidenz auf 6,89/100.000. Die Zahl serologischer Untersuchungen auf Zöliakie nahm im Untersuchungszeitraum von 1996 bis 2005 um das 14-fache zu, das Verhältnis neu entdeckter Fälle in Relation zur Anzahl durchgeführter Tests fiel von 5,8 auf 1,1 % ab [5].

Ende der 80er Jahre wurde in Schweden ein dramatischer Anstieg der Zölikie-Inzidenz bei Kindern auf 200–240 Fälle / 100.000 / Jahr beobachtet [6]. Mitte der 90er Jahre ging diese ‚Epidemie' zurück, die Inzidenz fiel auf 50–60 Fälle/100.000/Jahr ab. Es wird vermutet, dass veränderte Empfehlungen zum Abstillen und zum Zeitpunkt der Einführung von Gluten in die Ernährung des Kleinkindes sowie ein hoher Glutengehalt von Fertigpräparaten zur Ernährung von Kleinkindern eine Ursache für den passageren Anstieg der Zöliakie-Inzidenz sein könnten. Eine Nachuntersuchung einer Kohorte von Kindern, die in den Jahren der ‚Epidemie' geboren wurden, ergab eine Zöliakie-Prävalenz knapp unter 3 %, wenn die betreffenden Kinder ein Alter von 12 Jahren erreicht hatten [7]. In einer anderen schwedischen Untersuchung fand sich bei Einwohnern im nördlichen Kalixanda eine Gesamt-Zöliakie-Prävalenz (diagnostisch festgestellte Zöliakie-Fälle und durch Screening entdeckte Zöliakie-Fälle) von 1,8 % [8] – ein Wert, wie er für das benachbarte Finnland festgestellt wurde [9].

Eine Studie der Mayo-Klinik ergab für Olmsted County, USA, eine deutliche Zunahme der Zöliakie-Inzidenz [10]. In den Jahren 1950–1989 betrug die jährliche Inzidenz 0,9/100.000, in den 90er Jahren 3,3/100.000 und stieg in den Jahren 2000 und 2001 auf 9,1/100.000 an. Das klinische Symptomspektrum der im letzten Jahrzehnt diagnostizierten Zöliakiefälle änderte sich, die Patienten hatten seltener chronischen Durchfall und Gewichtsverlust und häufiger eine Anämie [10]. Eine finnische Studie ergab in einer über 8.000 Personen umfassenden Stichprobe der Bevölkerung eine Verdopplung der Zöliakie-Prävalenz von 1,05 % in den Jahren 1978–1980 auf 1,99 % in den Jahren 2000 und 2001 [9]. Eine amerikanische Studie verglich Serumproben der Jahre 1948–1954 von über 9.000 Air-Force-Mitgliedern mit Serumproben von zwei hinsichtlich Alter und Geschlecht gematchten Kohorten aus den Jahren 1995–2003 und 2006–2008. Die Zöliakie-Prävalenz war in der aktuellen Kohorte 4-fach höher als in der Kohorte aus den Jahren 1948–1954 [11]. Personen mit unentdeckter Zöliakie in der Air Force-Kohorte hatten im 45-jährigen

Follow-up eine nahezu 4-fach erhöhte Mortalität [11]. Eine andere retrospektive Analyse aus gematchten Serumproben der Jahre 1974 und 1989 ergab eine Verdopplung der Prävalenz [12]. In dieser Studie war die Zöliakie nur bei 1 von 9 Patienten klinisch diagnostiziert worden, was auf eine geringe Kenntnis des Krankheitsbildes Zöliakie bei den Ärzten der damaligen Zeit verweist. Die Zöliakie-Prävalenz betrug 0,2 % im Jahr 1975 und nahm in den nachfolgenden 35 Jahren um das 5-Fache zu [12].

West et al. fanden für den 22-jährigen Zeitraum von 1990–2011 eine 4-fache Zunahme der durchschnittlichen Zöliakie-Inzidenz von 5,2/100.000/Jahr auf 19,1/100.000/Jahr [13], während die Inzidenz der Dermatitis herpetiformis im selben Zeitraum von 1,8/100.000/Jahr auf 0,8/100.000/Jahr abfiel. Die Zöliakie-Inzidenz variierte regional stärker (22,3/100.000/Jahr in Nordirland versus 10/100.000/Jahr in London), die Inzidenz der Dermatitis herpetiformis, die jährlich um 4 % abnahm, jedoch nicht [13]. Auch Salmi et al. [14] fanden im Verlauf der letzten 30 Jahre seit 1980 eine leichte Abnahme der Inzidenz der Dermatitis herpetiformis bei gleichzeitiger Zunahme der Zöliakie-Inzidenz. Das durchschnittliche Alter der männlichen Patienten mit DH stieg von 35,3 auf 51,1 Jahre an, das der weiblichen von 36,3 auf 45,8 Jahre [14].

Literatur

[1] Bode S, Gudmand-Hoyer E. Incidence and prevalence of adult coeliac disease within a defined geographic area in Denmark. Scand J Gastroenterol. 1996;31:694–9.

[2] Logan RF, Tucker G, Rifkind EA, et al. Changes in clinical features of coeliac disease in adults in Edinburgh and the Lothians 1960–79. Br Med J (Clin Res Ed) 1983;286:95–7.

[3] Fowell AJ, Thomas PW, Surgenor SL, et al. The epidemiology of coeliac disease in East Dorset 1993–2002: an assessment of the 'coeliac iceberg', and preliminary evidence of case clustering. QJM. 2006;99:453–60.

[4] Hawkes ND, Swift GL, Smith PM, et al. Incidence and presentation of coeliac disease in South Glamorgan. Eur J Gastroenterol Hepatol. 2000;12:345–9.

[5] Hurley JJ, Lee B, Turner JK, et al. Incidence and presentation of reported coeliac disease in Cardiff and the Vale of Glamorgan: the next 10 years. Eur J Gastroenterol Hepatol. 2012;24:482–6.

[6] Ivarsson A, Persson LA, Nystrom L, et al. Epidemic of coeliac disease in Swedish children. Acta Paediatr. 2000;89(2):165–171.

[7] Myleus A, Ivarsson A, Webb C, et al. Coeliac disease revealed in 3 % of Swedish 12-year-olds born during an epidemic. J Paediatr Gastroenterol Nutr. 2009;49(2):170–176.

[8] Walker MM, Murray JA, Ronkainen J, et al. Detection of celiac disease and lymphocytic enteropathy by parallel serology and histopathology in a population-based study. Gastroenterology. 2010;139(1):112–119.

[9] Lohi S, Mustalahti K, Kaukinen K, et al. Increasing prevalence of coeliac disease over time. Aliment Pharmacol Ther. 2007;26:1217–25.

[10] Murray JA, Van Dyke C, Plevak MF, et al. Trends in the identification and clinical features of celiac disease in a North American community, 1950–2001. Clin Gastroenterol Hepatol. 2003;1:19–27.

[11] Rubio-Tapia A, Kyle RA, Kaplan EL, et al. Increased prevalence and mortality in undiagnosed celiac disease. Gastroenterology. 2009;137:88–93.
[12] Catassi C, Kryszak D, Bhatti B, et al. Natural history of celiac disease autoimmunity in a USA cohort followed since 1974. Ann Med. 2010;42:530–8.
[13] West J, Fleming KM, Tata LJ, Card TR, Crooks CJ. Incidence and prevalence of celiac disease and dermatitis herpetiformis in the UK over two decades: Population-based study. Am J Gastroenterol. 2014;109:757–768.
[14] Salmi TT, Hervonen K, Kautiainen H et al. Prevalence and incidence of dermatitis herpetiformis: a 40-year prospective study from Finland. Br J Dermatol 2011 ; 165 : 354–9.

3.1.6 Wandel der Symptomatik der Zöliakie im Lauf der letzten Jahrzehnte

Schon in älteren klinischen Untersuchungen ist ein Wandel der Symptomatik weg von schweren Verlaufsformen mit Malabsorption (siehe Abb. 3.1.6.1) hin zu leichteren Verlaufsformen mit verändertem Symptomspektrum beschrieben [1,2]. Das Verhältnis klassischer Zöliakie-Verlaufsformen zu früher als oligo- oder asymptomatisch bezeichneten Verlaufsformen wurde 2001 auf 1 : 7 [3] bzw. 2006 auf 1 : 8 [4] geschätzt. Sanders et al. [5] haben die jährliche Zunahme an Zöliakie-Diagnosen und die Änderungen der Symptomatik im zeitlichen Verlauf von 1990 bis 2000 beschrieben und herausgestellt, dass das Verhältnis klassischer zu subklinischer Formen 1 : 2,5 betrug. Nur 28,4 % ihrer 264 Zöliakie-Patienten hatten eine gas-

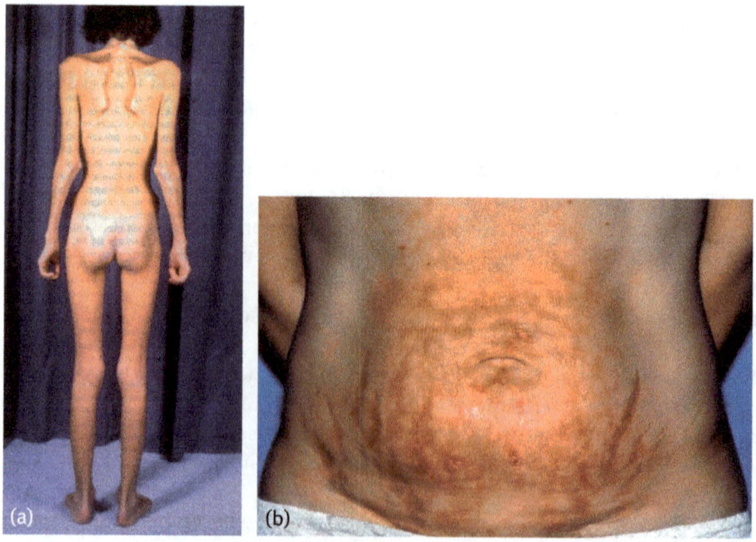

Abb. 3.1.6.1: Klinische Untersuchungsbefunde bei klassischer Zöliakie (z.B. (a) Malabsorption, (b) hyperpigmentierte Striae und Narben nach Applikation heißer Wärmflaschen (wegen Bauchschmerzen)).

Tab. 3.1.6.1: Wandel der klinischen Symptomatik der Zöliakie im Laufe von 30 Jahren: Prozentuale Häufigkeit bestimmter Symptome in verschiedenen Kollektiven (aus Corazza und Gasbarrini [2]).

	Barry et al. (1974) (–)	Dissanayake et al. (1974) (n = 38)	Stevens et al. (1980) (n = 144)	Cooke et Holmes (1984) (n = 171)	Dawson et Kumar (1985) (n = 168)	Biemond et al. (1987) (n = 414)	Corazza et al. (1991) (n = 226)
Kraftlosigkeit	–	–	70	61	79	–	73
Gewichtsverlust	50	47	62	41	62	69	70
Diarrhö	78	53	73	62	70	80	70
Obstipation	–	–	33	9	–	–	3
Blähbauch	24	18	70	40	23	–	54
Bauchschmerzen	–	26	–	43	42	–	50
Übelkeit oder Erbrechen	32	18	32	26	18	–	18
Knochenschmerzen	2	5	–	13	8	–	27
Krämpfe oder Tetanie	–	3	50	–	4	–	20
Ödem	16	–	32	5	10	–	27
Unregelmäßigkeit der Menstruation	–	–	–	30	–	–	23
Aphthöse Stomatitis	–	–	61	–	28	40	12
Trommelschlegelfinger	–	–	–	–	–	–	15
Kleine Statur	–	–	–	19	–	–	6

trointestinale Symptomatik, bei 20,1 % war die Anämie das Leitsymptom, das zur Diagnosestellung führte. In dieser englischen Universitätsklinik wurden 52,7 % der Zöliakie-Diagnosen durch Gastroenterologen gestellt, 28,4 % durch Konsilaruntersuchungen anderer Fachärzte, je 6,8 % durch Chirurgen und Allgemeinärzte, 3,8 % durch Pädiater, 1,1 % durch Gynäkologen und in 0,4 % stellte der Patient die Diagnose selbst [5]. Ein Wandel der Symptomatik der Zöliakie ist in den Folgejahren von etlichen Arbeitsgruppen bestätigt worden, sowohl für erwachsene Zöliakie-Patienten [6–9], als auch für Kinder mit Zöliakie [10,11].

Literatur

[1] Howdle PD, Losowsky MS. Coeliac disease in adults. In: Marsh MN (ed.): Coeliac Disease. London/Edinburgh/Boston: Blackwell Scientific Publications; 1992. pp. 49–80.

[2] Corazza GR., Gasbarrini G. Coeliac disease in adults. In: Howdle PD, eds. Coeliac Disease. Bailliere's Clinical Gastroenterology, 1995;9:329–350.

[3] Fasano A, Catassi C. Current approaches to diagnosis and treatment of celiac disease: an evolving spectrum. Gastroenterology. 2001;120:636–651.

[4] van Heel DA, West J. Recent advances in celiac disease. Gut. 2006;55:1037–1046.

[5] Sanders DS, Hurlstone DP, Stokes RO, et al. Changing face of adult celiac disease: experience of a single university hospital in South Yorkshire. Postgrad Med J. 2002;78:31–33.
[6] Green PHR, Stavropoulos SN, Panagi SG, et al. Characteristics of adult celiac disease in the USA: results of a national survey. Am J Gastroenterol. 2001;96:126–31.
[7] Murray JA, Van Dyke C, Plevak MF, et al. Trends in the identification and clinical features of celiac disease in a North American community, 1950–2001. Clin Gastroenterol Hepatol. 2003;1:19–27.
[8] Rampertab SD, Pooran N, Brar P, Singh P, Green PH. Trends in the presentation of celiac disease. Am J Med. 2006;119:355.e9–14.
[9] Volta U, Caio G, Stanghellini V, De Giorgio R. The changing clinical profile of celiac disease: a 15-year experience (1998–2012) in an Italian referral center. BMC Gastroenterol. 2014;14:194.
[10] Ravikumara M, Tuthill DP, Jenkins HR. The changing clinical presentation of coeliac disease. Arch Dis Child. 2006;91:969–71.
[11] Roma E, Panayiotou J, Karantana H, et al. Changing pattern in the clinical presentation of pediatric celiac disease: a 30-year study. Digestion. 2009;80:185–191.

3.1.7 Ist die Zöliakie bei beiden Geschlechtern gleich häufig?

In den meisten Studien zur Zöliakie im Kindesalter ist die Prävalenz bei Mädchen geringfügig höher als bei Jungen [1]. Eine symptomatische Zöliakie im Erwachsenenalter findet sich häufiger bei Frauen als bei Männern, das Verhältnis beträgt z. T. 2 : 1 [2]. Ob dies darauf zurückzuführen ist, dass z. B. die Krankheit bei Frauen in den reproduktiven Jahren häufiger festgestellt wird oder die höhere Prävalenz von Rauchern unter den Männern vor Ausbruch der Krankheit schützt [3], oder ob dies einen tatsächlichen Häufigkeitsunterschied darstellt, ist unklar. In Untersuchungen der 90er Jahre und unter Berücksichtigung asymptomatischer Fälle findet sich kein nennenswerter Geschlechtsunterschied [2, 4–6]. Bei Patienten mit Dermatitis herpetiformis Duhring ist das Geschlechtsverhältnis meist umgekehrt. In einer Studie aus Edinburgh betrug das Verhältnis Männer zu Frauen bei 76 Patienten mit Dermatitis herpetiformis 1,8 : 1 verglichen mit einem Verhältnis Männer zu Frauen von 1 : 1,9 bei 324 Patienten mit Zöliakie [7].

Literatur

[1] Schmitz J. Coeliac disease in childhood. In: Marsh MN, ed. Coeliac Disease. Blackwell Scientific Publications, London-Edinburgh-Boston, 1992. pp. 17–48.
[2] Howdle PD, Losowsky MS. Coeliac disease in adults. In: Marsh MN, ed. Coeliac Disease. London/Edinburgh/Boston: Blackwell Scientific Publications; 1992. pp. 49–80.
[3] Snook J, Dwyer L, Lee-Elliott C, et al. Adult coeliac disease and cigarette smoking. Gut. 1996;39:60–62.
[4] Collin P, Reunala T, Rasmussen M, et al. High incidence and prevalence of adult coeliac disease – augmented diagnostic approach. Scand J Gastroenterol. 1997;32:1129–1133.
[5] Hin H, Bird G, Fisher P, Mahy N, Jewell D. Coeliac disease in primary care: case finding study. BMJ. 1999;318:164–167.

[6] Rostami K, Mulder C, Werre J, et al. High prevalence of celiac disease in apparently healthy blood donors suggest a high prevalence of undiagnosed celiac disease in the Dutch population. Scand J Gastroenterol. 1999;34:276–279.
[7] Fry L. Dermatitis herpetiformis. Bailliere's Clinical Gastroenterology. 1995;9:371–393.

3.1.8 Ist ein Massenscreening gerechtfertigt oder sind Screening-Untersuchungen bei Risikogruppen ausreichend?

Aufgrund der hohen Prävalenz der Zöliakie und der großen gesundheitlichen Bedeutung für die Betroffenen und die Gesellschaft wurde ein Massenscreening der gesamten Bevölkerung erwogen und kontrovers diskutiert [1–7]. Die Prävalenz der Zöliakie in Europa und den USA (z. B. 1 : 200 [8], 1 : 133 [9]) ist höher als die anderer Erkrankungen, für die ein Screeningprogramm etabliert ist wie z. B. kongenitaler Hörschaden (1 : 1.000), kongenitale Schilddrüsenunterfunktion (1 : 3.400) und Phenylketonurie (1 : 18.000) [1,10]. Die Prinzipien für eine Früherkennung von Krankheiten, schon 1968 von Wilson und Jungner [11] aufgestellt (siehe Tab. 3.1.8.1) und in aktuellen Screeningprogrammen der EU als wichtige Voraussetzung präventiver Maßnahmen unterstrichen, treffen grundsätzlich auf die Zöliakie zu, auch wenn bezüglich des Nutzens bei asymptomatischen Verlaufsformen der Zöliakie zahlreiche Fragen ungeklärt sind.

Im Gegensatz zur klinisch festgestellten Zöliakie (symptomatische oder klassische Verlaufsform) ist z. B. bei sich gesund fühlenden asymptomatischen Personen, bei denen im Rahmen von Screeninguntersuchungen eine Zöliakie festgestellt wurde (subklinische Verlaufsform) nicht zweifelsfrei erwiesen, ob eine glutenfreie Ernährung das Allgemeinbefinden bessert und Langzeitrisiken wie erhöhtes Lym-

Tab. 3.1.8.1: Prinzipien der Früherkennung von Krankheiten und Eignung für ein Massenscreening (nach Wilson und Jungner 1968 [11]).

- die betreffende Krankheit sollte ein wichtiges Gesundheitsproblem sein
- es sollte eine anerkannte Therapie geben
- Einrichtungen für Diagnostik und Therapie sollten vorhanden sein
- es sollte ein erkennbares, latentes oder Frühstadium geben
- der natürliche Verlauf einschließlich der Entwicklung vom latenten zum manifesten Stadium sollte hinreichend bekannt sein
- es sollte unstrittig sein, wer als Patient zu behandeln ist
- es sollte einen geeigneten Test oder eine geeignete Untersuchung geben, um ein latentes Frühstadium zu erkennen
- der Test sollte für die Zielgruppe zumutbar sein
- die Kosten der Diagnostik und Therapie sollten in einem vernünftigen Verhältnis zu den Ressourcen des Gesundheitswesens stehen
- die Maßnahmen sollten kontinuierlich angeboten werden und nicht als einmaliges Programm

phom-Risiko senkt. Bei Zöliakie-Patienten, die keine Symptome oder nur triviale Befindlichkeitsstörungen aufweisen und bei denen die Diagnose Zöliakie in Screeninguntersuchungen festgestellt wurde, kann [12] – muss aber nicht [13] – die Adhärenz zu einer glutenfreien Ernährung schlechter sein [14,15]. Die Lebensqualität kann bei Betroffenen, bei denen die Zöliakie mittels Screening festgestellt wurde, infolge Sorge um Langzeitkomplikationen, soziale Einschränkungen, zusätzliche Kosten und Schwierigkeiten im Umgang mit einer glutenfreien Ernährung initial schlechter sein als vor Diagnosestellung [16]. Ferner bestehen wissenschaftliche Bedenken, ob eine glutenfreie Ernährung – zumindest in der derzeit häufig praktizierten Form – langfristig einen optimalen Vitaminstatus gewährleistet [17,18] und auch für asymptomatische Patienten empfohlen werden sollte [19,20] (siehe Kapitel 4 glutenfreie Ernährung). Aufgrund ungelöster Probleme, insbesondere einer reduzierten Lebensqualität beschwerdefreier Patienten, deren Krankheit durch Screeninguntersuchungen entdeckt wurde [16] und ihrer oft erniedrigten Adhärenz zu einer glutenfreien Ernährung, aufgrund des nicht erwiesenen Benefits einer Langzeit-glutenfreien Ernährung bei asymptomatischen Personen und aufgrund umstrittenen Nachweises einer Kosteneffeffizienz, [5] wird ein Massenscreening der Bevölkerung in aktuellen Leitlinien [21–24] und den 2017 erschienenen Empfehlungen der US Preventive Services Task Force [25–27] nicht empfohlen.

Die Alternativen zu einem Massenscreening sind zum einen ein gezieltes Screening von Hoch-Risiko-Gruppen für Zöliakie (siehe 3.1.4 Zöliakie-Prävalenz in Risikogruppen) und ein aktives *case-finding* bei Patienten, die wegen verschiedener Beschwerden ärztliche Hilfe suchen. Beim gezielten Screening von Risikogruppen wird bei Angehörigen von Zöliakie-Patienten und bei Patienten mit bestimmten Erkrankungen, die gehäuft mit einer Zöliakie assoziiert sind, wie z. B. insulinpflichtiger Diabetes mellitus, Eisenmangelanämie, Osteoporose (vor dem 40. Lebensjahr), Infertilität, neurologischen Erkrankungen u. a. m. mittels serologischer Untersuchungen (EMA, IgA-anti-tTG-Ak) nach einer Zöliakie gefahndet. Beim aktiven *case-finding* wird im primärärztlichen Setting über die Risikogruppen für Zöliakie hinaus auch bei Patienten mit trivialen Allgemeinsymptomen (Müdigkeit, Gelenkbeschwerden, leichter Anämie oder erhöhten Transaminasen) oder Reizdarmsymptomen nach einer Zöliakie gesucht. Hiermit sollen subklinische Verlaufsformen einer Zöliakie entdeckt und einer gezielten Behandlung zugeführt werden. Hin et al. [28] screenten 1.000 Patienten einer Allgemeinpraxis mittels EMA- und IgA-Bestimmung. Alle 30 Patienten mit positiven EMA-Antikörpern wurden endoskopiert und die Diagnose bioptisch bestätigt. Von den 225 Patienten mit gastrointestinaler Symptomatik hatten nur 5, die eine Malabsorption und Diarrhoe aufwiesen, eine Zöliakie. Unter den 132 Patienten mit Reizdarmsymptomatik fand sich keine Zöliakie. Von den 126 Patienten mit Anämie fand sich bei 3 der 13 männlichen Patienten (23 %) und bei 12 der 113 weiblichen Patienten (11 %) eine bioptisch bestätigte Zöliakie. Von den 329 Patienten, die über Müdigkeit klagten (‚tired all the time‘), hatten 6 eine Zöliakie.

Zunehmende Kenntnisse der Ärzte zum Chamäleon Zöliakie [29,30], zu subklinischen Verlaufsformen, zu extraintestinalen Manifestationen und Risikogruppen für eine Zöliakie [21–24] und die Verfügbarkeit serologischer Tests mit hoher Sensitivität und Spezifität haben in den vergangenen 30–40 Jahren zu einer Zunahme der Zöliakie-Fälle in den verschiedensten Ländern beigetragen. Aktives *case finding* in Risikogruppen und bei Patienten mit unspezifischen Allgemeinsymptomen minimalisiert die Kosten eines Screenings und ist ethisch gerechtfertigt [6,7]. Aktives *case-finding* ist jedoch keine besonders effektive Strategie [6]. Das Verhältnis entdeckter Zöliakie-Fälle zu nicht-entdeckten von 1 : 8–10 [31,32] konnte auch in Ländern mit hohem Kenntnisstand zu Zöliakie wie z. B. Norwegen nicht unter 1 : 5 gesenkt werden.

Literatur

[1] Mearin ML, Ivarsson A, Dickey W. Coeliac disease: is it time for mass screening? Best Practice & Research Clinical Gastroenterology. 2005;19:441–452.

[2] Mulder CJ, Hadithi MM, Rostami K, Goerres MS. Coeliac disease – has the time come for routine mass screening? In 2002–2010–2020? Rom J Gastroenterol. 2002;11(3)179–182.

[3] Collin P. Should adults be screened for celiac disease? What are the benefits and harms of screening? Gastroenterology. 2005;128(4 Suppl 1):S104–8.

[4] Hoffenberg EJ. Should all children be screened for celiac disease? Gastroenterology. 2005;128(4 Suppl 1):S98–103.

[5] Shamir R, Hernell O, Leshno M. Cost-effectiveness analysis of screening for celiac disease in the adult population. Med Decision Making. 2006;26:282–293.

[6] Catassi C, Gatti S, Lionetti E. World perspective and celiac disease epidemiology. Dig Dis. 2015;33:141–146.

[7] Ludvigsson JF, Card TR, Kaukinen K, et al. Screning for celiac disease in the general population and in high risk groups. United European Gastroenterology Journal. 2015;3(2)106–120.

[8] Mustalahti K, Catassi C, Reunanen A, et al. The prevalence of celiac disease in Europe: results of a centralized, international mass screening project. Ann Med. 2010;42:587–95.

[9] Fasano A, Berti I, Gerarduzzi T, et al. Prevalence of celiac disease in at-risk and not-at-risk groups in the United States: a large multicenter study. Arch Intern Med. 2003;163:286–92.

[10] Report of the U. S. Preventive Task Force. Guide to clinical preventive services. 2nd edition. Baltimore/Philadelphia/Hong Kong: Williams & Wilkins; 1996.

[11] Wilson JM, Jungner G. Principles and Practice of Screening for Disease. Geneva: World Health Organisation; 1968.

[12] Pietzak MM. Follow-up of patients with celiac disease: achieving compliance with treatment. Gastroenterology. 2005; 128: S135 – S141.

[13] Viljamaa M, Collin P, Huhtala H, et al. Is coeliac disease screening in risk groups justified? A fourteen-year follow-up with special focus on compliance and quality of life. Aliment Pharmacol Ther. 2005;22:317–324.

[14] Leffler DA, Edwards George JB, Dennis M, et al. A prospective comparative study of five measures of gluten-free diet adherence in adults with coeliac disease. Aliment Pharmacol Ther. 2007;26(9):1227–35.

[15] Haines ML, Anderson RP, Gibson PR. Systematic review: the evidence base for long-term management of coeliac disease. Aliment Pharmacol Ther. 2008;28(9):1042–66.
[16] Ciacci C, Zingone F. The perceived social burden in celiac disease. Diseases. 2015;3:102–110.
[17] Hallert C, Grant C, Grehn S, et al.. Evidence of poor vitamin status in celiac patients on a gluten-free diet for 10 years. Aliment Pharmacol Ther. 2002;16:1333–1339.
[18] Vici G, Belli L, Biondi M, Polzonetti V. Gluten free diet and nutrient deficiencies: a review. Clin Nutr. 2016;35:1236–1241.
[19] Stadacher HM, Gibson PR. How healthy is a gluten-free diet? Br J Nutr. 2015;114:1539–1542.
[20] Aziz I, Dwivedi K, Sanders DS. From coeliac disease to non-celiac gluten sensitivity: should everyone be gluten free? Curr Opin Gastroenterol. 2016;32:120–127.
[21] Husby S, Koletzko S, Korponay-Szabo IR, et al. European Society for Pediatric Gastroenterology, Hepatology, and Nutrition guidelines for the diagnosis of coeliac disease. J Pediatr Gastroenterol Nutr. 2012;54:136–60.
[22] Rubio-Tapia A, Hill ID, Kelly CP, et al. ACG clinical guidelines: diagnosis and management of celiac disease. Am J Gastroenterol. 2013;108:656–677.
[23] Ludvigsson JF, Bai JC, Biagi F, et al. Diagnosis and management of adult coeliac disease: guidelines from the British Society of Gastroenterology. Gut. 2014;0:1–20. doi:10.1136/gutjnl-2013–306578
[24] Felber J, Aust D, Baas S, et al. Ergebnisse einer S2k-Konsensuskonferenz der Deutschen Gesellschaft für Gastroenterologie, Verdauungs- und Stoffwechselkrankheiten (DGVS) gemeinsam mit der Deutschen Zöliakie-und Weizensensitivität. Z Gastroenterol. 2014;52:711–43.
[25] Choung RS, Murray JA. The US Preventive Services Task Force Recommendation on screening for asymptomatic celiac disease. A dearth of evidence. JAMA. 2017;317:1221–1223.
[26] US Preventive Services Task Force. Screening for celiac disease: US Preventive Services Task Force recommendation statement. JAMA. 2017. doi:10.1001/jama.2017.1462
[27] Chou R, Bougatsos C, Blazina I, Mackey K, Grusing S, Selph S. Screening for celiac disease: evidence report and systematic review for the US Preventive Services Task Force. JAMA. 2017. doi:10.1001/jama.2016.10395
[28] Hin H, Bird G, Fisher P, Mahy N, Jewell D. Coeliac disease in primary care: case finding study. BMJ. 1999;318:164–167.
[29] Fasano A. Celiac disease – how to handle a clinical chameleon. N Engl J Med. 2003;348:2568–70.
[30] Collin P, Huhtala H, Virta L, Kekkonen L, Reunala T. Diagnosis of celiac disease in clinical practice: Physician's alertness to the condition essential. J Clin Gastroenterol. 2007;41:152–156.
[31] Dubé C, Rostom A, Sy R et al. The prevalence of celiac disease in average-risk and at-risk Western European populations: a systematic review. Gastroenterology. 2005; 128: S57–S67.
[32] Van Heel DA, West J. Recent advances in coeliac disease. Gut. 2006;55:1037–1046.

3.2 Genetik

3.2.1 Bedeutung genetischer Faktoren in der Genese der Zöliakie

Genetische Faktoren spielen für die Entstehung einer Zöliakie eine entscheidende Rolle. Bei 5–15 % der Patienten mit Zöliakie sind weitere Familienmitglieder von der Krankheit betroffen [1–5]. Eine familiäre Häufung stellt generell ein Charakteristikum von Erkrankungen dar, in deren Genese Autoimmunprozesse eine Rolle spielen [6]. In Zwillingsstudien war die Konkordanzrate bei eineiigen Zwillingen mit Zöliakie ca. 70–75 % [1,5], während die Konkordanzrate bei zweieiigen Zwillingen mit ca. 10 % in ähnlicher Größenordnung lag wie bei Verwandten. Die Prävalenzrate der Zöliakie bei erstgradig Verwandten (Eltern, Geschwistern) einer von Zöliakie betroffenen Person ist mit ca. 10–15 % [1–5] deutlich höher als die Prävalenzrate der Zöliakie in der Gesamtpopulation von etwa 1 %.

Die Zöliakie ist unter den komplexen, multifaktoriell bedingten Erkrankungen die Krankheit mit der höchsten Konkordanzrate (ca. 70 %–75 % [1,5]) – im Vergleich zu Konkordanzraten von 25 % bei multipler Sklerose, 36 % bei Diabetes mellitus Typ 1 und 33 % bei M. Crohn [5]. Erblichkeits-Schätzungen bei Zöliakie ergaben Werte bis zu 87 %. Die derzeit am besten untersuchten und verstandenen genetischen Faktoren, die mit einer Zöliakie assoziiert sind, betreffen den HLA Klasse II Locus DQ, einen Chromosomenabschnitt (6p21) auf Chromosom 6 [5,7].

Literatur

[1] Greco L, Romino R, Coto I, et al. The first large population based twin study of coeliac disease. Gut. 2002;50:624–628.

[2] Mustalahti K, Sulkanen S, Holopainen P, et al. Coeliac disease among healthy members of multiple case coeliac disease families. Scand J Gastroenterol. 2002;37:161–165.

[3] Book L, Zone JJ, Neuhausen DL. Prevalence of celiac disease among relatives of sib pairs with celiac disease in U. S. families. Am J Gastroenterol. 2003;98:377–381.

[4] Goldberg D, Kryszak D, Fasano A, Green PHR. Screening for celiac disease in familiy members: Is follow-up testing necessary? Dig Dis Sci. 2007;52:1082–1086.

[5] van Heel D, Hunt K, Greco L, Wijmenga C: Genetics in celiac disease. Best Practice & Research Clinical Gastroenterology. 2005;19:323–339.

[6] Cardenas-Roldan J, Rojas-Villarraga A, Anaya JM. How do autoimmune disease cluster in families? A systematic review and meta-analysis. BMC Med. 2013;11:73

[7] Louka AS, Sollid LM. HLA in Coeliac disease: unravelling the complex genetics of a complex disorder. Tissue Antigens. 2003;61:105–117.

3.2.2 Assoziation bestimmter HLA-Haplotypen zur Zöliakie

Ähnlich wie die klassischen Blutgruppen ABO stellen bestimmte Oberflächenstrukturen menschlicher Leukozyten (*humane leukocyte antigen* (HLA)) eine Art ‚Antennen‘ von Zellen dar, mit deren Hilfe körpereigene Zellen körperfremde Strukturen erkennen können. Während beim angeborenen Immunsystem sogenannte Toll-like-Rezeptoren z. B. auf Zellen der Darmschleimhaut körperfremde Substanzen wie Eiweiße, Toxine, Bestandteile von Bakterienzellwände u. a. m. erkennen und entzündliche Reaktionen auslösen können, spielen die HLA von Lymphozyten in der

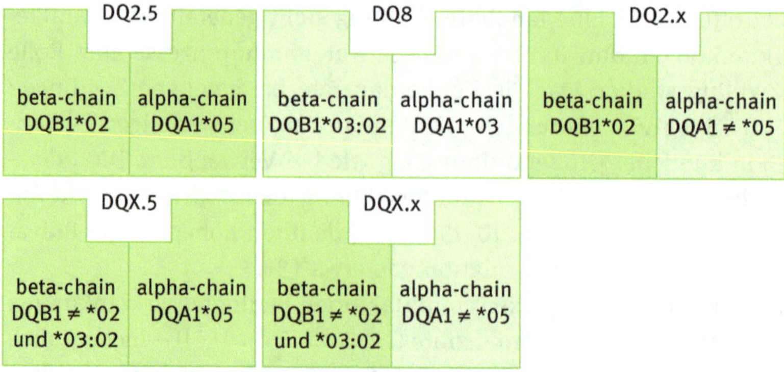

Abb. 3.2.2.1: DQ-Heterodimere, die aus Kombinationen unterschiedlicher DQA1- und DQB1-Allele resultieren (nach Megiorni und Pizzuti [8]).

Regulation der Immunantwort des erworbenen Immunsystems (z. B. bei Abstoßungsreaktionen nach Organtransplantation) eine wichtige Rolle. Die Oberflächenstrukturen menschlicher Leukozyten (HLA) setzen sich aus zwei Eiweißketten (Heterodimer), einer alpha-Kette und einer beta-Kette, zusammen, die von unterschiedlichen Genen determiniert werden (DQA1- und DQB1-Genen). Die Kombination der von Vater und Mutter geerbten DQA1- und DQB1-Gene bestimmen das HLA-Muster einer Person (siehe Abb. 3.2.2.1).

Ungefähr 90 % der Patienten mit Zöliakie exprimieren ein HLA-DQ2-Heterodimer, DQ 2.5 genannt, kodiert von DQA1*05 und DQB1*02 Allelen, die entweder zusammen auf demselben Chromosom (cis-Konfiguration) oder getrennt auf zwei homologen Chromosomen (trans-Konfiguration) vererbt werden. Nahezu alle DQ2.5-negativen Patienten (5–10 %) exprimieren DQ8-Heterodimere, kodiert von DQB1*03 : 02 Allelen, in der Regel kombiniert mit DQA1*03 Varianten in cis Position [1–5]. Die Assoziation zwischen HLA-DQ2 und der Zöliakie ist höher als die Assoziation zwischen HLA-DQ8 und Zöliakie, d. h. die unterschiedlichen Heterodimere tragen in unterschiedlichem Ausmaß zur Genese einer Zöliakie bei [6]. Die Expression von HLA-DQ2 wird von unterschiedlichen Genen reguliert, DQ2.2 und DQ2.5, die offensichtlich ebenfalls Unterschiede im genetischen Risiko beinhalten. Neben dem Typ des DQ-Heterodimers (DQ2 oder DQ8) scheint auch die Menge an exprimierten HLA-Strukturen von Bedeutung zu sein [6–10]. Lionetti et al. [10] fanden, dass Kinder mit Homozygotie für DQ2.5, d. h. Kinder, die sowohl vom Vater als auch von der Mutter je ein Gen für DQ2.5 geerbt haben, bis zum Alter von 5 Jahren zweimal so häufig eine Zöliakie entwickeln wie andere Kinder mit nur einem Gen für DQ2.5 oder DQ8 [10]. Die Ergebnisse waren unabhängig von exogenen Faktoren wie Zeitpunkt der Einführung von Gluten in die Säuglingsernährung (s. u.) und Dauer des Stillens. In einer Studie zu genetischen Determinanten des Diabetes mellitus im Kindesalter [9] entwickelten 26 % der DQ2.5-homozygoten Kinder während

Tab. 3.2.2.1: Risiko einer Zöliakie in Abhängikeit von HLA-DQ-Allelen (nach Mills und Murray [12]).

DQ-Allel-Zusammensetzung	a-/ß-Ketten-Kombinationen	Risiko
DQ2.5 / DQ2.5	a'05:01, ß'02:01 / a'05:01, ß'02:01	am höchsten
DQ2.2 / DQ2.5	a'02:01, ß'02:02 / a'05:01, ß'02:01	sehr hoch
DQ2.5 / DQ8	a'05:01, ß'02:01 / a'03, ß03:02	sehr hoch
DQ2.5 / non risk Allel	a'05:01, ß'02:01 / non risk Allele	hoch
DQ8 / DQ8	a'03, ß03:02 / a'03, ß03:02	hoch
DQ8 / non risk Allel	a'03, ß03:02 / non risk Allele	mittel
DQ2.2 / low risk Allel	a'02:01, ß'02:02 / low risk Allele	niedrig

einer 5-jährigen Nachbeobachtungsphase einen Diabetes mellitus verglichen zu 3 % der Kinder, die heterozygot für DQ8 waren. HLA-Haplotypen und ihre Kombination stellen demnach einen der bedeutensten Prädiktoren für die Entwicklung einer Zöliakie im Kindesalter dar – ein Befund, der in einer amerikanischen Studie mit durchschnittlich 15-jährigem Follow-up bestätigt wurde [11]. Tabelle 3.2.2.1 fasst das Zöliakie-Risiko in Abhängikeit von HLA-DQ-Allelen zusammen [12].

Bei Erwachsenen, die an Screeninguntersuchungen auf Zöliakie teilnahmen, hatten Personen mit Homozygotie für das DQ2.5-Gen das höchste Risiko eines positiven EMA-Tests. Bei Personen mit Homozygotie für das DQ2.2-Gen war das Risiko fast 10-fach niedriger [13]. Homozygotie für HLA-DQ2 ist ein erwiesener Risikofaktor für das Auftreten einer refraktären Zöliakie Typ 2 (siehe Kap. 2.3 Refraktäre Zöliakie).

Da ca. 99 % der Zöliakie-Patienten HLA-DQ2- oder HLA-DQ8-positiv sind [1,2], schließt der fehlende Nachweis von HLA-DQ2 und HLA-DQ8 eine Zöliakie so gut wie aus, d. h. der negative Vorhersagewert beträgt ca. 97 %. [2,3] In differenzialdiagnostisch schwierigen Fällen kann daher eine HLA-Bestimmung insofern weiterhelfen, als ein negatives Ergebnis eine Zöliakie nahezu ausschließt und die weitere Abklärung auf andere Erkrankungen fokussiert. Da in westlichen Ländern zwischen 5–30 % der Bevölkerung Träger eines HLA-DQ2-Haplotyps und zwischen 0–20 % Träger eines HLA-DQ8-Haplotyps sind [4], hat der Nachweis eines der beiden Haplotypen umgekehrt nur einen geringen positiven Vorhersagewert und ist daher für die Routinediagnostik einer Zöliakie entbehrlich. Bei Untersuchungen von Familienmitgliedern von Patienten mit Zöliakie sind HLA-Bestimmungen sinnvoll, da DQ2-positive oder DQ8-positive Angehörige, speziell Geschwister, ein höheres Risiko für die Entwicklung einer Zöliakie haben [5,6]. Einer Studie zufolge war der Nachweis von DQ2 bei Angehörigen 1. Grades mit einem 16-fach erhöhten Risiko für eine Zöliakie assoziiert [5]. Auch bei Patienten, die selbstgewählt eine glutenfreie Ernährung praktizieren ohne dass zuvor eine Zöliakie nachgewiesen wurde, kann eine HLA-Bestimmung insofern weiterhelfen, als ein fehlender Nachweis von HLA-DQ2 oder HLA-DQ8 die Möglichkeit einer Zöliakie nahezu ausschließt und damit die Notwendigkeit einer glutenfreien Ernährung erheblich relativiert (siehe Kap. 3.7 und 3.8 Diagnostik der Zöliakie).

Etwa 30–40 % der europäischen Bevölkerung exprimieren HLD-DQ2 oder -DQ8 [14]. Schätzungen zufolge tragen HLA-DQ2 und -DQ8 zu weniger als 50 % des genetischen Risikos für eine Zöliakie bei [15]. Von den Menschen, die HLA-DQ2 oder -DQ8 exprimieren, entwickeln jedoch nur 3–5 % eine Zöliakie [16,17]. Es müssen daher andere Faktoren eine zusätzliche Rolle bei der Entstehung einer Zöliakie spielen.

Literatur

[1] Margaritte-Jeannin P, Babron MC, Bourgey M, et al. HLA-DQ relative risks for coeliac disease in European populations: a study of the European Genetics Cluster on Coeliac Disease. Tissue Antigens. 2004;63:562–7.
[2] Sollid LM, Lie BA. Celiac disease genetics: current concepts and practical applications. Clin Gastroenterol Hepatol. 2005;3:843–51.
[3] van Heel D, Hunt K, Greco L, Wijmenga C: Genetics in celiac disease. Best Practice & Research Clinical Gastroenterology. 2005;19:323–339.
[4] Naluai AT, Ascher H, Nilsson S, et al. Searching for genes influencing a complex disease: the case of celiac disease. Eur J Hum Genet. 2008;16:542–553.
[5] Shiina T, Hosomichi K, Inoko H, Kulski JK: The HLA genomic loci map: expression, interaction, diversity and disease. J Hum Genet. 2009;54:15–39.
[6] Louka AS, Sollid LM. HLA in Coeliac disease: unravelling the complex genetics of a complex disorder. Tissue Antigens. 2003;61:105–117.
[7] Murray JA, Morre SB, Van Dyke CT, et al. HLA DQ gene dosage and risk and severity of celiac disease. Clin Gastroenterol Hepatol. 2007;5:1406–1412.
[8] Megiorni F, Pizzuti A. HLA-DQA1 and HLA-DQB1 in celiac disease predisposition: practical implications of the HLA molecular typing. J Biomed Sci. 2012;19:88
[9] Liu E, Lee HS, Aronsson CA, et al. Risk of pediatric celiac disease according to HLA haplotype and country. N Engl J Med. 2014;371:42–49.
[10] Lionetti E, Castellaneta S, Francavilla R, et al. Introduction of gluten, HLA status, and the risk of celiac disease in children. N Engl J Med. 2014;371:1295–1303.
[11] Liu E, Dong F, Baron AE, et al. High incidence of celiac disease in a long-term study of adolescents with susceptibility genotypes. Gastroenterology. 2017;152:1329-1336.
[12] Mills JR, Murray JA. Contemporary celiac disease diagnosis: is a biopsy avoidable? Curr Opin Gastroenterol. 2016;32:80–85.
[13] Pietzak MM, Schofield TC, McGinnis MJ, et al. Stratifying risk for celiac disease in a large at-risk United States population by using HLA alleles. Clin Gastroenterol Hepatol. 2009;7:966–971.
[14] Green PHR, Cellier C. Medical Progress: Celiac disease. New Engl J Med. 2007;357:1731–1743.
[15] Greco L, Romino R, Coto I, et al. The first large population based twin study of coeliac disease. Gut. 2002;50:624–628.
[16] Guandalini S, Setty M. Celiac disease. Curr Opin Gastroenterol. 2008;24:707–712.
[17] Abadie V, Sollid LM, Barreiro LB, Jabri B: Integration of genetic and immunological insights into a model of celiac disease pathogenesis. Annu Rev Immunol. 2011;29:493–525.

3.2.3 Nicht-HLA assoziierte genetische Faktoren

Mit neuen genetischen Techniken (wie *genome-wide association studies* (GWAS) und der single nucleotide polymorphism (SNP) technology) wurden in jüngster Zeit weitere Kandidatenregionen für Suszeptibilitäts-Lozi identifiziert, z. B. auf Chromosom 11p11, 5q31 und 19q13.4. Während eine Metaanalyse von Studien europäischer Populationen für einen nicht-HLA assoziierten signifikanten Lokus auf Chromosom 5q31–33 spricht [1], ergaben sich in einer amerikanischen Studie an DNA-Analysen mittels 405 Mikrosatelliten-Markern Hinweise für eine Assoziation zu Chromosom 7q [2].

Tabelle 3.2.3.1 gibt eine vorläufige Auflistung von Suszeptibilitäts-Lozi für Zöliakie. Interessant ist die Assoziation mit dem MYO9B-Gen, das für ein unübliches Myosin-Molekül kodiert und eine Rolle bei der Aktin-Remodellierung der Enterozyten zu spielen scheint. Diese genetische Variante könnte eine Störung der Barrierefunktion bedingen, die eine Passage immunogener Gluten-Peptide durch die Dünndarmmukosa begünstigt [3,4]. Genetische Varianten von MYO9B prädisponieren ebenfalls zu chronisch-entzündlichen Darmerkrankungen, sodass hier möglicherweise ein gemeinsamer pathogenetischer Mechanismus (Permeabilitätsstörung der Darmmukosa) involviert ist. Auch eine in einer holländischen Studie nachgewiesene Assoziation zu den *tight junction*-Genen PARD3 und MAGI2 bei Zöliakie-Patienten und Colitis-ulcerosa-Patienten [5] spricht für eine pathogenetische Bedeutung eines Defekts der Barrierefunktion bei beiden Erkrankungen.

In einer Genom-weiten Assoziationsstudie an britischen Zöliakie-Patienten wurden Risiko-Varianten in der 4q27-Region des Chromosoms 4 festgestellt, in der sich die Gene für Interleukin (IL) IL-2 und IL-21 finden [6]. IL-2 wird von Antigen-stimulierten T-Zellen parakrin in die Umgebung sezerniert und führt zu einer Akti-

Tab. 3.2.3.1: HLA- und nicht-HLA-assoziierte Suszeptibilitäts-Lozi für Zöliakie/Sprue (nach Saavalainen [10] und Catassi und Fasano [3]).

Vorläufige Bezeichnung	Lokalisation Chromosom	Bedeutung / Funktion des Gens
CELIAC1	6p21.3	Determinierung des HLA-Rezeptors
CELIAC2	5q31–33	immunologisch wichtige Kandidatengene (auch bei Asthma und M. Crohn bedeutsam)
CELIAC3	2q33	enthält T-Lymphozyten-regulierende Gene (CD28, CTLA4 und ICOS); (bei DM 1, Autoimmunthyreoiditis, rheumatoider Arthritis und multipler Sklerose bedeutsam)
CELIAC4	19p13.1	Myosin IXB-Gen und MYO9XB-Gen regulieren intestinale Barriere/Permeabilität
–	4q27	Interleukin-Gene: IL-2 und IL-21

Tab. 3.2.3.2: Krankheiten, die mit einer Permeabilitätsstörung des Darms in Zusammenhang stehen (modifiziert nach Bischoff et al. [11]).

Intestinal	Extraintestinal
Ulcera ventriculi	Allergien
infektiöse Diarrhö	Infektionen (z. B. respiratorische)
Reizdarmsyndrom, funktionelle Darmbeschwerden	akute Entzündung (Sepsis, SIRS, MOF)
entzündliche Darmerkrankungen, Zöliakie	chronische Entzündung (z. B. Arthritis)
Ösophaguskarzinom,	Übergewicht-assoziierte Erkrankungen
kolorektales Karzinom	(NASH, Diabetes Typ 2, vaskuläre Erkrankungen)

vierung und Proliferation von T-Zellen. IL-21 steigert die B-Zell-, T-Zell- und Killerzellen-Proliferation und Interferon (INF)-g-Produktion. Beide Zytokine sind auch in Mechanismen anderer Autoimmunerkrankungen wie rheumatoider Arthritis und Diabetes mellitus Typ 1 involviert. Hunt et al. [7] fanden mittels Genom-weiter Analysen in Follow-up-Untersuchungen dreier europäischer Zöliakie-Kollektive sieben vorher unbekannte Regionen, die signifikant zum genetischen Risiko für Zöliakie beitragen. Diese sieben neuen Regionen erklären zusammen mit der Region für IL-2 und IL-21 ca. 3–4 % der genetischen Prädisposition für Zöliakie. Zwischenzeitlich wurden mittels Genom-weiter Assoziationsstudien insgesamt 39 nicht-HLA-Gene identifiziert, die mit Zöliakie assoziiert sind [8]. Insgesamt scheint die genetische Prädisposition abhängig zu sein von einem Gen mit großem Einfluss auf die Immunantwort (HLA-DQ2 und -DQ8) auf Gluten-Peptide und von mehreren anderen Genen, die verschiedene Aspekte der angeborenen und adaptiven Immunreaktionen, der intestinalen Permeabilität und der generellen Prädisposition zu Autoimmunität beeinflussen [9,10].

Die Regulation der intestinalen Permeabilität [4] und die Bedeutung der Permeabilität für die Genese verschiedener intestinaler und nicht-intestinaler Erkrankungen [11] ist in den letzten Jahren in den Fokus wissenschaftlicher Untersuchungen gerückt. Das lange belächelte Konzept eines *leaky gut* [12] wird zwischenzeitlich mit einer Vielzahl von Erkrankungen in Zusammenhang gebracht (siehe Tab. 3.2.3.2).

Zusätzlich zu den bekannten Faktoren wie genetische Prädisposition und Ernährungsfaktor Gluten (s. u.) scheint auch das intestinale Mikrobiom in der Genese der Zöliakie eine wichtige Rolle zu spielen. Änderungen des intestinalen Mikrobioms könnten Mitursache dafür sein, dass eine über Jahrzehnte stabile Immuntoleranz im Alter ‚kippt' und eine Zöliakie auftritt. Auch die Querbeziehungen der Zöliakie und der *non-celiac gluten sensitivity* (NCGS) / Weizensensitivität zum Reiz-

Tab. 3.2.3.3: Faktoren, die die Barrierefunktion der Darmschleimhaut unterstützen (nach Bischoff et al. [11]).

Diät	Meidung eines hohen Konsums von Zucker und Fett Meidung eines energiedichten westlichen Ernährungsstils FODMAP-arme Diät Präbiotika/Ballaststoffe Glutamin und andere immunmodulierende Formuladiäten
Probiotika	einzelnes Probiotikum (z. B. E. coli Nissle, L. reuteri, ...) probiotischer Cocktail (z. B. VSL#3) Synbiotika (Kombination aus Probiotika und Präbiotika)
Medikamente/anderes	Kurzkettige Fettsäuren (*short-chain fatty acids* SCFA) Metformin Quercetin und andere Flavonoide

darmsyndrom (siehe Kapitel 5.5) könnten durch das intestinale Mikrobiom und/oder durch Permeabilitätsstörungen der Darmschleimhaut verursacht sein und die Bedeutung diätetischer Ansätze bei diesen Erkrankungen unterstreichen.

Literatur

[1] Naluai AT, Ascher H, Nilsson S, et al. Searching for genes influencing a complex disease: the case of celiac disease. Eur J Hum Genet. 2008;16:542–553.
[2] Guandalini S, Setty M. Celiac disease. Curr Opin Gastroenterol. 2008;24:707–712.
[3] Catassi C, Fasano A. Celiac disease. Curr Opin Gastroenterol. 2008;24:687–691.
[4] Fasano A: Zonulin and its regulation of intestinal barrier function: the biological door to inflammation, autoimmunity, and cancer. Physiol Rev. 2011;91:151–175.
[5] Wapenaar MC, Monsuur AJ, van Bodegraven AA, et al. Associations with tight junction genes PARD3 and MAGI2 in Dutch patients point to a common barrier defect for coeliac disease and ulcerative colitis. Gut. 2008;57:463–467.
[6] van Heel DA, Franke L, Hunt KA, et al. A genome-wide association study for celiac disease identifies risk variants in the region harboring IL2 and IL21. Nat Gent. 2007;39:827–829.
[7] Hunt KA, Zhemakowa A, Turner G, et al. Newly idendified genetic risk variants for celiac disease related to the immune response. Nat Genet. 2008;40:395–402.
[8] Dubois PC, Trynka G, Franke L, et al. Multiple common variants for celiac disease influencing immune gene expression. Nat Genet. 2010;42(4):295e302.
[9] Kumar V, Wijmenga C, Withoff S. From genome-wide association studies to disease mechanisms: celiac disease as a model for autoimmune diseases. Seminars in Immunopathology. 2012;34:567–80.
[10] Saavalainen (Holopainen) P. Genetics of celiac diseases. International Celiac Disease Meeting, 13.–16. September 2007, Maribor, Slovenia. Symposium Book, pp. 61–69.
[11] Bischoff SC, Barbara G, Buurman W, et al. Intestinal permeability – a new target for disease prevention and therapy. BMC Gastroenterology. 2014;14:189.
[12] Quigley EMM. Leaky gut – concept or clinical entity? Curr Opin Gastroenterol. 2016;32:74–79.

3.3 Gluten und andere Umweltfaktoren

3.3.1 Gluten

Der bedeutendste Umweltfaktor in der Genese der Zöliakie ist Gluten, das für die Backfähigkeit verantwortliche Speicherprotein (‚Klebereiweiß‘) von Weizen, Gerste und Roggen. Die zahlenmäßige Vielfalt der verschiedenen Eiweiße ist im Falle des Weizens ungleich höher als im Falle von Roggen und Gerste, was jedoch nicht darauf zurückzuführen ist, dass es bei Weizen neben Sorten mit diploidem Chromosomensatz auch Sorten mit tetraploidem und hexaploidem Chromosomensatz gibt (zur Kulturgeschichte des Weizens und Historie der Backkunst siehe Kapitel 1.6). Die Getreideeiweiße können in eine alkohollösliche Fraktion (Prolamine) und eine in Alkohol nicht lösliche Fraktion (Glutenine) unterteilt werden [1,2]. Die Prolamine des Weizens heißen Gliadine, die der Gerste Hordeine, die des Roggens Secaline und die des Hafers Avenine.

Die Weizeneiweiße können in die alkohollösliche Fraktion, die Gliadine, und die nicht-alkohollösliche Fraktion, die Glutenine, unterteilt werden (siehe Abb. 3.3.1.1 [1]). Mit biochemischen Verfahren werden die die Hauptmasse der toxischen Peptide enthaltenden Gliadine – je nach Wanderungsgeschwindigkeit in der Elektrophorese – in alpha-, beta-, gamma- und omega-Gliadine unterteilt. Bei den Gluteninen werden eine *low molecular weight* (LMW)-Fraktion und eine *high molecular weight* (HMG)-Fraktion unterschieden [1,2].

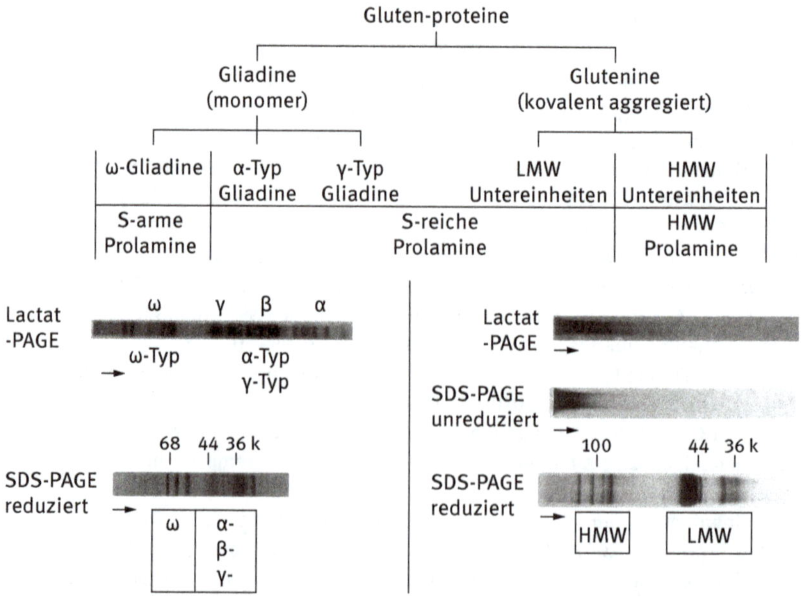

Abb. 3.3.1.1: Klassifikation und Nomenklatur der Glutenproteine aus Weizen. Diskussion im Text. (nach Shewry et al. [1]).

Insbesondere Gliadine, aber auch Glutenine, können aufgrund ihres hohen Anteils an den Aminosäuren Prolin und Glutamin relativ schlecht von den luminalen und Membranständigen Verdauungsenzymen des Menschen (Trypsin und Carboxypeptidasen) abgebaut werden [3]. In in-vitro-Verdauungsversuchen sind zwei relativ größere Gliadin-Abbauprodukte isoliert und bezüglich ihrer toxischen Effekte weiter analysiert worden: das 33 Aminosäuren enthaltende Fragment 57–89 (LQLQPFPQPQLPYPQPQLPYPQPQLPYPQPQPF), das gegenüber einem weiteren Abbau resistent ist, weist drei verschiedene Epitope auf, die von HLA-DQ2-T-Zellen erkannt werden können: PFPQPQLPY, PQPQLPYPQ u. PYPQPQLPY [4]. Kürzlich wurden weitere Fragmente von alpha-Gliadin (p31–43) (LGQQQPFPPQQPY) oder p31–49 mit toxischen Eigenschaften beschrieben [5–7]. Tabelle 3.3.1.1 [7,8] gibt Beispiele für Epitope aus Gluten-Fagmenten, die für eine Bindung an Antigen-präsentierende T-Zellen wichtig sind.

Damit die toxischen Gluten-Peptide eine immunologische Reaktion auslösen können, müssen sie durch den der Mukosa anhaftenden Schleim und durch die Dünndarmmukosa ins subepitheliale Kompartiment gelangen. Dass offenbar auch die Viskosität des Schleims eine gewisse Rolle spielt, darf man aus der klinischen Beobachtung rückschließen, dass ein Nikotinkonsum klinische Symptome der Zöliakie bessern und eine Nikotinkarenz das Auftreten klinischer Symptome begünstigen kann [9] – eine Beobachtung, die – s. o. – erneut auf mögliche gemeinsame pathogenetische Mechanismen von Zöliakie und Colitis ulcerosa hinweist.

Eine Passage von toxischen Gluten-Peptiden durch die Dünndarmmukosa erfolgt entweder transzellulär oder parazellulär. Zwischenzeitlich gibt es experimentelle Hinweise, dass das o. a. 33 Aminosäuren enthaltende toxische Gluten-Fragment mittels Transzytose und partiellem intrazellulärem Abbau transloziert werden kann, ein Prozess, der durch INF-γamma reguliert wird [10]. Die mukosale Aufnah-

Tab. 3.3.1.1: Aminosäuresequenzen charakteristischer immunstimulierender Gluten-Peptide (P = Prolin, Q = Glutamin, L = Lysin, F = phenylalanin, Y = Tyrosin, S = Serin, G = Glycin) (modifiziert, nach Koning et al. [7] und Spaenij-Dekking et al. [8].

HLA-Restriktion	Protein	Epitop
HLA-DQ2	alpha-Gliadin	PQPQLPYPQ (a-2)
		PFPQPQLPY (a-9)
		FRPQQPYPQ (a-20)
	gamma-Gliadin	PQQSFPQQQ (g-1)
		FPQQPQQPF (g-2)
		IQPQQPAQL (g-30)
	LMW-Glutenin	FSQQQQSFP (glt-156)
		FSQQQQQPL (glt-17)
		QXPQQPQQF (glu-5)
HLA-DQ8	alpha-Gliadin	QGSFQPSQQ
	HMW-Glutenin	QGYYPTSPQ

me dieses toxischen 33-mer Peptids ist höher bei unbehandelten Zöliakie-Patienten im Vergleich zu Kontrollen und Zöliakie-Patienten unter glutenfreier Ernährung. Auch für eine parazelluläre Passage toxischer Gluten-Peptide gibt es experimentelle Hinweise. So konnten Lammers et al. [11] zeigen, dass Gliadin (via zwei alpha-Gliadin-20-mer-Fragmenten) an den Chemokin-Rezeptor CXCR3 bindet und dadurch eine vermehrte Freisetzung von Zonulin bewirkt, das seinerseits die *tight junctions* auflockert und eine schnellere weitere Aufnahme von Gliadin-Peptiden begünstigen könnte. Eine erhöhte Zonulinfreisetzung bei Zöliakie-Patienten ist auch aus anderen Untersuchungen bekannt [12,13].

Literatur

[1] Shewry PR, Tatham AS, Kasarda DD. Cereal proteins and coeliac disease. In: Marsh MN, ed. Coeliac Disease. London/Edinburgh/Boston: Blackwell Scientific Publications; 1992. pp. 305–348.

[2] Wieser H, Koehler P, Konitzer K. Celiac Disease and Gluten – Multidisciplinary Challenges and Opportunities. Amsterdam/Boston: Academic Press, Elsevier inc.; 2014. Chapter 2. Gluten – the precipitating factor, pp. 97–148.

[3] Wieser H, Koehler P, Konitzer K. Celiac Disease and Gluten – Multidisciplinary Challenges and Opportunities. Amsterdam/Boston: Academic Press, Elsevier inc.; 2014. Chapter 1: 6.1. Gluten intake and digestion, pp. 43–49.

[4] Shan L, Molberg O, Parrot I, et al. Structural basis for gluten intolerance in celiac sprue. Science. 2002;297:2275–2279.

[5] van de Wal Y, Kooy YM, van Veelen PA, et al. Small intestinal T cells of celiac disease patients recognize a natural pepsin fragment of gliadin. Proc Natl Acad Sci USA. 1998;95:10050–10054.

[6] Vader W, Kooy Y, van Veelen P, et al. The gluten response in children with celiac disease is directed toward multiple gliadin and glutenin peptides. Gastroenterology. 2002;122:1729–1737.

[7] Koning F, Schuppan D, Cerf-Bensussan N, Sollid LM: Pathomechanisms in celiac disease. Best Practice & Research Clinical Gastroenterology. 2005;19:373–387.

[8] Spaenij-Dekking L, Kooy-Winkelaar Y, van Veelen P, et al.: Natural variation in toxicity of wheat: potential for selection of non-toxic varieties for celiac disease patients. Gastroenterology. 2005;129:797–806.

[9] Snook J, Dwyer L, Lee-Elliott C, et al. Adult coeliac disease and cigarette smoking. Gut. 1996;39:60–62.

[10] Schumann M, Richter JF, Wedell I, et al. Mechanisms of epithelial translocation of the alpha(2)-gliadin-33mer in coeliac sprue. Gut. 2008;57:747–754.

[11] Lammers KM, Lu R, Brownley J, et al.: Gliadin induces an increase in intestinal permeability and zonulin release by binding to the chemokine receptor CXCR3. Gastroenterology. 2008;135:194 – 204.

[12] Fasano A, Shea-Donohue T: Mechanisms of disease: the role of intestinal barrier function in the pathogenesis of gastrointestinal autoimmune diseases. Nat Clin Pract Gastroenterol Hepatol. 2005;2:416–422.

[13] Fasano A: Zonulin and its regulation of intestinal barrier function: the biological door to inflammation, autoimmunity, and cancer. Physiol Rev. 2011;91:151–175.

3.3.2 Intestinale Infektionen

In älteren Hypothesen zur Genese der Zöliakie wurde – aufgrund einer weitreichenden Homologie eines Adenovirus-Proteins mit einem 12-Aminosäuren-Segment von alpha-Gliadin – über eine mögliche Rolle von Adenovirus-Infektionen spekuliert [1]. Neuere epidemiologische Untersuchungen sprechen dafür, dass multiple Rotavirus-Infektionen bei genetisch für eine Zöliakie prädisponierten Patienten das Risiko für eine später auftretende Zöliakie erhöhen. In Längsschnittuntersuchungen begünstigte ein Anstieg des Rotavirus-Antikörper-Titers bei klinischen Kontrollen das nachfolgende Auftreten von für Zöliakie typischen Antikörpern (EMA, IgA-anti-tTG-Ak) [2]. Die durch wiederholte Rotavirus-Infektionen verursachten Permeablitätserhöhungen könnten die Penetration toxischer Gliadin-Peptide ins subepitheliale Kompartiment begünstigen.

Während Welander et al. [3] fanden, dass die Angaben von Eltern bezüglich Häufigkeit frühkindlicher Infektionen und Angaben zum Zeitpunkt der Gluteneinführung in die Säuglingsernährung keinen Risikofaktor für die Entstehung einer Zöliakie darstellen, fanden Myleus et al. [4], dass Fragebogen-Angaben zu Infektionen, egal ob respiratorische oder gastrointestinale, während der ersten 6 Lebensmonate eines Kindes signifikant mit dem späteren Auftreten einer Zöliakie assoziiert waren. Zusätzlich zur Assoziation mit mehreren frühkindlichen Infektionen stieg das Zöliakie-Risiko an, wenn größere Mengen an Gluten in die Ernährung des Säuglings eingeführt wurden im Vergleich zu geringen und mittleren Mengen Gluten und wenn der Säugling bei Einführung von Gluten bereits abgestillt war [4].

Plot et al. berichteten von einer möglichen protektiven Rolle bestimmter viraler Infektionen (EBV, CMV, Röteln) vor der Entwicklung autoimmuner Erkrankungen [5], während andere virale Infektionen wie Adenovirus-Infektionen, Hepatitis-C-Virus-Infektionen und Rotavirus-Infektionen sowie bakterielle Infektionen, die Reaktionen der Dünndarmschleimhaut auf Gluten initiieren oder verstärken können, wahrscheinlich eine Rolle in der Pathogenese der Zöliakie spielen könnten [5]. In Fallberichten sind Assoziationen von Campylobacter jejuni-, Giardia lamblia-, Rotavirus- und Enterovirus-Infektionen mit der Entstehung einer Zöliakie beschrieben [6,7]. Auch frühkindliche Antibiotika-Verordnungen – als Indikator für stattgehabte bakterielle Infektionen – sind mit einem erhöhtem Risiko für die nachfolgende Entstehung einer Zöliakie assoziiert [8,9].

In einer norwegischen Mutter-Kind-Kohorten-Studie an 72.921 Neugeborenen, die im Zeitraum von 2000 bis 2009 geboren wurden, entwickelten 581 Kleinkinder (0,8 %) eine Zöliakie. Kinder mit mehr als 10 Infektionen bis zum Alter von 18 Monaten hatten ein 1,32-fach höheres Risiko für die spätere Entwicklung einer Zöliakie als Kinder mit weniger als 4 Infektionen bis zum 18. Lebensmonat [10]. In einer prospektiven schwedischen Kohortenstudie wurden unter 1.912.204 Kindern im Alter von 0 bis 14,9 Jahren, die im Zeitraum von 1991 bis 2009 geboren wurden, bei 6.569 Kindern eine Zöliakie diagnostiziert [11]. Das Zöliakie-Risiko war bei Kindern, die im Frühjahr, Sommer oder Herbst geboren wurden, höher als bei denen, die im Winter geboren wurden. Das Risiko war in Südschweden höher als in Mittel- und Nordschweden. Kinder, bei denen die Zöliakie bis zum Alter von 2 Jahren festgestellt worden war, hatten bei Geburt im Frühjahr ein höheres Risiko, Kinder, bei denen die Zöliakie im Alter von 2 bis 14,9 Jahren festgestellt worden war, hatten bei Geburt im Sommer und Herbst ein höheres Risiko als bei Geburt in anderen Jahreszeiten [11].

Literatur

[1] Trier JS. Celiac sprue and refractory sprue. In: Feldman M, Scharschmidt BF, Sleisenger MH, eds. Sleisenger & Fordtran's Gastrointestinal and Liver Disease – Pathophysiology, Diagnosis, Management. 6th edition. Philadelphia/London/Toronto: W. B. Saunders Company; 1998. pp.1557–1573.
[2] Stene LC, Honeyman MC, Hoffenberg EJ, et al. Rotavirus infection frequency and risk of celiac disease autoimmunity in early childhood: a longitudinal study. Am J Gastroenterol. 2006;101:2333–2340.
[3] Welander A, Tjernberg AR, Montgomery SM, Ludvigsson J, Ludvigsson JF. Infectious disease and risk of later celiac disease in childhood. Pediatrics. 2010;125(3):e530–6.
[4] Myléus A, Hernell O, Gothefors L, et al. Early infections are associated with increased risk for celiac disease: an incident case-referent study. BMC Pediatr. 2012;12:194.
[5] Plot L, Amital H, Barzilai O, et al. Infections may have a protective role in the etiopathogenesis of celiac disease. Ann NY Acad Sci. 2009;1173:670–674.
[6] Plot L, Amital H. Infectious associations of celiac disease. Autoimmunity Reviews. 2009;8(4):316–319.
[7] Riddle MS, Murray JA, Cash BD, Pimentel M, Porter CK. Pathogen-specific risk of celiac disease following bacterial causes of foodborne illness: a retrospective cohort study. Dig Dis Sci. 2013;58:3242–3245.
[8] Marild K, Ye W, Lebwohl B, et al. Antibiotic exposure and the development of coeliac disease: a nationwide case-control study. BMC Gastroenterol. 2013;13:109.
[9] Canova C, Zabeo V, Pitter G, et al. Association of maternal education, early infections, and antibiotic use with celiac disease: a population-based birth cohort study in Northeastern Italy Am J Epidemiol. 2014;180(1):76–85.
[10] Mårild K, Kahrs CR, Tapia G, Stene LC, Størdal K. Infections and risk of celiac disease in childhood: a prospective nationwide cohort study. Am J Gastroenterol. 2015;110:1475–1484.
[11] Namatovu F, Lindkvist M, Olsson C, Ivarsson A, Sandström O. Season and region of birth as risk factors for coeliac disease – a key to the aetiology. Arch Dis Child. 2016;0:1–5.

3.3.3 Protektiver Effekt des Stillens?

Seit über 30 Jahren ist bekannt, dass langes Stillen vor dem Auftreten einer Zöliakie schützen kann. Diese Beobachtung stammte aus retrospektiven Untersuchungen [1,2] und Fall-Kontroll-Studien [3,4,5]. Ob verlängertes Stillen die Entstehung einer Zöliakie nur verzögert oder gänzlich verhindern kann, blieb unklar [5]. In der Muttermilch sind nicht nur zahlreiche Antikörper enthalten, die dem Säugling eine passive Immunität verleihen, die Muttermilch stimuliert darüber hinaus die Reifung des mukosalen Immunsystems im Säugling [6,7]. Da eine größere schwedische Fall-Kontroll-Studie 2002 einen protektiven Effekt des Stillens bei graduellem Einführen von Gluten in die Ernährung des Säuglings ergeben hatte [8], wurde empfohlen, die Einführung von Gluten in die Ernährung des Säuglings unter Fortführung des Stillens als ‚Beifüttern' durchzuführen [9], da dies das Risiko einer Zöliakie-Entstehung reduziert [8].

Während retrospektive Studien einen protektiven Effekt des Stillens bei Einführung von Gluten in die Säuglingsernährung fanden [2,4], konnte dies in prospektiven Untersuchungen der letzten 15 Jahre nicht bestätigt werden [10–15]. In der 2014 publizierten Studie von Lionetti et al. [14] wurden 832 Neugeborene, die einen erstgradig Verwandten mit Zöliakie hatten, zwei Gruppen zugeordnet, die Gluten entweder im 6. Monat oder nach 1 Jahr in die Ernährung des Säuglings einführten. Ein serologisches Screening auf Zöliakie erfolgte nach 15, 24 und 36 Monaten und nach 5, 8 und 10 Jahren, eine HLA-Typisierung im Alter von 15 Monaten. Weder die späte Einführung von Gluten in die Ernährung des Säuglings, noch die Dauer des Stillens hatten einen Einfluss auf die Entwicklung einer Zöliakie. Das Risiko. im Alter von 10 Jahren eine Zöliakie zu haben, hing vor allem davon ab, ob das Kind einen HLA-Genotyp hatte, der mit einem erhöhtem Risiko assoziiert ist, oder nicht [14]. In der Studie von Vriezinga et al. [15] wurde bei 475 Neugeborenen, die einen erstgradig Verwandten mit Zöliakie hatten, im Alter von 16 bis 24 Wochen tgl. 100 mg Gluten (in Laktose gelöst) gegeben, 469 Neugeborene erhielten Placebo. Anti-tTG-Antikörper und AGA wurden regelmäßig kontrolliert. Die kumulative Zöliakie-Inzidenz im Alter von 3 Jahren betrug insgesamt 5,2 %, mit ähnlichen Raten in der Gluten-Gruppe (5,9 %) und der Placebo-Gruppe (4,5 %). Weder exklusives Stillen zum Zeitpunkt der Gluteneinführung, noch bereits beginnende Gluten-Einführung mittels Breikost hatten einen Einfluss auf die Entwicklung einer Zöliakie [15]. In einer anderen Studie ging eine verlängerte Stilldauer über 12 Monate mit einem erhöhten Risiko für eine Zöliakie einher [13].

Literatur

[1] Auricchio S, Follo D, de Ritis G, et al. Does breast feeding protect against the development of clinical symptoms of celiac disease in children? J Pediatr Gastroenterol Nutr. 1983;2:428–33.

[2] Fälth-Magnusson K, Franzén L, Jansson G, et al. Infant feeding history shows distinct differences between Swedish celiac and reference children. Pediatr Allergy Immunol. 1996;7:1–5.

[3] Greco L, Auricchio S, Mayer M, et al. Case control study on nutritional risk factors in celiac disease. J Pediatr Gastroenterol Nutr. 1988;7:395–9.

[4] Peters U, Schneeweiss S, Trautwein EA, et al. A case-control study of the effect of infant feeding on celiac disease. Ann Nutr Metab. 2001;45:135–42.

[5] Akobeng AK, Ramanan, AV, Buchan I, et al. Effect of breast feeding on risk of celiac disease: a systematic review and meta-analysis of observational studies. Arch Dis Child. 2006;91:39–43.
[6] Cummins AG, Thompson FM. Effect of breast milk and weaning on epithelial growth of the small intestine in humans. Gut. 2002;51:748–754.
[7] Verhasselt V. Neonatal tolerance under breastfeeding influence. Curr Opin Immunol. 2010;22(5):623–630.
[8] Ivarsson A, Hernell O, Stenlund H, et al. Breast-feeding protects against celiac disease. Am J Clin Nutr. 2002;75:914–21.
[9] Sollid LM. Breast milk against celiac disease. Should we advise mothers to continue breast feeding while gluten is introduced into their babies' diets? Gut. 2002;51:767–768.
[10] Norris JM, Barriga K, Hoffenberg EJ, et al. Risk of celiac disease autoimmunity and timing of gluten introduction in the diet of infants at increased risk of disease. JAMA. 2005;293:2343–51.
[11] Aronsson CA, Hye-Seung L, Liu E, et al. Age at gluten introduction and risk of celiac disease. Pediatrics. 2015;135:239–45.
[12] Ivarsson A. The Swedish epidemic of coeliac disease explored using an epidemiological approach – some lessons to be learnt. Best Practice & Research Clinical Gastroenterol. 2005;19(3):425–440.
[13] Størdal K, White RA, Eggesbø M. Early feeding and risk of celiac disease in a prospective birth cohort. Pediatrics. 2013;132:e1202–9.
[14] Lionetti E, Castellaneta S, Francavilla R, et al. Introduction of gluten, HLA status, and the risk of celiac disease in children. N Engl J Med. 2014;371:1295–303.
[15] Vriezinga SL, Auricchio R, Bravi E, et al. Randomized feeding intervention in infants at high risk for celiac disease. N Engl J Med. 2014;371:1304–15.

3.3.4 Zeitpunkt der Gluten-Einführung in die Säuglingsernährung

Eine Gluten-Einführung in die Ernährung des Säuglings in den ersten 3 Lebensmonaten erhöht das Risiko des späteren Auftretens einer Zöliakie in genetisch prädisponierten Säuglingen [1]. Nicht nur der Zeitpunkt der Gluten-Einführung, sondern auch die Menge des mit der Nahrung zugeführten Glutens scheint von Bedeutung zu sein [2–4]. So fanden Carlsson et al. [4], dass die Häufigkeit der Zöliakie bei schwedischen Kleinkindern nach 1996 signifikant abnahm, nachdem neue Empfehlungen zur Gluten-Einführung ausgesprochen worden waren und durch neue Regelungen der Glutengehalt in der Babynahrung drastisch gesenkt worden war.

Der Studie von Norris et al. [1] und der Studie von Stradal et al. [5] zufolge scheint es einen optimalen Zeitpunkt (*window of tolerance*) für die Einführung von Gluten in die Säuglingsernährung zu geben. Es wurde vermutet, dass eine Einführung vor Ausreifung der intestinalen Barrierefunktionen (vor dem 4. Lebensmonat) und eine Einführung mit hohen Mengen an Gluten die Mechanismen einer Toleranzentwicklung auf Gluten unterlaufen und die Entstehung einer Zöliakie begünstigen könnten. Diese These war jedoch aus Observationsstudien abgeleitet worden und hat sich in prospektiven, randomisierten Studien nicht bestätigen lassen. Die oben bereits erwähnten Studien von Lionetti et al. [6] und Vriezinga et al. [7] haben keinen Einfluss des Zeitpunkts der Einführung von Gluten in die Säuglingsernäh-

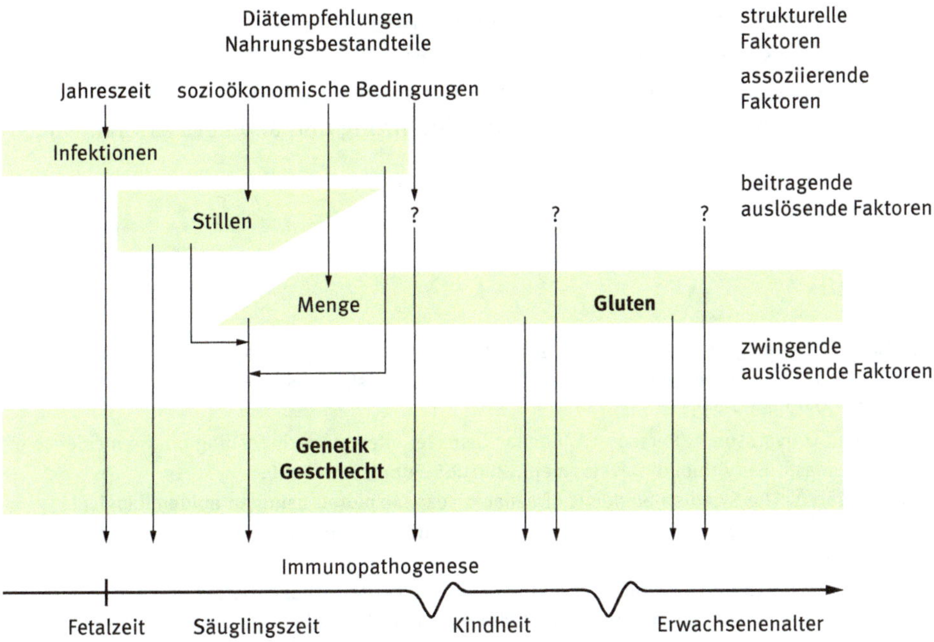

Abb. 3.3.4.1: Multifaktorielle Ätiologie der Zöliakie (nach Ivarsson [3]).

rung auf die Zöliakie-Inzidenz im Alter von 10 Jahren [6] bzw. 3 Jahren [7] ergeben. Auch in der TEDDY-Studie, einer multinationalen prospektiven Studie an 6.436 Neugeborenen in Finnland, Schweden, Deutschland und den USA, war der Zeitpunkt der Einführung von Gluten in die Ernährung des Säuglings während eines 5-jährigen Follow-ups kein unabhängiger Risikofaktor für die Entwicklung einer Zöliakie [8].

Aktuelle Reviews und Metaanalysen bestätigen, dass eine frühe Einführung von Gluten (vor dem 4. Monat) in die Säuglingsernährung keinen Risikofaktor für die Entwicklung einer Zöliakie darstellt [9–11] und dass aktuell keine Empfehlungen bezüglich des Zeitpunkts der Einführung von Gluten in die Ernährung und die Dauer des Stillens ausgesprochen werden können [11]. Die *European Society for Pediatric Gastroenterology, Hepatology, and Nutrition* (ESPGHAN) hat ihre Empfehlung aus dem Jahr 2008 [12], eine frühe Einführung von Gluten (vor dem 4. Monat) und eine späte Einführung von Gluten (nach dem 7. Monat) zu meiden und Gluten in die Ernährung einzuführen, während der Säugling noch gestillt wird, fallengelassen und festgestellt, dass weder Stillen, noch Stillen während der Einführung von Gluten in die Ernährung des Säuglings das Risiko für die Entstehung einer Zöliakie reduziert [13]. Aufgrund von Observationsstudien [3,9–11] und aktuellen Ergebnissen der prospektiven TEDDY-Studie [14] sollte jedoch in den ersten Wochen der Einführung von Gluten in die Ernährung und während der Kindheit darauf geachtet werden, größere Mengen an Gluten in der Ernährung zu vermeiden

[13,15]. Ähnliche Empfehlungen hat auch die *North American Society for the Study of Celiac Disease* (NASSCD) ausgesprochen [16].

Abbildung 3.3.4.1 gibt auf einer chronologischen Achse die Zusammenhänge zwischen Stillen, Gluteneinführung in die Ernährung und anderer Faktoren wieder [3].

Literatur

[1] Norris JM, Barriga K, Hoffenberg EJ, et al. Risk of celiac disease autoimmunity and timing of gluten introduction in the diet of infants at increased risk of disease. JAMA. 2005;293:2343 – 2351.

[2] Hernell O, Ivarsson A, Persson LA. Coeliac disease: effect of early feeding on the incidence of the disease. Early Human Development. 2001;65(Suppl):153–S160.

[3] Ivarsson A. The Swedish epidemic of celiac disease explored using an epidemiological approach – some lessons to be learnt. Best Practice & Research Clinical Gastroenterology. 2005;19:425–440.

[4] Carlsson A, Agardh D, Borulf S, et al. Prevalence of celiac disease: before and after a national change in feeding recommendations. Scand J Gastroenterol. 2006;41:553–558.

[5] Størdal K, White RA, Eggesbø M. Early feeding and risk of celiac disease in a prospective birth cohort. Pediatrics. 2013;132:e1202–9.

[6] Lionetti E, Castellaneta S, Francavilla R, et al. Introduction of gluten, HLA status, and the risk of celiac disease in children. N Engl J Med. 2014;371:1295–303.

[7] Vriezinga SL, Auricchio R, Bravi E, et al. Randomized feeding intervention in infants at high risk for celiac disease. N Engl J Med. 2014;371:1304–15.

[8] Aronsson CA, Hye-Seung L, Liu E, et al. Age at gluten introduction and risk of celiac disease. Pediatrics. 2015;135:239–45.

[9] Chmielewska A, Pieścik-Lech M, Szajewska H, Shamir R. Primary prevention of celiac disease: environmental factors with a focus on early nutrition. Ann Nutr Metab 2015; 67(suppl 2):43–50.

[10] Pinto-Sanchez MI, Verdu EF, Liu E, et al. Gluten introduction to infant feeding and risk of celiac disease: systematic review and meta-analysis. J Pediatr. 2016;168:132–143.

[11] Silano M, Agostoni C, Sanz Y, Guandalini S. Infant feeding and risk of developing celiac disease: a systemic reviev. BMJ Open. 2016; 6:e009163.

[12] Agostoni C, Desci T, Fewtrell M, et al. Complementary feeding: a commentary by the ESPGHAN Committee on Nutrition. J Paediatr Gastroenterol Nutr. 2008;46:99–110.

[13] Szajewska H, Shamir R, Mearin L, et al. Gluten introduction and the risk of coeliac disease: a position paper be the European Society for Pediatric Gastroenterology, Hepatology, and Nutrition. J Paediatr Gastroenterol Nutr. 2016;62(3):507–513.

[14] Aronsson CA, Lee HS, Koletzko S, et al. Effects of gluten intake on the risk of celiac disease: a case-control study on a Swedish birth cohort. Clin Gastroenterol Hepatol. 2016;14:403–409.

[15] Ludvigsson JF, Lebwohl B, Green PH. Amount may beat timing: gluten intake and risk of childhood celiac disease. Clin Gastroenterol Hepatol. 2016;14:410–412.

[16] Lebwohl B, Murray JA. Gluten introduction, breastfeeding, and celiac disease: back to the drawing board: Statement prepared by the executive council of the North American Society for the Study of Celiac Disease (NASSCD). Am J Gastroenterol. 2016;111(1):12–14.

3.3.5 Rolle des intestinalen Mikrobioms

Die Bedeutung des intestinalen Mikrobioms für die Entstehung vieler Krankheiten ist erst in den letzten Jahren mit der Verfügbarkeit gentechnologischer Methoden zur Untersuchung der Zusammensetzung der im Darm lebenden Mikroorganismen genauer untersucht worden [1,2]. Die Zusammensetzung des intestinalen Mikrobioms und ihre Stoffwechselprodukte spielen eine entscheidende Rolle in der nachgeburtlichen Entwicklung und Ausreifung des Immunsystems [3–5].

Zahlreiche Befunde unterstreichen einen Zusammenhang zwischen intestinalem Mikrobiom und Zöliakie. So hat z. B. die Art der Entbindung (vaginal oder per Kaiserschnitt) einen erheblichen Einfluss auf das intestinale Mikrobiom des Säuglings [6–8]. Das erhöhte Risiko für die Entstehung einer Zöliakie bei Kindern, die per Kaiserschnitt zur Welt kamen, dürfte auf eine verzögerte intestinale Kolonisierung durch Bifidobakterien und eine reduzierte Diversität bakterieller Mikroorganismen bei durch Kaiserschnitt geborenen Kindern im Vergleich zu vaginal entbundenen Kindern zurückzuführen sein [6–8]. Auch gehäufte Infektionen in den ersten 18 Lebensmonaten [9–11; s. o.] und vermehrte Antibiotika-Verordnungen im frühen Kindesalter [12,13] dürften über eine Beeinflussung des intestinalen Mikrobioms das Zöliakie-Risiko erhöhen. In einer schwedischen Studie wurden Daten eines nationalen Histopathologie-Registers zu 2.933 Zöliakie-Patienten (histologisch Marsh 3-Stadium) und Daten 2.118 Patienten mit milder Enteropathie (histologisch Marsh 1–2-Stadium) mit Daten eines Registers zur Medikamenten-Verschreibung kombiniert [11]. Es fand sich eine Assoziation zwischen früherer Antibiotika-Verschreibung und nachfolgender milder Enteropathie und Zöliakie [11].

Das intestinale Mikrobiom von Zöliakie-Patienten unterscheidet sich von dem gesunder Kontrollpersonen. Zöliakie-Patienten haben eine erhöhte Prävalenz von Bacteroides spp. und eine erniedrigte von Bifidobacterium spp. und B. longum – ein Befund, der sich auch unter längerer Einhaltung einer glutenfreien Ernährung nicht normalisiert [14–17]. Zöliakie-Patienten haben sowohl im Stuhl als auch in Duodenalbiopsien höhere Konzentrationen von E.coli und Staphylococcus aureus als Kontrollpersonen, der Unterschied normalisiert sich jedoch unter glutenfreier Ernährung [15]. In Untersuchungen aus Duodenalbiopsien fand sich bei unbehandelten Zöliakie-Patienten und bei Zöliakie-Patienten unter glutenfreier Ernährung eine reduzierte Diversität an Bacteroides spp. im Vergleich zu gesunden Kontrollpersonen [17]. Die schwierige Frage, ob das veränderte intestinale Mikrobiom Ursache oder Folge der Zöliakie ist, ist derzeit noch offen [18–20].

Genetische Faktoren, wie z. B. der HLA-DQ-Genotyp, scheinen einen spezifischen Einfluss auf die Kolonisierung des Darms durch Bacteroides spp. zu haben [21]. Bei Kindern mit einem HLA-DQ-Genotyp, der mit einem hohen Zöliakie-Risiko einherging, fand sich eine hohe Prävalenz von Bacteroides vulgatus, während sich bei Kindern mit niedrigem genetischem Risiko eine erhöhte Prävalenz von Bacteroides uniformis fand [21]. Ein reichlicher Gehalt an Bacteroides spp. scheint einer der konstantesten Befunde zum intestinalen Mikrobiom bei Zöliakie-Patienten zu sein [16,22]. Es wird vermutet, dass die Fülle an Bacteroides spp. zur Th1-dominanten Immunantwort der Dünndarmschleimhaut bei Zöliakie-Patienten beiträgt [23,24].

Die Initiierung der angeborenen Immunantwort im Darm wird von *pathogen-recognition receptors* (PRRs) getriggert. Diese PRRs dienen als ‚Antennen', um *pathogen-associated molecular patterns* (PAMPs), Oberflächenstrukturen von Mikroorganismen, zu erkennen [25,26]. Die am besten untersuchten PRRs sind die genetisch determinierten Toll-like-Rezeptoren (TLRs), transmembranöse Eiweiße auf der Zelloberfläche und in Endosomen von Epithelzellen des Darms, die für die Erkennung von Oberflächenstrukturen von Mikroorganismen, die Produktion von Immunglobulin A und Expression von antimikrobiellen Peptiden verantwortlich sind [27,28]. TLRs scheinen Einfluss auf die Zusammensetzung des intestinalen Mikrobioms zu haben und umgekehrt scheint die Zusammensetzung des intestinalen Mikrobioms Einfluss auf die von TLRs vermittelten Immuneffekte zu haben [24]. Bei Kindern mit Zöliakie ist im Duodenum die Expression von TLR2 erniedrigt und die Expression von TLR9 erhöht im Vergleich zu gesunden Kontrollen [24]. Bei Gesunden korreliert die erhöhte TLR2-Expression mit der Expression des *tight junction*-Proteins ZO-1, während bei Zöliakie-Patienten die erhöhte TLR9-Expression mit vermehrter Produktion von Interleukin 10 (IL-10) und Interferon-gamma (INF-γ) einhergeht [29]. Auch die TLR4-Expression ist bei Zöliakie-Patienten erhöht und geht mit erhöhter Produktion proinflammatorischer Zytokine einher [30]. Diese Befunde stützen die Hypothese, dass ein bestimmtes Muster der Expression von TLR mit dem Auftreten einer Zöliakie assoziiert ist.

Das intestinale Mikrobiom scheint auch mit dem genetisch determiniertem ABH-Blutgruppensystem zusammenzuhängen [31,32]. Homozygotie für das nicht-funktionierende Fucosyltransferase 2 (FUT2)-Gen geht mit einem Fehlen der ABH-Blutgruppen (non-Sekretor-Status) einher und ist in der finnischen Bevölkerung mit einem erhöhten Zöliakie-Risiko assoziiert [33].

Sanz et al. [34] fanden eine reduzierte Menge an mit Immunglobulin-A-beschichteten Bacteroides spp. im Stuhl von Zöliakie-Patienten und Zöliakie-Patienten unter glutenfreier Ernährung im Vergleich zu gesunden Kontrollpersonen, was vermuten lässt, dass die Abwehr von Zöliakie-Patienten gegen diese bakteriellen Mikroorganismen reduziert ist und dadurch eine erhöhte Kolonisation begünstigt wird. Von der Dünndarmschleimhaut ins Darmlumen sezerniertes Immunglobulin A sichert die Integrität der Schleimhautbarriere und stellt die erste Abwehrlinie gegen eindringende Mikroorganismen dar. Die Beschichtung von Mikroorganismen mit Immunglobulin A scheint ein Mechanismus zu sein, über den die Unterscheidung zwischen dominierenden kommensalen Mikroorganismen und seltenen pathogenen Mikroorganismen ermöglicht und die Homeostase gewährleistet wird [35]. Immundefekte wie der Immunglobulin-A-Mangel gehen mit einer erhöhten Zöliakie-Prävalenz einher [36]. In die Muttermilch sezerniertes Immunglobulin A verleiht dem Säugling über das Stillen einen passiven Immunschutz und trägt zur

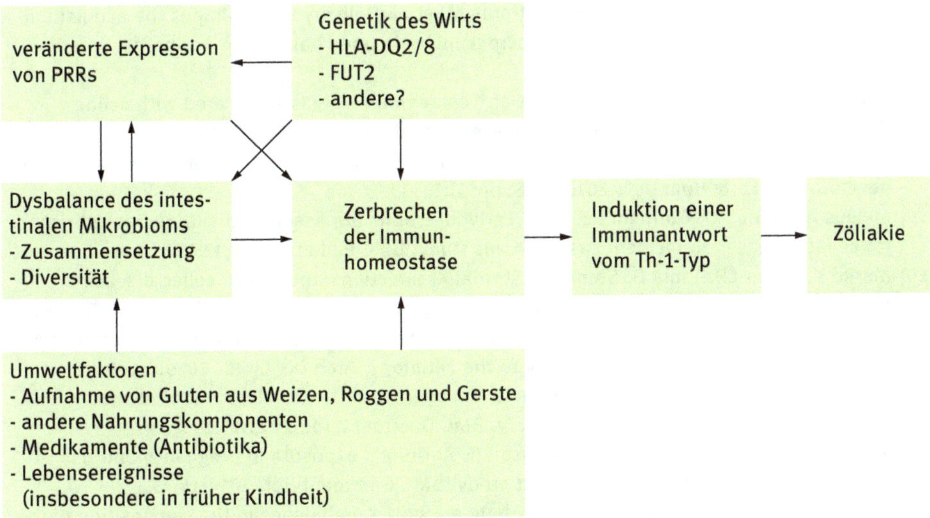

Abb. 3.3.5.1: Genetische Faktoren, intestinales Mikrobiom und Umweltfaktoren in der Genese der Zöliakie (nach Nyland et al. [20]; Diskussion im Text).

Ausreifung des regulatorischen Immunsystems beim Säugling bei [37]. Die Rolle von genetischen Faktoren, des intestinalen Mikrobioms und von Umweltfaktoren in der Genese der Zöliakie ist schematisch in Abbildung 3.3.5.1 dargestellt.

Ein interessante Studie ist kürzlich der Frage nachgegangen, ob und inwieweit das intestinale Mikrobiom die von menschlichen Verdauungsenzymen nicht abbaubaren immunogenen Gluten-Peptide weiter abbauen und unschädlich machen kann [38]. Die Autoren konnten im Stuhl von Zöliakie-Patienten, bei Verwandten 1. Grades und gesunden Kontrollen unterschiedliche proteolytische Aktivitäten gegen das stark immunogene 33-mer-Gluten-Peptid sowie Unterschiede im Gehalt an Clostridien und Lactobazillen feststellen.

Literatur

[1] Abt MC, Artis D. The intestinal microbiota in health and disease: the influence of microbial products on immune cell homeostasis. Curr Opin Gastroenterol. 2009;25(6):496–502.

[2] Sekirov I, Russell SL, Antunes VM, Finlay BB. Gut microbiota in health and disease. Physiological Reviews. 2010;90(3):859–904.

[3] Hrncir T, Stepankova R, Kozakova H, Hudcovic T, Tlaskalova-Hogenova, H. Gut microbiota and lipopolysaccharide content of the diet influence development of regulatory T cells: Studies in germ-free mice. BMC Immunology. 2008;9:65.

[4] Adlerberth I, Wold AE. Establishment of the gut microbiota in Western infants. Acta Paediatrica. 2009;98(2):229–238.

[5] Walker WA. Initial intestinal colonization in the human infant and immune homeostasis. Ann Nutr Metab. 2013;63(Suppl.2):8e15.

[6] Dominguez-Bello MG, Costello EK, Contreras M, et al. Delivery mode shapes the acquisition and structure of the initial microbiota across multiple body habitats in newborns. Proc Natl Acad Sci USA. 2010;107:11971–11975.
[7] Decker E, Engelmann G, Findeisen A, et al. Cesarean delivery is associated with celiac disease but not inflammatory bowel disease in children. Pediatrics. 2010;125: e1433–e1440.
[8] Biasucci G, Rubini M, Riboni S, et al. Mode of delivery affects the bacterial community in the newborn gut. Early Hum Dev. 2010;86(Suppl 1):13–15.
[9] Myléus A, Hernell O, Gothefors L, et al. Early infections are associated with increased risk for celiac disease: an incident case-referent study. BMC Pediatr. 2012;12:194.
[10] Mårild K, Kahrs CR, Tapia G, Stene LC, Størdal K. Infections and risk of celiac disease in childhood: a prospective nationwide cohort study. Am J Gastroenterol. 2015;110:1475–1484.
[11] Namatovu F, Lindkvist M, Olsson C, Ivarsson A, Sandström O. Season and region of birth as risk factors for coeliac disease – a key to the aetiology. Arch Dis Child. 2016;0:1–5.
[12] Marild K, Ye W, Lebwohl B, et al. Antibiotic exposure and the development of coeliac disease: a nationwide case--control study. BMC Gastroenterol. 2013;13:109.
[13] Marild K, Ludvigsson J, Sanz Y, Ludvigsson JF. Antibiotic exposure in pregnancy and risk of coeliac disease in offspring: a cohort study. BMC Gastroenterol. 2014;14:75.
[14] Nadal I, Donat E, Ribes-Koninckx C, Calabuig M, Sanz Y. Imbalance in the composition of the duodenal microbiota of children with coeliac disease. J Med Microbiol. 2007;56(Pt 12):1669e74.
[15] Collado MC, Donat E, Ribes-Koninckx C, Calabuig M, Sanz Y. Imbalances in faecal and duodenal bifidobacterium species composition in active and non-active coeliac disease. BMC Microbiol. 2008;8:232.
[16] Collado MC, Donat E, Ribes-Koninckx C, Calabuig M, Sanz Y. Specific duodenal and faecal bacterial groups associated with paediatric coeliac disease. J Clin Pathol. 2009;62(3):264e9.
[17] Sanchez E, De Palma G, Capilla A, et al. Influence of environmental and genetic factors linked to celiac disease risk on infant gut colonization by bacteroides species. Appl Environ Microbiol. 2011;77(15):5316e23.
[18] Cenit MC, Olivares M, Codoñer-Franch P, Sanz Y. Intestinal microbiota and celiac disease: Cause, consequence or co-evolution? Nutrients. 2015;7(8):6900–23.
[19] Pagliari D, Urgesi R, Frosali S, et al. The interaction among microbiota, immunity, and genetic and dietary factors is the coditio sine qua non celiac disease can develop. Journal of Immunology Research. 2015; 2015:Article ID 123653.
[20] Nyland L, Kaukinen K, Lindfors K. The microbiota as a component of the celiac disease and non-celiac gluten sensitivity. Clin Nutr Experimental. 2016;6:17–24.
[21] Olivares M, Neef A, Castillejo G, et al. The HLA-DQ2 genotype selects for early intestinal microbiota composition in infants at high risk of developing coeliac disease. Gut. 2015;64(3):406e17.
[22] De Palma G, Nadal I, Medina M, et al. Intestinal dysbiosis and reduced immunoglobulin-coated bacteria associated with coeliac disease in children. BMC Microbiol. 2010;10. 63e2180–10–63.
[23] Kalliomäki M, Satokari R, Lähteenoja H, et al. Expression of microbiota, toll-like receptors, and their regulators in the small intestinal mucosa in celiac disease. J Pediatr Gastroenterol Nutr. 2012;54(6):727e32.
[24] Cheng J, Kalliomäki M, Heilig HG, et al. Duodenal microbiota composition and mucosal homeostasis in pediatric celiac disease. BMC Gastroenterol. 2013;13:113.
[25] Harris G, Lee RK, Chen W. Role of toll-like receptors in health and diseases of gastrointestinal tract. World J Gastroenterol. 2006;12(14):2149–2160.
[26] Santaolalla R., Abreu MT. Innate immunity in the small intestine. Curr Opin Gastroenterol. 2012;28(2):124–129.

[27] Shang L, Fukata M, Thirunarayanan N, et al. Toll-like receptor signaling in small intestinal epithelium promotes B-cell recruitment and IgA production in lamina propria. Gastroenterology. 2008;135(2):529–538.
[28] Hooper LV, Littman DR, Macpherson AJ. Interactions between the microbiota and the immune system. Science. 2012;336:1268–1273.
[29] de Kivit S, van Hoffen E, Korthagen N, Garssen J, Willemsen LEM. Apical TLR ligation of intestinal epithelial cells drives aTh1-polarized regulatory or inflammatory type effector response in vitro. Immunobiology. 2011;216(4):518–527.
[30] Eiro N, Gonzalez-Reyes S, Gonzalez L, et al. Duodenal expression of toll-like receptors and interleukins are increased in both children and adult celiac patients. Dig Dis Sci. 2012;57(9):2278–2285.
[31] Wacklin P, Tuimala J, Nikkilä et al. Faecal microbiota composition in adults is associated with the FUT2 gene determining the secretor status. PLoS One. 2014;9(4):e94863.
[32] Wacklin P, Mäkivuokko H, Alakulppi N, et al. Secretor genotype (FUT2 gene) is strongly associated with the composition of bifidobacteria in the human intestine. PLoS One. 2011;6(5):e20113.
[33] Parmar AS, Alakulppi N, Paavola-Sakki P, et al. Association study of FUT2 (rs601338) with celiac disease and inflammatory bowel disease in the finnish population. Tissue Antigens. 2012;80(6):488e93.
[34] Sanz Y, De Palma G, Laparra M. Unraveling the ties between celiac disease and intestinal microbiota. Int Rev Immunol. 2011;30(4):207e18.
[35] Cong Y, Feng T, Fujihashi K, Schoeb TR, Elson CO. A dominant, coordinated T regulatory cell-IgA response to the intestinal microbiota. Proc Natl Acad Sci USA. 2009;106(46):19256e61.
[36] Wang N, Truedsson L, Elvin K, et al. Serological assessment for celiac disease in IgA deficient adults. PLoS One. 2014;9(4):e93180.
[37] Rogier EW, Frantz AL, Bruno ME, et al. Secretory antibodies in breast milk promote long-term intestinal homeostasis by regulating the gut microbiota and host gene expression. Proc Natl Acad Sci USA. 2014;111(8):3074e9.
[38] Caminero A, Nistal E, Herran AR, et al. Differences in gluten metabolism among healthy volunteers, coeliac disease patients and first-degree relatives. Br J Nutr. 2015;114:1157–1167.

3.3.6 Andere Einflussfaktoren

Wie bereits erwähnt, geht eine Entbindung per Kaiserschnitt gegenüber einer vaginalen Entbindung mit einem veränderten intestinalen Mikrobiom und einem erhöhten Zöliakie-Risiko einher [1,2]. Art und Zusammensetzung der Ernährung stellen weitere Faktoren dar, die modifizierenden Einfluss auf die Zusammensetzung und den Stoffwechsel des intestinalen Mikrobioms haben [3]. Auch die die Entstehung einer Zöliakie begünstigende Einnahme von Antibiotika im frühen Kindesalter [4,5] dürfte über eine Beeinflussung des intestinalen Mikrobioms erfolgen.

Ein Umweltfaktor mit Einfluss auf die Zöliakiesymptomatik ist der Nikotinkonsum [6]. Durch eine Nikotin-bedingte Modifikation der Viskosität des Schleims wird die Penetration von toxischen Gliadin-Peptiden durch Schleim und Schleimhaut des Dünndarms und die Initiierung der Symptomatik verzögert.

Literatur

[1] Decker E, Engelmann G, Findeisen A, et al. Cesarean delivery is associated with celiac disease but not inflammatory bowel disease in children. Pediatrics. 2010;125: e1433–e1440.

[2] Biasucci G, Rubini M, Riboni S, et al. Mode of delivery affects the bacterial community in the newborn gut. Early Hum Dev. 2010;86(Suppl 1):13–15.

[3] Hrncir T, Stepankova R, Kozakova H, Hudcovic T, Tlaskalova-Hogenova, H. Gut microbiota and lipopolysaccharide content of the diet influence development of regulatory T cells: Studies in germ-free mice. BMC Immunology. 2008;9:65.

[4] Marild K, Ye W, Lebwohl B, et al. Antibiotic exposure and the development of coeliac disease: a nationwide case-control study. BMC Gastroenterol. 2013;13:109.

[5] Marild K, Ludvigsson J, Sanz Y, Ludvigsson JF. Antibiotic exposure in pregnancy and risk of coeliac disease in offspring: a cohort study. BMC Gastroenterol. 2014;14:75.

[6] Snook J, Dwyer L, Lee-Elliott C, et al. Adult coeliac disease and cigarette smoking. Gut. 1996;39:60–62.

3.4 Pathogenese der intestinalen Entzündung

3.4.1 Passage von Gliadin- und Glutenin-Peptiden durch die Schleimhaut

Makromoleküle wie Gliadin-Peptide können die Dünndarmschleimhaut auf vier Wegen passieren: 1. via Transport durch die Epithelzelle (transzelluläre Passage), 2. via Passage durch die *tight junctions* und Transport zwischen Epithelzellen (parazellulärer Transport), 3. durch direkte Aufnahme in (die Epithelschicht durchdringenden) Ausläufern von Antigen-präsentierenden dendritischen Zellen und 4. durch Schädigung der Epithelzelle und Verlust der Barrierefunktion der Schleimhaut [1–10] (siehe Abb. 3.4.1.1).

Intestinale Epithelzellen können Makromoleküle von der Darmlumen-seitigen apikalen Oberfläche zur basalen Oberfläche transportieren, ein Mechanismus, über den Nahrungsmittel-Antigene die Dünndarmschleimhaut passieren und in

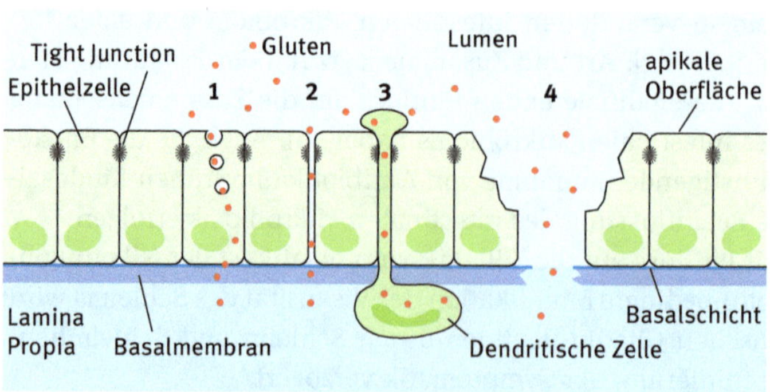

Abb. 3.4.1.1: Wege einer Passage von Gliadin-Peptiden durch die Dünndarmschleimhaut (nach Elliot [6]; Diskussion im Text).

der Lamina propria immunologische Reaktionen induzieren. Dieser Weg scheint der Hauptweg zu sein, über den Gliadin-Peptide die Dünndarmschleimhaut passieren [11]. Ein anderer Weg geht über eine Komplexbildung von Gliadin-Peptiden mit Immunglobulin IgA im Darmlumen, anschließender Bindung dieses Komplexes an den Transferrin-Rezeptor (CD71) der Epithelzelle, wodurch eine Endocytose getriggert wird und Gliadin-Peptide durch die Epithelzelle geschleust werden [12]. Da sowohl die Expression von CD71 als auch die Produktion von anti-Gliadin-Antikörpern bei aktiver Zöliakie erhöht sind, werden vermehrt Gliadin-Peptide aufgenommen, was die immunologischen Reaktionen im Sinne eines sich verstärkenden Teufelskreises ankurbelt.

Lange war ein direkter toxischer Effekt von Gluten auf die Mukosa des Dünndarms umstritten. Neueren Untersuchungen zufolge induzieren z. B. das alpha-Gliadin-Fragment p31–43 oder p31–49 eine Zonulin-Freisetzung aus den Enterozyten mit nachfolgender Auflockerung der *tight junctions* und Erhöhung der Permeabilität der Dünndarmschleimhaut [1–3]. Hierdurch wird eine parazelluläre Passage von Gliadin-Peptiden begünstigt. Die Aufklärung der Funktionsweise der *tight junctions* [13–15] hat Möglichkeiten für eine zukünftige medikamentöse Beeinflussung der Permeabilität der Dünndarmschleimhaut eröffnet [16,17] (siehe Kap. 4.8 Zukünftige Therapieoptionen).

Dendritische Zellen finden sich zerstreut in der Lamina propria unterhalb der Basalmembran (siehe Abb. 3.4.1.1). Sie haben Ausläufer, die zwischen Epithelzellen und durch Poren von Epithelzellen bis zur Darmlumen-seitigen Oberfläche der Dünndarmschleimhaut reichen und als Antigen-präsentierende Zellen Antigene und Oberflächenstrukturen von pathogenen Mikroorganismen erkennen können [18,19]. Die Aufnahme von Antigenen kann z. B. durch intestinale Dysbiose und Exposition zu potentiell pathogenen Bakterien wie Samonella-Species erhöht werden. Gliadin-Peptide induzieren eine Reifung dendritischer Zellen mit gesteigerter Antigen-Präsentation [20], ein Mechanismus, über den entzündliche Vorgänge verstärkt werden könnten.

Eine Schädigung intestinaler Epithelzellen im Rahmen viraler oder bakterieller Infekte oder durch toxische Effekte von entzündungshemmenden Medikamenten wie Aspirin, Ibuprofen oder Naproxen u. a. m. ermöglicht einen direkten Kontakt von im Darmlumen befindlichen Antigenen mit der Lamina propria und submukosalen Antigen-präsentierenden Zellen.

In der Lamina propria stimulieren die Gliadin-Peptide nach Bindung an Antigen-präsentierende Zellen die Produktion von Interleukin-15 (IL-15), einem Zytokin, das eine wichtige Rolle in der Aktivierung von T-Zellen spielt. Interleukin-15 scheint die Expression des Stressmoleküls MIC-A auf Enterozyten und eine Hochregulierung von NKG2D-Rezeptoren, einem Marker für Killerzellen, auf intraepithelialen Lymphozyten zu induzieren [1–10]. Interleukin-15 (IL-15) stört die lokale Immunregulation durch regulierende T-Zellen (Treg) und führt zur Anhäufung und zytotoxischen Aktivierung von CD8-positiven intraepithelialen Lymphozyten (IEL) [10], wodurch es letztlich zur zytotoxischen Schädigung der Schleimhaut und Atrophie der Schleimhaut kommt [21].

Literatur

[1] Koning F, Schuppan D, Cerf-Bensussan N, Sollid LM: Pathomechanisms in celiac disease. Best Practice & Research Clinical Gastroenterology. 2005;19:373–387.
[2] Sollid LM, Lie BA. Celiac disease genetics: current concepts and practical applications. Clin Gastroenterol Hepatol. 2005;3:843–51.
[3] van Heel DA, West J: Recent advances in celiac disease. Gut. 2006;55:1037–1046.
[4] Green PHR, Cellier C. Medical Progress: Celiac disease. New Engl J Med. 2007;357:1731–1743.
[5] Schuppan D, Junker Y, Barisani D. Celiac disease: from pathogenesis to novel therapies. Gastroenterology. 2009;137:1912–33.
[6] Elliott DE. The pathophysiology of celiac disease. In: Rampertab SD, Mullin GE, eds. Celiac disease. New York: Humana Press, Springer Science + Business Media; 2014. 39–51.
[7] de Haas EC, Kumar V, Wijmenga C. Immunogenetics of celiac disease. In: Rampertab SD, Mullin GE, eds. Celiac disease. New York: Humana Press, Springer Science + Business Media; 2014. 53–66.
[8] Kelly CP, Bai JC, Liu E, Leffler DA. Advances in diagnosis and management of celiac disease. Gastroenterology. 2015;148(6):1175–86.
[9] Sollid LM, Iversen R, Steinsbö Ö, et al. Small bowel, celiac disease and adaptive immunology. Dig Dis. 2015;33:115–121.
[10] Meresse B, Korneychuk N, Malamut G, Cerf-Bensussan N. Interleukin-15, a master piece in the immunological jigsaw of celiac disease. Dig Dis. 2015;33:122–130.
[11] Heyman A, Abed J, Lebreton C, Cerf-Benussan N. Intestinal permeability in celiac disease: insight into mechanisms and relevance to pathogenesis. Gut. 2012;61(9):1355–1364.
[12] Matysiak-Budnik T, Moura IC, Arcos-Fajardo M, et al. Secretory IgA mediates retrotranscytosis of intact gliadin peptides via the transferiin receptor in celiac disease. J Exp Med. 2008;205(1):143–54.
[13] Fasano A. Zonulin and its regulation of intestinal barrier function: the biological door to inflammation, autoimmunity, and cancer. Physiol Rev. 2011;91:151–175.
[14] Fasano A. Intestinal permeability and its regulation by zonulin: diagnostic and therapeutic implications. Clin Gastroenterol Hepatol. 2012;10:1096–1100.
[15] Assimakopoulos SF, Parageorgiou I, Charonis A. Enterocytes' tight junctions: from molecule to disease. World J Gastrointestol Pathol. 2011;2:123–137.
[16] Nasr I, Messing J, Ciclitira P. Novel and experimental therapies on the horizon. In: Rampertab SD, Mullin GE, eds. Celiac Disease. New York: Humana Press, Springer Science + Business Media; 2014. Chapter 14, pp.193–207.
[17] Gottlieb K, Dawson J, Hussain F, Murray JA. Development of drugs for celiac disease: review of endpoints for phase 2 and 3 trials. Gastroenterology Report. 2015;1–12. doi:10.1093/gastro/gov006
[18] Niess JH, Reinecker HC. Dendritic cells: the commanders-in-chief of mucosal immune defenses. Curr Opin Gastroenterol. 2006;22(4)354–360.
[19] Lelouard H, Fallet M, de Bovis B, et al. Peyer's patch dendritic cells sample antigens by extending dendrites through M cell specific pores. Gastroenterology. 2012;142(3):592–601 e3.
[20] Palova-Jelinkova L, Rozkova D, Pecharova B, et al. Gliadin fragments induce phenotypic and functional maturation of human dendritic cells. J Immunol. 2005;175(10):7038–7045.
[21] Abadie V, Sollid LM, Barreiro LB, et al. Integration of genetic and immunological insights into a model of celiac disease pathogenesis. Annu Rev Immunol. 2011;29:493–525.

3.4.2 Rolle der Gewebstransglutaminase

Das Enzym Gewebstransglutaminase (tTG) wird von nahezu allen Zelltypen exprimiert und wird üblicherweise in inaktiver Form intrazellulär gespeichert. Unter mechanischem oder entzündlichem Einfluss kann tTG aus der Zelle freigesetzt werden und bindet an Bestandteile der extrazellulären Matrix. tTG gehört zur Familie der transaminierenden Enzyme, die kovalente und irreversible Vernetzungen eines Proteins mit einem Glutaminrest (Glutamin-Donor) zu einem zweiten Protein mit einem Lysinrest (Glutamin-Akzeptor) bewerkstelligen [1,2]. Die Calcium-abhängige tTG der Darmschleimhaut hat eine hohe Spezifität für bestimmte Glutaminreste als Glutamin-Donor-Substrate, während die Glutamin-Akzeptor-Substrate unspezifisch und mannigfaltig sind. Durch Kreuzvernetzungen trägt die tTG zur Stabilisierung der extrazellulären Matrix bei. Bei Wundheilung, Angiogenese und Apoptose ist die tTG hochreguliert; *transforming growth factor-ß* (TGF-ß), Tumornekrosefaktor-alpha (TNF-a), IL-6 und Corticosteroide stimulieren die tTG-Expression. tTG spielt auch eine Rolle beim TGF-ß-Transport und -Aktivierung auf der Zellmembran. Ob die Hemmung der TGF-ß-Reifung durch Autoantikörper gegen tTG pathophysiologisch bedeutsam ist, ist unklar. TGF-ß induziert eine Differenzierung intestinaler Epithelzellen, die bei aktiver Zöliakie weniger differenziert sind [3].

In der Pathogenese der Zöliakie steht der deaminierende Effekt der Gewebstransglutaminase im Vordergrund [3,4]. Bei der Deaminierung von Gluten-Peptiden werden Aminogruppen der Seitenkette von Glutamin entfernt, durch das resultierende Glutamat wird eine negative Ladung in das Peptid-Fragment eingeführt [3,4] (siehe Abb. 3.4.2.1). Negativ geladene deaminierte Gliadin-Peptide binden stärker an HLA-DQ2.5-Heterodimere von Antigen-präsentierenden Zellen. Durch die Deaminierung von Gliadin-Peptiden wird deren Antigenität verstärkt [3–5].

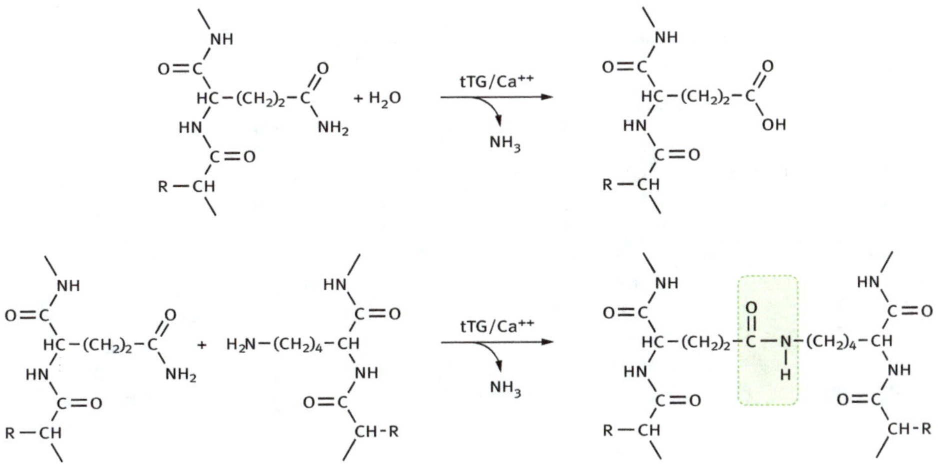

Abb. 3.4.2.1: Funktion der Gewebstransglutaminase (nach Koning et al. [3]; Diskussion im Text).

Literatur

[1] Lorand L, Graham RM. Transglutaminases: crosslinking enzymes with pleiotropic functions. Nat Rev Mol Cell Biol. 2003;4:140–156.
[2] Iismaa SE, Mearns BM, Lorand L, Graham RM. Transglutaminases and disease: lessons from genetically engineered mouse models and inherited disorders. Physiol Rev. 2009;89:991–1023.
[3] Koning F, Schuppan D, Cerf-Bensussan N, Sollid LM: Pathomechanisms in celiac disease. Best Practice & Research Clinical Gastroenterology. 2005;19:373–387.
[4] Klock C, Diraimondo TR, Khosla C. Role of transglutaminase 2 in celiac disease pathogenesis. Semin Immunopathol. 2012;34(4):513–522.
[5] Elliott DE. The pathophysiology of celiac disease. In: Rampertab SD, Mullin GE, eds. Celiac disease. New York: Humana Press, Springer Science + Business Media; 2014. 39–51.

3.4.3 Gluten-spezifische T-Zell-Antwort

Native oder deaminierte Gliadin-Peptide binden an HLA-DQ2- oder HLA-DQ8-Heterodimere von Antigen-präsentierenden CD4+ T-Zellen in der Lamina propria. Hierdurch produzieren die aktivierten Antigen-präsentierenden T-Zellen proinflammatorische Zytokine, insbesondere Interferon-gamma (INF-γ) [1–3]. Die von der tTG deaminierten und dadurch negativ geladenen Gliadin-Peptide werden bevorzugt an CD4+ T-Zellen gebunden und bewirken eine gesteigerte Immunantwort. Im Rahmen der Entzündungskaskade werden Metalloproteinasen und andere Gewebsschädigende Mediatoren freigesetzt [1–6].

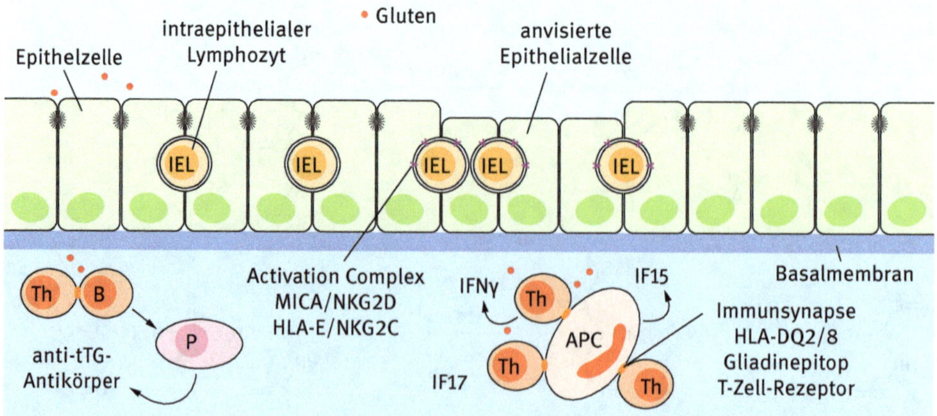

Abb.3.4.3.1: Immunologische Reaktionen und Entzündungsprozesse in der Pathogenese der Zöliakie (nach Elliot [3]; Diskussion im Text).

Kette der immunologischen Reaktionen in der Pathogenese der Zöliakie

Nicht verdaubare, toxische Gliadin- und Glutenin-Peptide induzieren bei genetisch prädisponierten Menschen Änderungen der Permeabilität der Dünndarmmukosa und führen zu vermehrter Produktion von Il15.

↓

IL15 reguliert die Expression von MICA auf der Zelloberfläche der Enterozyten hoch und führt zur Proliferation von CD8-positiven intraepithelialen Lymphozyten, die MICA-positive Enterozyten erkennen und killen.

↓

Nicht verdaute, toxische Gliadin- und Glutenin-Peptide dringen durch die geschädigte Dünndarmmukosa ins subendotheliale Kompartiment ein und werden von der Gewebstransglutaminase (t-TG) deaminiert.

↓

Negativ geladene deaminierte Gliadin-Peptide werden von HLA-DQ2- und DQ8-exprimierenden Antigen-präsentierenden Zellen an der Zelloberfläche exprimiert und CD4+-T-Lymphozyten präsentiert.

↓

CD4+-Zellen produzieren proinflammatorische Zytokine und initiieren eine weitere Schädigung der Dünndarmschleimhaut.

↓

Komplexe aus Gliadin-Peptiden und Gewebstransglutaminase (t-TG) binden an HLA-DQ2-Moleküle auf B-Lymphozyten, die unter Mithilfe von glutenspezifischen CD4+-T-Zellen spezifische Autoantikörper gegen die Gewebstransglutaminase (anti-t-TG-Ak) sezernieren.

↓

Eine glutenfreie Ernährung eliminiert die für die Dünndarmmukosa toxischen Gliadin- und Glutenin-Peptide einschließlich der immunogenen Epitope für die CD4+-T-Lymphozyten → die Krankheit kann ausheilen.

Abb. 3.4.3.2: Schematische Darstellung der Pathogenese der Zöliakie (Diskussion im Text).

Abbildung 3.4.3.1 gibt die derzeitigen Vorstellungen zu den immunologischen Prozessen bei Zöliakie graphisch wieder. Abbildung 3.4.3.2 fasst die Einzelschritte in der Pathogenese der Zöliakie schematisch zusammen.

Literatur

[1] Koning F, Schuppan D, Cerf-Bensussan N, Sollid LM: Pathomechanisms in celiac disease. Best Practice & Research Clinical Gastroenterology. 2005;19:373–387.

[2] Klock C, Diraimondo TR, Khosla C. Role of transglutaminase 2 in celiac disease pathogenesis. Semin Immunopathol. 2012;34(4):513–522.

[3] Elliott DE. The pathophysiology of celiac disease. In: Rampertab SD, Mullin GE, eds. Celiac disease. New York: Humana Press, Springer Science + Business Media; 2014. 39–51.

[4] de Haas EC, Kumar V, Wijmenga C. Immunogenetics of celiac disease. In: Rampertab SD, Mullin GE, eds. Celiac disease. New York: Humana Press, Springer Science + Business Media; 2014. 53–66.
[5] Sollid LM, Iversen R, Steinsbö Ö, et al. Small bowel, celiac disease and adaptive immunology. Dig Dis. 2015;33:115–121.
[6] Meresse B, Korneychuk N, Malamut G, Cerf-Bensussan N. Interleukin-15, a master piece in the immunological jigsaw of celiac disease. Dig Dis. 2015;33:122–130.

3.5 Klinische Symptomatik

3.5.1 Spektrum der klinischen Symptomatik

Die Frage, von welchen Faktoren es abhängt, ob eine subklinische oder eine symptomatische Verlaufsform einer Zöliakie auftritt, ist letztlich ungeklärt. Die Intensität der feingeweblichen Veränderungen der Düdarmschleimhaut (Marsh-Stadium), die Lokalisation im oberen und/oder unteren Dünndarm, die Länge des befallenen Dünndarmabschnittes [1] und die zeitliche Dauer der morphologischen Veränderungen dürften bei der Ausbildung der klinischen Symptomatik eine Rolle spielen, auch wenn eine Studie, in der Lokalisation und Länge des Dünndarmbefalls mittels Kapsel-Endoskopie abgeschätzt wurde, keine Korrelation zur klinischen Symptomatik fand [2]. Ist nur das Duodenum befallen, können die hier nicht oder unvollständig aufgenommenen Nährstoffe ggf. in tieferen, nicht befallenen Dünndarmabschnitten aufgenommen werden. Ob ein vorausgegangener gastrointestinaler Infekt mit Schädigung der Dünndarmmukosa [3] und eine Infekt- oder anderweitig bedingte Dysbalance des intestinalen Mikrobioms [4] eine Gluten-getriggerte Schädigung größerer Dünndarmabschnitte begünstigt, ist unklar. Ist ein langer Dünn-

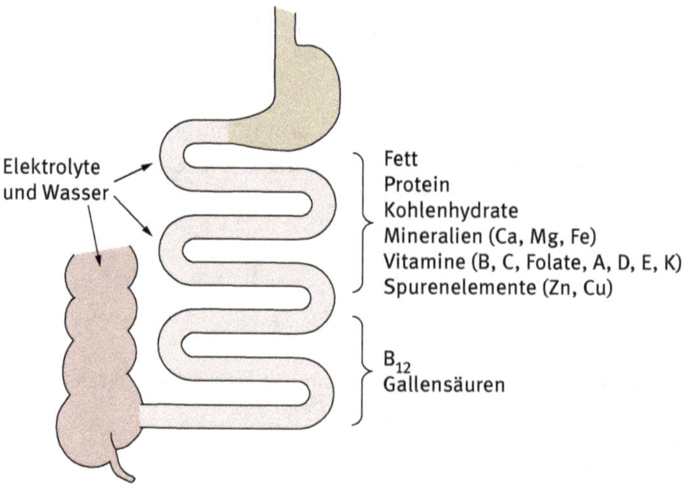

Abb. 3.5.1.1: Nährstoffresorption im Gastrointestinaltrakt (nach Malik und Westergaard [5]).

Tab. 3.5.1.1: Symptomvielfalt bei Zöliakie im Erwachsenenalter (modifiziert nach Howdle, Losowsky [10]).

Allgemeinsymptome:	**Müdigkeit, Schwäche, Gewichtsabnahme**
Magen-Darm-Beschwerden:	Durchfall, Blähungen, Bauchkrämpfe, Übelkeit, Brechreiz, Appetitlosigkeit, Zungenbrennen
Stoffwechselveränderungen:	Eisenmangelanämie, Krämpfe, Hautblutungen, Kribbeln in den Beinen, Glossitis, selten Ödeme
Knochen- u. Muskelbeschwerden:	Rückenschmerzen, Muskelschwäche, Osteoporose, Osteomalazie
neurolog.-psychiatrische Symptome:	periphere Neuropathie, Kribbeln, Erschöpfungszustand mit depressiver Komponente, Nervosität, Ängstlichkeit, Schlafstörungen, reduzierte mentale Belastbarkeit
Störungen der Sexualfunktion:	Zyklusunregelmäßigkeiten, späte Menarche und frühe Menopause, erhöhtes Risiko für Fehlgeburten, reduzierte Fruchtbarkeit bei Mann und Frau
Hautveränderungen:	Dermatitis herpetiformis Duhring, trockene Haut, Psoriasis, Ekzem, Lichen planus, kutane Vaskulitis, Klumpfinger, dünnes Haar,
Zähne:	Zahnschmelzdefekte

darmabschnitt intensiv geschädigt, kommt es zu verminderter Aufnahme von Nährstoffen, die physiologischerweise an verschiedenen Stellen des Dünndarm resorbiert werden (siehe Abb. 3.5.1.1 [5]), mit konsekutivem Eisen-, Kalzium-, Vitamin- und Spurenelementmangel und – bei längerer Dauer und fehlender Möglichkeit einer Adaptation im Ileum – auch zur Gewichtsabnahme [6–9]. Infolge des Eisen-, Vitamin-B12- und Folsäuremangels tritt eine Anämie auf. Infolge der Kalcium-Resoptionsstörung kann es zu einer frühzeitigen Osteoporose kommen. Die unzureichende Aufnahme von Zuckern und Nährstoffen führt zu osmotischen Durchfällen. Fehlt das Leitsymptom Gewichtsabnahme, wird häufig nicht oder erst sehr spät an die Möglichkeit des Vorliegens einer Zöliakie gedacht [10–18].

Eine auf das Duodenum beschränkte Zöliakie [2] und aktuelle Befunde einer ultrakurzen, d. h. nur auf den Bulbus duodeni beschränkten Zöliakie [19] könnten andererseits erklären, dass hierbei vorwiegend die Eisenresorption beeinträchtigt ist, und die Zöliakie subklinisch, d.h als rezidivierender Eisenmangel/Eisenmangelanämie verläuft. Eine weitgehend auf das Duodenum beschränkte partielle oder totale Zottenatrophie könnte infolge von Adaptationsmechanismen der Jejunumschleimhaut (kompensatorische Zottenhyperplasie) nicht mit einer reduzierten Kalorienaufnahme einhergehen und Zöliakiefälle bei übergewichtigen oder adipösen Personen [20] erklären. Eine Zöliakie, bei der klinisch eine Anämie im Vordergrund steht, weist ausgeprägtere Schleimhautveränderungen des Dünndarms auf, als eine Zöliakie, bei der Durchfälle das Leitsymptom sind [21,22].

3.5.2 Wandel der klinischen Symptomatik und der Altersverteilung

Wie vergleichende Untersuchungen der letzen 30–40 Jahre zeigen, hat sich die klinische Symptomatik erheblich gewandelt [11,23–27]. Bei Patienten, bei denen die Zöliakie in den Jahren 1972–1977 festgestellt wurde, fanden sich Kraftlosigkeit (68 %), Durchfälle (90 %) und Gewichtsabnahme (90 %) deutlich häufiger als bei Patienten, bei denen die Zöliakie in den Jahren 1984–1989 diagnostiziert wurde [11]. Die früher als charakteristisch angesehene Malabsorption findet sich heute nur noch in etwa einem Drittel der Fälle. Ein normales Körpergewicht und selbst ein Übergewicht schließen eine Zöliakie nicht aus [20]. Früher hielt man die Zöliakie für eine Erkrankung, die überwiegend im Kindesalter auftritt. In einer amerikanischen Studie aus dem Jahr 1960 waren nur 4 % der Patienten mit neu diagnostizierter Zöliakie älter als 60 Jahre [28]. Aus epidemiologischen Studien der letzten 20 Jahre weiß man, dass die Zöliakie in allen Altersgruppen auftreten kann [29–33]. Eine finnische Studie ergab bei Personen im Alter von 52–74 Jahre eine höhere Zöliakie-Prävalenz (2,13 %) als im Durchschnitt der Bevölkerung [34], eine andere Studie ein Durchschnittsalter bei Diagnosestellung der Zöliakie von fast 50 Jahren mit einem Drittel der Patienten älter als 65 Jahre [35]. Ein Hauptsymptom, oft unabhängig vom Vorliegen einer Anämie oder Durchfällen, ist die Müdigkeit und Kraftlosigkeit.

3.5.3 Gastrointestinale Symptome

Diarrhoe

Unter den gastrointestinalen Symptomen dominiert die Diarrhoe, die kontinuierlich oder periodisch auftreten kann. Zum Zeitpunkt der Diagnosestellung Zöliakie ist bei 40 % der Patienten die Diarrhoe das Leitsymptom [30–33]. Manche Patienten mit Zöliakie haben keine Diarrhoe, sondern klagen über eine Verstopfung. Nächtliche Diarrhoen sind selten, wässrige Diarrhoen können ein Hinweis auf eine Zöliakie-assoziierte mikroskopische Kolitis sein [36,37]. Gehen die Durchfälle mit üblem Stuhlgeruch, graubrauner Stuhlfarbe, Kleben des Stuhls in der Toilettenschüssel und deutlicher Gewichtsabnahme einher, sollte die zu vermutende Steatorrhoe durch eine Bestimmung der Pankreaselastase im Stuhl [38] oder durch eine quantitative Stuhlfettbestimmung [39,40] objektiviert werden. Bauchschmerzen und Blähbauch lassen differentialdiagnostisch an ein Colon irritabile denken (siehe ausführliche Diskussion im Kapitel 5.5). Eine Appetitlosigkeit findet sich bei etwa einem Drittel der Fälle, häufig begleitet mit Übelkeit und Brechreizgefühl. Mitunter findet sich eine Hyperphagie, um Gewichtsverlust und Schwäche zu kompensieren [10–18].

Hepatitis

Eine Zöliakie kann mit einer Hepatitis einhergehen, die häufig klinisch nicht entdeckt oder auf andere Ursachen wie z. B. Fettleber/Fettleberhepatitis zurückgeführt

Tab. 3.5.3.1: Mit einer Zöliakie assoziierte Lebererkrankungen (modifiziert nach Maggiore und Caprai [52]).

- reaktive Hepatitis / Begleithepatitis bei Zöliakie
- autoimmune Lebererkrankungen
  - autoimmune Hepatitis
  - autoimmunes Overlap-Syndrom
  - primär sklerosierende Cholangitis
  - primär biliäre Zirrhose
- nicht alkoholische Fettleber
- akutes Leberversagen
- kryptogene Zirrhose
- regenerative noduläre Hyperplasie
- Hepatozelluläres Karzinom (HCC)

wird. Einzelnen Studien zufolge findet sich bei bis zu 10 % der Patienten mit unklaren Erhöhungen der Transaminasen SGOT und SGPT eine Zöliakie [41,42]. Erhöhte Leberenzyme können bei annähernd der Hälfte der Patienten zum Zeitpunkt der Diagnosestellung Zöliakie festgestellt werden [41–49]. Zwar sind die Transaminasen-Erhöhungen meist gering, eine Zöliakie-bedingte Leberschädigung kann jedoch bis zur Zirrhose und zum Leberversagen führen [50]. Epidemiologische Studien ergaben, dass Patienten mit Zöliakie ein 2- bis 6-fach erhöhtes Risiko für eine Lebererkrankung haben und ein 8-fach erhöhtes Risiko eines Todes an Leberzirrhose [48,51]. Aus diesen Gründen empfehlen die aktuellen Leitlinien zur Zöliakie ein initiales Screening auf erhöhte Leberenzyme bei Feststellung einer Zöliakie und eine Bestimmung der Routine-Leberparameter im Rahmen von Kontrolluntersuchungen [30–33,52,53] In einer finnischen Studie lag die Prävalenz erhöhter Lebertransaminasen bei Zöliakie-Patienten in der gleichen Größenordnung wie in einer Kontrollgruppe [54], die Autoren halten Kontrollen der Leberparameter für nicht erforderlich.

Die Pathogenese der Zöliakie-bedingten Leberparenchymschädigung ist letztlich unklar. Zöliakie-Patienten haben eine höhere Rate an Autoimmunerkrankungen, einschließlich einer autoimmunen Hepatitis [45,55,56]. Auch eine primär biliäre Zirrhose kommt bei Zöliakie-Patienten häufiger vor als in der Normalbevölkerung [55,56]. Ca. 3/4 der Zöliakie-Patienten mit erhöhten Leberenzymen haben jedoch keine zusätzliche eigenständige Lebererkrankung und die erhöhten Leberwerte normalisieren sich unter einer glutenfreien Ernährung [49]. Ob die Begleithepatitis auf kreuzreagierende Autoantikörper oder auf Entzündungsmediatoren, die vom Dünndarm über die Pfortader zur Leber gelangen, zurückzuführen ist, ist offen [55]. Tabelle 3.5.3.1 gibt eine Übersicht über Lebererkrankungen, die mit einer Zöliakie assoziiert sein können [52,55,56].

Pankreatitis, exokrine Pankreasinsuffizienz

Eine Zöliakie kann mit einer akuten Pankreatitis, chronischen Pankreatitis und exokrinen Pankreasinsuffizienz assoziiert sein [57,58]. Meist sind mäßig erhöhte Amylasewerte und Oberbauchschmerzen wegweisend und Anlass für eine Sonographie der Oberbauchorgane. In Kasuistiken und kleinen Fallserien wurde eine Zöliakie als Ursache einer akuten rezidivierenden Pankreatitis beschrieben, die sich unter glutenfreier Ernährung besserte [57,59] und wahrscheinlich auf entzündliche Vorgänge im Duodenum mit partieller oder passagerer Obstruktion des Sphinkter Oddi zurückzuführen ist [57]. Eine chronische Pankreatitis kommt häufiger vor als eine akute Pankreatitis [58], die Ätiologie ist letztlich unklar. Bei einer auf eine glutenfreie Ernährung nicht ansprechenden Zöliakie – weiterbestehende Malabsorption, Diarrhoen, Fettstühle, fehlende Gewichtszunahme (siehe non-responsive Zöliakie unter 4.7) – muss differenzialdiagnostisch an eine exokrine Pankreasinsuffizienz gedacht werden [60,61] und eine entsprechende Diagnostik durchgeführt werden. Die Pankreaselastase im Stuhl ist bei Zottenatrophie häufig erniedrigt [61], kann jedoch auch infolge Verdünnung bei wässrigen Stühlen falschpathologisch erniedrigt sein [38]. Die sicherste Methode zur Diagnostik einer exokrinen Pankreasinsuffizienz, die quantitative Stuhlfettbestimmung nach van de Kamer [39,40] wird heute – auch an universitären Zentren – kaum mehr durchgeführt, war jedoch die Methode, mit der Dicke (bei damals fehlender Möglichkeit der Entnahme von Duodenalbiopsien) den Effekt der glutenfreien Ernährung objektivierte [62]. Bei einer Steatorrhoe bei Patienten über 50 Jahre ist eine bis dato unbekannte Zöliakie die häufigste Ursache [63]. Generell ist eine chronische Diarrhoe mit Gewichtsabnahme meist auf eine Zöliakie und/oder eine exokrine Pankreasinsuffizienz zurückzuführen. Bei chronischer Diarrhoe und fehlender oder nur minimaler Gewichtsabnahme muss eine mikroskopische Kolitis ausgeschlossen bzw. gesichert werden. Die Assoziation Zöliakie und mikroskopische, insbesondere lymphozytäre Kolitis ist vor allem im Alter erhöht (s. u.).

Mikroskopische Kolitis

Unter einer mikroskopischen Kolitis werden 2 Krankheitsentitäten subsumiert, die lymphozytäre Kolitis und die kollagene Kolitis [37], die sich gehäuft bei Patienten im Erwachsenenalter oder höheren Alter finden (Geschlechtsverhältnis weiblich zu männlich ca. 7 : 1) und deren Inzidenz zusammen bei 21 Fällen/100.000 Personen pro Jahr und deren Prävalenz bei 219 Fällen/100.000 Personen liegt [64]. Die Prävalenz liegt damit in ähnlicher Größenordnung wie die der chronisch-entzündlichen Darmerkrankungen Colitis ulcerosa und Morbus Crohn [37].

Stewart et al. beschrieben eine starke Assoziation zwischen mikroskopischer Kolitis und Zöliakie, ein gleichzeitiges Vorkommen von mikroskopischer Kolitis und Zöliakie war ca. 50-fach häufiger als das Vorliegen einer mikroskopischen Kolitis in der Allgemeinbevölkerung [36]. Bei Patienten mit mikroskopischer Kolitis fand sich – in z. T. kleineren Studien – in 5 % bis > 20 % eine Zöliakie [65–67].

Umgekehrt betrug die Prävalenz einer mikroskopischen Kolitis bei Patienten mit Zöliakie ca. 4 % [68]. Bei Patienten mit mikroskopischer Kolitis wurde ein gehäuftes Vorkommen von Zöliakie-typischen HLA-DQ-Genen beschrieben [69].

Ein gleichzeitiges Vorkommen von mikroskopischer Kolitis und anderen Autoimmunkrankheiten wie z. B. Schilddrüsenerkrankungen, Diabetes mellitus Typ 1 und rheumatoider Arthrits ist ebenfalls beschrieben [67,70–72]. Gleichzeitig vorliegende Autoimmunerkrankungen scheinen bei Patienten mit kollagener Kolitis häufiger vorzukommen als bei Patienten mit lymphozytärer Kolitis [72].

Chronisch-entzündliche Darmerkrankungen (CED)

Etliche Kasuistiken und kleinere Fallserien berichten über ein gleichzeitiges Vorkommen von chronisch-entzündlichen Darmerkrankungen (M. Crohn, Colitis ulcerosa) und Zöliakie [73–77]. Während bei Patienten mit chronisch-entzündlichen Darmerkrankungen kein gehäuftes Vorkommen einer Zöliakie festgestellt werden konnte [78,79], haben Zöliakie-Patienten häufiger eine chronisch-entzündliche Darmerkrankung (CED) als die Allgemeinbevölkerung [74,75,77,79]. Bei Zöliakie-Patienten mit Colitis ulcerosa liegt häufiger eine stärker ausgeprägte Pancolitis vor [74,79], die in einer Fallserie mit einer erhöhten Colektomierate [74] und in einer anderen Studie mit einen Trend zu erhöhter Medikation mit Immunsuppressiva einherging [79]. Das Vorliegen einer Zöliakie scheint andererseits weder den Phänotyp, noch den natürlichen Verlauf des Morbus Crohn zu beeinflussen [79], was insofern verwunderlich ist, da der M. Crohn – im Gegensatz zur Colitis ulcerosa – auch den Dünndarm befallen kann und additive Effekte auf Symptomatik und Verlauf einer Zöliakie haben könnte.

Zwei zusätzliche Aspekte der Studie von Oxford et al. [79] sind erwähnenswert, zum einen das gehäute Vorkommen von anderen Autoimmunerkrankungen bei Zöliakie-Patienten mit CED und zum anderen der Befund, dass Zöliakie-Patienten mit CED deutlich seltener langjährige Raucher sind als Kontrollpatienten. Letzteres passt zu Befunden eines positiven Einflusses von Zigarettenrauchen auf Symptomatik und Verlauf sowohl einer Colitis ulcerosa als auch einer Zöliakie.

Neuere genetische Untersuchungen unterstreichen mögliche pathogenetische Zusammenhänge zwischen Zöliakie und CED [80–82]. So ergab eine Genom-weite Assoziationsstudie das gehäufte Vorkommen von bestimmten Genen sowohl bei Zöliakie als auch bei Morbus Crohn [81]. Neben genetischen Gemeinsamkeiten spielen auch Umwelteinflüsse (wie z. B. Rauchen) und das intestinale Mikrobiom eine Rolle in der Genese von Zöliakie und CED [82].

Motilitätsstörungen

Sowohl bei der Zöliakie als auch bei der Weizensensitivität (*non-celaic gluten sensitivity* (NCGS)) sind Motilitätsstörungen des oberen und unteren Gastrointestinaltrakts beschrieben.

Die Motilitätsstörungen bei Zöliakie betreffen unterschiedliche Organsysteme in unterschiedlicher Weise [83–87]. Die Motilität von Speiseröhre, Magen, Dünndarm und Gallenblase ist bei Zöliakie-Patienten verlangsamt und normalisiert sich unter glutenfreier Ernährung [84–87]. Die Dickdarm-Transitzeit ist dagegen beschleunigt, auch hier kommt es unter gluteinfreier Ernährung zur Normalisierung [83]. In der Genese der Motilitätsstörungen bei Zöliakie spielen wahrscheinlich Regulationsstörungen gastrointestinaler Hormone und eine bakterielle Überwucherung des Dünndarms eine Rolle [86,87]. Generell müssen bei Motilitätsstörungen des Gastrointestinaltrakts Einflüsse von Geschlecht, Körpergewicht und Rauchen berücksichtigt werden [88].

Reizdarmsyndrom

Bei der subklinischen Verlaufsform der Zöliakie ist das Reizarmsyndrom eine wichtige Differenzialdiagnose. Da mit der Weizensensitivität (*non-celiac gluten sensitivity* NCGS) ein neues Krankheitsbild im ‚Niemandsland' zwischen Zöliakie und Reizdarmsyndrom [89] aufgetreten ist, soll hierauf nach Erörterung der derzeitigen Kenntnisse zur Weizensensitivität ausführlicher im Kapitel 5.5 eingegangen werden.

3.5.4 Extraintestinale Symptome

Aufgrund verbesserter diagnostischer Möglichkeiten und besserer Kenntnisse der Ärzte zum Krankheitsbild der Zöliakie und verkürzter diagnostischer Latenz [90] werden heutzutage zunehmend subklinische Verlaufsformen der Zöliakie festgestellt, was zu einem Wandel der Symptomatik im Verlauf der letzten 20–40 Jahre [23–27] geführt hat. Statt der klassischen Verlaufsform der Zöliakie mit gastrointestinaler Symptomatik, Malabsorption und Gewichtsabnahme dominieren heute subklinische Verlaufsformen [30–33]. Hierbei stehen extraintestinale Symptome im Vordergrund [91–93], die dazu führen, dass manche Patienten primär einen Rheumatologen, Hämatologen oder Neurologen aufsuchen, denen das Krankheitsbild Zöliakie mit seiner schillernden Symptomatik oft weniger bekannt ist [94].

Anämie / Blutbildveränderungen

Eine Anämie als extraintestinale Manifestation einer Zöliakie stellt bei erwachsenen Patienten das zweithäufigste Symptom dar, das zur Diagnose Zöliakie führt, das häufigste Symptom ist Durchfall bei ca. 40 % der Patienten [95]. Eine Anämie tritt bei etwa 15 % der Patienten [96,97] bis 20 % der Patienten (17 % der Männer und 22 % der Frauen) [95] auf. Bei Kindern und Jugendlichen ist eine Anämie seltener [98,99], in einer amerikanischen Studie war sie nur in 3 % das Leitsymptom, das zur Feststellung der Zöliakie führte [99]. Führende Symptome im Kindes- und Jugendalter sind – einer großen Studie zufolge – rezidivierende Bauchschmerzen,

Wachstumsstörungen und Screeninguntersuchung infolge Zugehörigkeit zu einer Risikogruppe [99].

Die Anämie bei Zöliakie-Patienten beruht meist auf einem Eisenmangel, gefolgt von einem Folsäuremangel und Vitamin-B12-Mangel [95]. Die Anämie ist meist mikrozytär, eine makrozytäre Anämie ist selten. Neben einer Malabsorption von Nährstoffen trägt bei ca. 25 % der Patienten auch der chronische Entzündungsprozess im Darm zur Anämie bei Zöliakie bei (Anämie bei chronischer Erkrankung) [100]. Eine orale Eisensubstitution führt bei nicht-entdeckter zugrunde liegender Zöliakie und bei Zöliakie mit totaler Zottenatrophie nicht zu einer Besserung der Anämie im Gegensatz zur prompten Besserung nach intravenöser Eisengabe.

Bei der Abklärung einer Eisenmangelanämie findet sich in 2,8 % [101] bis 8,7 % [102] der Fälle eine Zöliakie. Leitlinien gastroenterologischer Gesellschaften der USA und Englands empfehlen bei allen Patienten mit Eisenmangelanämie ein Screening auf Zöliakie und die Entnahme von Biopsien im Duodenum [30,31,103]. Auch ohne Vorliegen einer Anämie können bei Zöliakie-Patienten ein Eisenmangel, Folsäuremangel und Vitamin-B12-Mangel vorliegen, bei Männern in 33 %, 10 % und 8 %, bei Frauen in 19 %, 13 % und 4 % [95].

Verglichen mit Patienten, deren Leitsymptom bei Diagnosestellung Durchfall war, haben Patienten mit dem Leitsymptom Anämie eine stärker ausgeprägte Zöliakie mit einer höheren Blutsenkungsgeschwindigkeit (BSG), höheren IgA-Gewebstransglutaminase-Antikörpern (IgA-anti-tTG-Ak) [21,22], mit einem niedrigeren Cholesterinwert [104] und eine ausgeprägtere Zottenatrophie [21,22].

Die Kombination einer Eisenmangelanämie mit einem niedrigen Cholesterinspiegel [104] und einem niedrigen HDL-Cholesterin [105] ist verdächtig auf das Vorliegen einer Zöliakie. Apolipoprotein A1, das hauptsächliche Strukturlipoprotein der HDL, wird im Dünndarm synthetisiert [106], bei einer Mukosaschädigung des Dünndarms ist die Synthese reduziert. Die Kombination niedriges Apolipoprotein A1 / niedriges HDL-Cholesterin und Eisenmangelanämie ist daher pathophysiologisch ein Indikator für eine Schädigung auf der Ebene der Dünndarmmukosa.

Häufig findet sich bei Zöliakie-Patienten eine Thrombozytose, einigen Studien zufolge in bis zu 60 % [96,107,108]. Als mögliche Ursachen werden entzündliche Mediatoren, ein Eisenmangel und eine Hyposplenie diskutiert [96]. Eine selten vorkommende Leukopenie, Neutropenie und Thrombopenie werden auf einen Folsäure- und Kupfermangel zurückgeführt [109], als Therapiemaßnahmen werden neben einer glutenfreien Ernährung entsprechende Supplementierung von Folsäure und Kupfer empfohlen [96].

Chronische Müdigkeit

Ca. 3/4 der Zöliakie-Patienten klagen über eine sie sehr belastende chronische Müdigkeit [110], ein Symptom, das ärztlicherseits häufig unterschätzt oder vorschnell auf einen Eisenmangel zurückgeführt wird. Bei Patienten, bei denen in der primärärztlichen Praxis ein chronisches Müdigkeitssyndrom (*chronic fatigue syndrome*

CFS) diagnostiziert wurde, fanden englische Autoren in 2 von 100 Patienten positive EMA-Antikörper [111]. Spanische Autoren stellten bei 7 von 104 (6,7 %) Reizdarm-Patienten mit Fibromyalgie serologisch und bioptisch eine Zöliakie fest [112]. Ob man bei Patienten mit chronischem Müdigkeitssyndrom oder Fibromyalgie ein *case-finding* auf Zöliakie durchführen sollte, ist unklar. Bei Zöliakie-Patienten kann sich auch das Symptom ‚being tired all the time' unter glutenfreier Ernährung bessern [110,112,113], mitunter jedoch erst nach mehreren Jahren [114] .

Ängstlichkeit und Depressionen

Wechselnde Stimmungen, fehlender Elan, Schlafstörungen und depressive Phasen sind bei Zöliakie-Patienten nicht untypisch [115–117], viele Patienten sind vor Diagnosestellung Zöliakie mit Psychopharmaka behandelt worden oder haben in einer Psychotherapie Hilfe gesucht [118]. Eine skandinavische Studie ergab, dass sich eine Ängstlichkeit unter einjähriger glutenfreier Ernährung bessern kann, eine Depression eher nicht [119]. In einer deutschen Studie betrug die Prävalenz einer Angsterkrankung bei Zöliakie-Patientinnen 16,8 % gegenüber 5,7 % in der Allgemeinbevölkerung [120]. Auch unter glutenfreier Ernährung hatten weibliche Zöliakie-Patientinnen eine gegenüber der Normalbevölkerung erhöhte Ängstlichkeit [120].

Bis zu einem Drittel der Zöliakie-Patienten klagen über depressive Symptome [121–123]. Die erhöhte Prävalenz depressiver Symptome ist z. T. Folge der Belastung durch eine chronische Erkrankung und der Einschränkungen des Soziallebens, die eine lebenslange glutenfreie Ernährung mit sich bringt [121]. Affektive Störungen und depressive Symptome sind Mitursachen für die reduzierte Lebensqualität von Zöliakie-Patienten [121–124]. Da eine Depression die Adhärenz mit einer glutenfreien Ernährung beeinträchtigen kann, ist neben der ernährungsmedizinischen Beratung auch eine psychologische Unterstützung erforderlich [125]. Während eine skandinavische Studie unter einjähriger glutenfreier Ernährung keine Besserung depressiver Symptome fand [119], ergaben Studien aus Holland, Deutschland und Italien unter mehr als 5-jähriger glutenfreier Ernährung Besserungen depressiver Symptome [121–123].

Osteopenie und Osteoporose

Zum Zeitpunkt der Diagnosestellung Zöliakie findet sich bei vielen erwachsenen Patienten und Kindern eine reduzierte Knochendichte, unabhängig davon, ob eine subklinische oder eine symptomatische Verlaufsform der Zöliakie vorliegt [126,127]. Die Reduktion der Knochendichte ist jedoch bei Patienten mit gastrointestinalen Symptomen ausgeprägter [127]. Eine persistierende Zottenatrophie ist mit einer Osteoporose [128] und einem erhöhten Frakturrisiko [129] assoziiert. Die Datenlage zum Frakturrisiko bei Zöliakie-Patienten ist uneinheitlich, Populationsstudien aus England ergaben kein [130] oder nur ein gering erhöhtes Frakturrisiko [128,131], während eine Studie aus den USA ein erhöhtes Frakturrisiko [132] und eine Studie aus Argentinien gehäufte Frakturen bei Zöliakie-Patienten mit klassischer Symptomatik fand [133]. Pathophysiologisch beruht die reduzierte Knochendichte bei Zöliakie-Patienten auf einer Malabsorption von Kalzium und Vitamin D mit konsekutivem sekundären Hyperparathyreoidismus [134,135], erhöhten Entzündungsmediatoren (Zytokinen), gestörten Knochen-Remodeling-Faktoren [136,137] und autoimmunen Faktoren [138–139], die sich jedoch in einer anderen Studie nicht nachweisen ließen [140].

Bei Patienten, bei denen eine erniedrigte Knochendichte festgestellt wurde, fand sich in ca. 10 % der Fälle eine Zöliakie als zugrunde liegende Ursache. Insbesondere bei Patienten, deren reduzierte Knochendichte nicht auf Alter, Risikofaktoren oder Begleitmedikation zurückgeführt werden kann und insbesondere bei reduzierter Knochendichte im jungen oder mittleren Erwachsenenalter (< 40 Jahre) sollte ein Screening auf Zöliakie erfolgen.

Die Standardtherapie bei erniedrigter Knochendichte bei Zöliakie-Patienten ist eine glutenfreie Ernährung in Kombination mit einer Substitution von Kalzium und Vitamin D [141]. Bei Zöliakie-Patienten mit Osteopenie scheint eine zusätzlich zur glutenfreien Ernährung verabreichte medikamentöse Therapie mit Biphosphonaten nicht effektiv zu sein [142], während bei Osteoporose mit *high bone turnover* eine glutenfreie Ernährung keine Besserung ergab, eine Biphosphonat-Therapie jedoch zu einer Normalisierung der Knochendichte führte [139].

Arthritis

Sowohl eine periphere als auch eine zentrale seronegative Arthritis können mit einer Zöliakie assoziiert sein [143,144]. Bei erwachsenen Zöliakie-Patienten fand sich in knochenszintigraphischen Untersuchungen in 60 % eine Sacroiliitis [145]. In einer anderen Studie fand man bei 200 Zöliakie-Patienten in 26 % eine Arthritis, verglichen mit 7,5 % in einer gleich großen Kontrollgruppe [146]. Kleinere Studien ergaben auch bei Kindern mit Zöliakie eine Assoziation mit einer Arthritis [147,148], was jedoch in einer holländischen Studie nicht bestätigt wurde [149]. Unter glutenfreier Ernährung besserten sich die Gelenkbeschwerden [144].

Hautmanifestationen

Die Dermatitis herpetiformis ist eine schon lange bekannte extraintestinale Manifestation der Zöliakie [150–152]. Sie manifestiert sich mit stark juckenden Papeln und Vesikeln, insbesondere an den Streckseiten von Ellbogen und Knieen, sowie im Nacken und Rücken. Die betreffenden Effluoreszenzen können nur intermittierend vorhanden sein und in abklingenden Phasen von Kratzeffekten überlagert sein [150–152]. Pathophysiologisch triggern immunogene Gluten-Peptide eine Antikörperbildung gegen die Gewebstransglutaminase des Darms (TG2), die mit der Gewebstransglutaminase der Haut (TG3; hautspezifisches Isoenzym) kreuzreagieren und entzündliche Vorgänge auslösen. In Hautbiopsien aus den betroffenen Hautarealen lassen sich mit speziellen immunhistochemischen Färbungen granu-

Tab. 3.5.4.1: Hauterkrankungen, die bei Zöliakie auftreten können (nach Caproni et al. [158]).

häufiger	seltener
– Dermatitis herpetiformis Duhring	– Prurigo nodularis
– Urticaria, atopische Dermatitis	– Erythema nodosum
– Psoriasis	– kutane Amyloidose
– Alopecia areata, kutane Vaskulitis	– Pytiriasis rubra pilaris
– Dermatomyositis, Lupus erythematodes	– Erythroderma
– Vitiligo, lichen sclerosus	– erworbene Cutis laxa u. a. m.

Tab. 3.5.4.2: Durch Mineralien- oder Vitaminmangel bedingte Hauterkrankungen (modifiziert nach Caproni et al. [158]).

Zinkmangel	Erythema-exsudativum-multiforme-artige Hautveränderungen in Gesicht, an Händen, Füßen und im Genitoanalbereich, Xerosis, akneiforme Follikulitiden der vorderen und hinteren Schweißrinne, Wundheilungsstörungen
Eisenmangel	Atrophie und Trockenheit der Haut, Juckreiz, Haarverlust, atrophische Glossitis, Mundwinkelrhagaden u. -Stomatitis und Koilonychie
Vitamin-A-Mangel	Pytiriasis rubra pilaris-ähnliche Hautveränderungen
Vitamin-B12- und Folsäuremangel	Mundwinkelrhagaden, Glossitis, Ulzera der Mundschleimhaut, Hyperpigmentationen
Nikotinsäuremangel	Pellagra

läre IgA-Ablagerungen nachweisen [151,152]. Zwar produzieren alle Zöliakie-Patienten Autoantikörper gegen TG2, warum diese aber nur bei einem Teil der Patienten mit dem Isoenzym der Haut, der TG3, kreuzreagieren, ist letztlich unklar. Die Therapie besteht in einer konsequenten glutenfreien Ernährung. Wegen des starken Juckreizes ist initial meist zusätzlich eine medikamentöse Therapie mit Dapson oder Sulfapyridine erforderlich (siehe ausführliche Diskussion im Kapitel 5.1 Dermatitis herpetiformis).

Über die immunvermittelte Assoziation mit der Dermatitis herpetiformis hinaus haben Patienten mit Zöliakie auch ein zwei- bis vierfach erhöhtes Risiko für eine Psoriasis [153]. Mitunter liegt gleichzeitig auch eine Psoriasis-Arthritis mit Befall der Nägel und Gelenke vor [153]. Die Aktivität der Psoriasis kann sich bei einem Teil der Patienten unter einer glutenfreien Ernährung bessern [154,155]. Andere mögliche Hautmanifesationen bei Zöliakie sind summarisch in Tabelle 3.5.4.1 dargestellt, zu detaillierteren Informationen sei auf weiterführende Literatur verwiesen [156–159]. Tabelle 3.5.4.2 gibt eine Übersicht über dermatologische Manifestationen aufgrund von Mineralien- oder Vitaminmangelzuständen.

Brüchige Nägel, schütteres Haar

Viele Patienten mit langjährigen Beschwerden klagen bei Diagnosestellung einer Zöliakie über trockene Haut, brüchige Fingernägel und dünnes Haar [156,159]. Diese Symptome sind in der Regel auf Mangelsituationen von Mineralien, Spurenelementen und Vitaminen zurückzuführen und bessern sich unter entsprechender Supplementierung und allgemeiner Besserung des Ernährungszustandes [160].

Orale und dentale Manifestationen

Einige Studien haben eine erhöhte Prävalenz einer rezidivierenden aphthösen Stomatitis bei Zöliakie-Patienten beschrieben [161–164], eine andere Studie konnte dies nicht bestätigen [165]. Auch bezüglich anderer oraler Manifestationen einer Zöliakie wie z. B. Cheilosis, Lichen Planus der Mundschleimhaut und atrophischer Glossitis ist die Datenlage kontrovers [166–169]. Bei Patienten mit Zahnschmelzdefekten findet sich sowohl im Kindesalter, als auch bei Erwachsenen gehäuft eine Zöliakie [166–169]. In der Abklärung von Zahnschmelzdefekten kann daher ein Screening auf Zöliakie sinnvoll sein. Tabelle 3.5.4.3 fasst mögliche orale und dentale Manifestationen einer Zöliakie zusammen.

Tab. 3.5.4.3: Orale und dentale Manifestationen einer Zöliakie (nach Rashid et al [169]).

- Zahnschmelzdefekte
- verzögerter Ausschlag
- rekurrierende aphthöse Ulcera
- Cheilosis
- oraler Lichen planus
- atrophische Glossitis

Hyposplenie / Funktionsstörung der Milz

Mittels Detektion von Howell-Jelly-Körpern in Erythrozyten durch Phasen-Interferenz-Mikroskopie [170] oder durch Flow-zytometrische Analyse der Memory-B-Zellen [171] können Funktionseinschränkungen der Milz festgestellt werden. Funktionseinschränkungen der Milz betreffen ca. 1/5 der Patienten mit symptomatischer Verlaufsform der Zöliakie und bedingen ein erhöhtes Risiko für bakterielle Infektionen und thromboembolische Komplikationen [171]. Zwei epidemiologische Studien ergaben erhöhtes Risiko für eine Pneumokokken-Infektion und ein erhöhtes Risiko für eine Pneumokokken-Sepsis [172,173].

Die Prävalenz von Funktionsstörungen der Milz steigt von 19 % bei symptomatischen Zöliakie-Patienten auf 59 % bei Zöliakie-Patienten mit zusätzlichen Autoimmunerkrankungen und auf 80 % bei Patienten mit refraktärer Zöliakie an und geht mit einer schlechten Prognose einher [171]. Einer Studie von Corazza et al. zufolge bessern sich Funktionseinschränkungen der Milz bei einigen Zöliakie-Patienten teilweise oder vollständig unter mehrmonatiger bis einjähriger glutenfreier Ernährung [174]. Ob man Zöliakie-Patienten mit kleiner Milz generell zu einer Impfung gegen Pneumokokken raten sollte, ist umstritten [93,171,175]. Unter den Indikationen für eine Pneumokokken-Impfung werden angeborene oder erworbene Immundefekte, ein funktioneller Hyposplenismus, eine Splenektomie, immunsuppressive Therapie, neoplastische Krankheiten u. a. m. aufgeführt, nicht jedoch expressis verbis z. B. Zöliakie-Patienten mit zusätzlichen Autoimmunerkrankungen [176]. Di Sabatini et al. empfehlen eine Messung der Milzfunktion bei Zöliakie-Patienten mit Komplikationen (kollagener Zöliakie, refraktärer Zöliakie, EATL), Patienten mit zusätzlichen Autoimmunerkrankungen, Patienten, die bei Diagnosestellung Zöliakie sehr alt sind, bei Patienten mit durchgemachten schweren Infektionen, Sepsis oder thromboembolischen Komplikationen und bei Patienten mit atrophischer Milz und vergrößerten mesenterialen Lymphknoten und raten zu einer Impfung gegen Pneumokokken bei Unterschreitung bestimmter Grenzwerte bei der Ermittlung der Milzfunktion [175].

3.5.5 Klinischer Untersuchungsbefund und Laborbefunde

Bei der klinischen Untersuchung von Patienten mit Verdacht auf Zöliakie sollte auf Messungen von Körpergröße und -gewicht und eine Bestimmung des BMI nicht verzichtet werden. Eine geringe Körpergröße kann das einzige Symptom einer Zöliakie bei Jugendlichen sein [177]. Infolge des Wandels der klinischen Symptomatik der Zöliakie (s. o.) ist ein Untergewicht bei Diagnosestellung heutzutage selten, ein Übergewicht schließt eine Zöliakie nicht aus [20]. Etwa 10 % der Patienten mit ‚idiopathischem' Kleinwuchs haben eine Zöliakie. Das Haar ist oft dünn und bei erwachsenen Patienten vorzeitig ergraut, die Achselbehaarung kann fehlen [10]. Eine umschriebene Alopezie kann mit einer Zöliakie assoziiert sein. Die Haut ist in der Regel ausgesprochen trocken, es können eine Psoriasis, ein Ekzem, eine kutane Vaskulitis, ein Lichen planus oder eine Pityriasis rubra pilaris vorliegen [10]. Eine typische, mit Zöliakie einhergehende Hauterkrankung ist die Dermatitis herpetiformis Duhring mit bläschenartigen Effluoreszenzen an Ellbogen, Knie und Rücken [150–152], auf die im Kapitel 5.1 ausführlicher eingegangen wird. Leichte Klumpfinger finden sich bei etwa 20 % der Zöliakie-Patienten.

Bei Verdacht auf Zöliakie ist eine sorgfältige Untersuchung der Mundhöhle wichtig. Eine aphthöse Stomatitis und Zahnschmelzdefekte können die einzigen Symptome einer oligosymptomatischen Zöliakie sein (s. o.). Blässe der Schleimhaut und Zungenrötung mit Atrophie der Papillen sind Hinweise für Anämie und Spurenelementmangel (Tab. 3.5.5.1).

Bei der Hälfte der Patienten mit Zöliakie war die oft schillernde und mitunter in Phasen verlaufende Symptomatik in Voruntersuchungen oft für funktionell oder psychisch bedingt angesehen [124] oder auf ein psychovegetatives Erschöpfungssyndrom mit depressiver Komponente, Nervosität, Angst/Phobien, Schlafstörungen und reduzierter mentaler Belastbarkeit zurückgeführt worden [117]. Die Interpretati-

Tab. 3.5.5.1: Untersuchungsbefund und Laborbefunde bei klassischer Zöliakie im Erwachsenenalter und bei subklinischer Zöliakie.

symptomatische Zöliakie: – reduzierter Ernährungszustand, kleine Statur, schwache Muskulatur, niedriger BMI – schütteres Haar, reduzierte Scham- und Achselbehaarung, Pigmentierungen, Nagelveränderungen – Mundwinkelrhagaden, Glossitis, Aphthen der Mundschleimhaut, Zahnschmelzdefekte – geblähter Bauch, sichtbare Peristaltik – gesteigerte Reflexe, reduziertes Vibrationsempfinden – Nervosität, Ängstlichkeit, depressive Verstimmung – positive EMA oder anti-tTG-Ak – Anämie, erniedrigte Werte für Vitamin B12, Folsäure und Vitamin D
subklinische Zöliakie – unauffälliger körperlicher Untersuchungsbefund – anamnestisch frühere Eisenmangelanämie, Fertilitätsstörungen (Fehlgeburten), chronische Müdigkeit und fehlende ‚Power' – frühere Interpretation der unspezifischen Allgemeinbefunde als ‚psychosomatisch bedingt' – positive EMA oder anti-tTG-Ak – Anämie, erniedrigte Werte für Eisen, Ferritin, Vitamin B12, Folsäure und Vitamin D – erhöhte Transaminasen, erhöhte Amylase oder Lipase

on der Beschwerden als primär psychisch bedingt und nicht als Teilsymptom einer Zöliakie trug in der Vergangenheit mitunter zur erheblichen Verzögerung der richtigen Diagnosestellung bei. Einer Umfrage unter Zöliakie-Patienten zufolge erhielten 32 % der Patienten vor Diagnosestellung Psychopharmaka, 14 % unterzogen sich einer Psychotherapie [118]. Bei ca. 5 % der Patienten mit unklarer Eisenmangelanämie findet sich eine asymptomatische Zöliakie (s. o.). Die zunehmende Häufigkeit subklinischer Zöliakie-Verlaufsformen sollte daher bei Patienten mit unklarer Eisenmangelanämie, bei Patienten mit vorzeitiger Osteoporose, bei Patienten mit Fertilitätsstörungen u. a. m. an die Möglichkeit einer Zöliakie denken lassen und Anlass zu entsprechenden Screeninguntersuchungen sein.

Literatur

[1] Marsh MN. Mucosal pathology in gluten sensitivity. In: Marsh MN, ed. Coeliac Disease. London/Edinburgh/Boston: Blackwell Scientific Publications; 1992. 136–191.

[2] Murray JA, Rubio-Tapia A, Van Dyke CT, et al. Mucosal atrophy in celiac disease: extent of involvement, correlation with clinical presentation, and response to treatment. Clin Gastroenterol Hepatol. 2008;6(2):186–193.

[3] Mårild K, Kahrs CR, Tapia G, Stene LC, Størdal K. Infections and risk of celiac disease in childhood: a prospective nationwide cohort study. Am J Gastroenterol. 2015;110:1475–1484.

[4] Cenit MC, Olivares M, Codonor-Franch P, Sanz Y. Intestinal microbiota and celiac disease: cause, consequence or co-evolution? Nutrients. 2015;7:6900–6923.

[5] Malik A, Westergaard H. Short Bowel Syndrome. In: Feldman M, Friedman LS, Sleisenger MH, eds. Sleisenger & Fordtran's Gastrointestinal and Liver Disease – Pathophysiology / Diagnosis / Management. 7th edition. Philadelphia/London/New York: W. B. Saunders Company; 2002. pp. 1807–1816.

[6] Schiler LR. Definitions, pathophysiology and evaluation of chronic diarrhea. Best Pract Res Clin Gastroenterol. 2012;26(5):551–562.

[7] Murray JA, Rubio-Tapia A. Diarrhoea due to small bowel diseases. Best Pract Res Clin Gastroenterol. 2012;26(5):581–600.

[8] Schiller LR, Sellin JH. Diarrhea. In: Feldman M, Friedman LS, Brandt LJ, eds. Sleisenger and Fordtran's Gastrointestinal and Liver Disease – Pathophysiology / Diagnosis / Management. 10th edition. Philadelphia (PA): Saunders, Elsevier; 2016. pp. 221–241.

[9] Högenauer C, Hammer H. Maldigestion and malabsorption. In: Feldman M, Friedman LS, Brandt LJ, eds. Sleisenger and Fordtran's Gastrointestinal and Liver Disease – Pathophysiology / Diagnosis / Management. 10th edition. Philadelphia (PA): Saunders, Elsevier; 2016. pp. 1788–1823.

[10] Howdle PD, Losowsky MS. Coeliac disease in adults. In: Marsh MN, ed. Coeliac Disease. London/Edinburgh/Boston: Blackwell Scientific Publications; 1992. 49–80.

[11] Corazza GR., Gasbarrini G. Coeliac disease in adults. In: Howdle PD, ed. Coeliac Disease. Bailliere's Clinical Gastroenterology. 1995;9:329–350.

[12] Ciclitira P. AGA technical review on celiac sprue. Gastroenterology. 2001;120:1526–1540.

[13] Dewar DH, Ciclitira PJ. Clinical features and diagnosis of celiac disease. Gastroenterology. 2005; 128: S19 – S24.

[14] Holtmeier W. Diagnostik der Zöliakie/Sprue. Z Gastroenterol. 2005;43:1243–1252.

[15] Mulder CJJ, Cellier C. Coeliac disease: changing views. Best Pract Res Clin Gastroenterol. 2005;19:313–321.

[16] Green HP. The many faces of celiac disease: clinical presentation of celiac disease in the adult population. Gastroenterology. 2005;128:S74–S78.

[17] van Heel DA, West J. Recent advances in celiac disease. Gut. 2006;55:1037–1046.

[18] Rostom A, Murray JA, Kagnoff MF. American Gastroenterological Association (AGA) Institute Technical review on the diagnosis and management of celiac disease. Gastroenterology. 2006;131:1981–2002.

[19] Mooney PD, Kurien M, Evans KE, et al. Clinical and immunological features of ultra-short celiac disease. Gastroenterology. 2016;150:1125–1134.

[20] Dickey W, Kearney N. Overweight in celiac disease: prevalence, clinical characteristics, and effect of gluten-free diet. Am J Gastroenterol. 2006;101:2356–2359.

[21] Abu Daya H, Lebwohl B, Lewis SK, Green PH. Celiac disease patients presenting with anemia have more severe disease than those presenting with diarrhea. Clin Gastroenterol Hepatol. 2013;11:1472–1477.

[22] Singh P, Arora S, Makharia GK. Presence of anemia in patients with celiac disease suggests more severe disease. Indian J Gastroenterol. 2014;33:161–164.

[23] Campbell CB, Roberts RK, Cowen AE. The changing clinical presentation of coeliac disease in adults. Med J Aust. 1977;1(4):89–93.

[24] Corazza GR, Frisoni M, Treggiari EA, et al. Subclinical celiac sprue: increasing occurence and clues to its diagnosis. J Clin Gastroenterol. 1993;16:16–21.

[25] Lo W, Sano K, Lebwohl B, Diamond B, Green PH. Changing presentation of adult celiac disease. Dig Dis Sci. 2003;48:395–8.

[26] Murray JA, Van Dyke C, Plevak MF, et al. Trends in the identification and clinical features of celiac disease in a North American community, 1950–2001. Clin Gastroenterol Hepatol. 2003;1(1):19–27.

[27] Rampertab SD, Pooran N, Brar P, Singh P, Green PH. Trends in the presentation of celiac disease. Am J Med. 2006;119:355.e9–14.

[28] Green PA, Wollaeger EE. The clinical behavior of sprue in the United States. Gastroenterology 1960:38399–418.
[29] Fasano A, Catassi C. Clinical practice. Celiac disease. N Engl J Med. 2012;367:2419–2426.
[30] Rubio-Tapia A, Hill ID, Kelly CP, et al. ACG clinical guidelines: diagnosis and management of celiac disease. Am J Gastroenterol. 2013;108:656–677.
[31] Ludvigsson JF, Bai JC, Biagi F, et al. Diagnosis and management of adult coeliac disease: guidelines from the British Society of Gastroenterology. Gut. 2014;0:1- 20.
[32] Felber J, Aust D, Baas S, et al. Ergebnisse einer S2k-Konsensuskonferenz der Deutschen Gesellschaft für Gastroenterologie, Verdauungs- und Stoffwechselkrankheiten (DGVS) gemeinsam mit der Deutschen Zöliakie-und Weizensensitivität. Z Gastroenterol. 2014;52:711–743.
[33] Kelly CP, Bai JC, Liu E, Leffler DA. Advances in diagnosis and management of celiac disease. Gastroenterology. 2015;148(6):1175–86.
[34] Vilppula A, Collin P, Maki M, et al. Undetected coeliac disease in the elderly: a biopsy-proven population-based study. Dig Liver Dis. 2008;40(10):809–13.
[35] Rashtak S, Murray JA. Celiac disease in the elderly. Gastroenterol Clin North Am. 2009;38(3):433–446.
[36] Stewart M, Andrews CN, Urbanski S, Beck PL, Storr M. The association of coeliac disease and microscopic colitis: a large population-based study. Aliment Pharmacol Ther. 2011;33:1340–1349.
[37] Bouma G, Münch A. Microscopic colitis. Dig Dis. 2015;33:2018–214.
[38] Lembcke B. Elastase-1 im Stuhl. In: Thomas L, Hrsg. Labor und Diagnose. Indikation und Bewertung von Laborbefunden für die medizinische Diagnostik. 6. Auflage, Frankfurt/Main: TH-Books Verlagsgesellschaft; 2005. 624–625.
[39] Lembcke B. Fettausscheidung im Stuhl. In: Thomas L, Hrsg. Labor und Diagnose. Indikation und Bewertung von Laborbefunden für die medizinische Diagnostik. 6. Auflage, Frankfurt/Main: TH-Books Verlagsgesellschaft; 2005: 625–627.
[40] van de Kamer JH, ten Bokkel Heunik H, Weyers HA. Rapid method for the determination of fat in faeces. J Biol Chem. 1949;177:347–355.
[41] Volta U, De Franceschi L, Lari F, et al. Coeliac disease hidden by cryptogenic hypertransaminasaemia. Lancet. 1998;352:26–29.
[42] Bardella MT, Vecchi M, Conte D, et al. Chronic unexplained hypertransaminasemia may be caused by occult celiac disease. Hepatology. 1999;29:654–657.
[43] Bardella MT, Fraquelli M, Quatrini M, et al. Prevalence of hypertransaminasemia in adult celiac patients and effect of gluten-free diet. Hepatology. 1995; 22: 833–836.
[44] Anania C, De Luca E, De Castro G, Chiesa C, Pacifico L. Liver involvement in pediatric celiac disease. World J Gastroenterol. 2015;21:5813–5822.
[45] Volta U. Pathogenesis and clinical significance of liver injury in celiac disease. Clin Rev Allergy Immunol. 2009;36(1):62–70.
[46] Sainsbury A, Sanders DS, Ford AC. Meta-analysis: coeliac disease and hypertransaminasaemia. Aliment Pharmacol Ther. 2011; 34: 33–40.
[47] Vajro P, Paolella G, Pisano P, Maggiore G. Hypertransaminasemia and coeliac disease. Aliment Pharmacol Ther. 2012; 35: 202–203; author reply 203–204.
[48] Ludvigsson JF, Elfstrom P, Broome U, Ekbom A, Montgomery SM. Celiac disease and risk of liver disease: a general population-based study. Clin Gastroenterol Hepatol. 2007;5:63–69.
[49] Castillo N, Vanga RR, Theethira TG, et al. Prevalence of abnormal liver function tests in celiac disease and the effect of a gluten-free diet in the US population. Am J Gastroenterol. 2015;110:1216–1222.
[50] Kaukinen K, Halme L, Collin P, et al. Celiac disease in patients with severe liver disease: gluten-free diet may reverse hepatic failure. Gastroenterology. 2002;122:881–888.

[51] Peters U, Askling J, Gridley G, Ekbom A, Linet M. Causes of death in patients with celiac disease in a population-based Swedish cohort. Arch Intern Med. 2003;163: 1566–1572.
[52] Maggiore G, Caprai S. Liver involvement in celiac disease. Indian J Pediatr. 2006;73:809–811.
[53] Silvester JA, Rashid M. Long-term follow-up of individuals with celiac disease: an evaluation of current practice guidelines. Can J Gastroenterol. 2007;21:557–564.
[54] Korpimäki S, Kaukinen K, Collin P, et al. Gluten-sensitive hypertransaminasemia in celiac disease: an infrequent and often subclinical finding. Am J Gastroenterol. 2011;106(9):1689–1696.
[55] Rubio-Tapia A,Murray JA. The liver in celiac disease. Hepatology. 2007;46:1650–1658.
[56] Mounajjed T, Oxentenko A, Shmidt E, Smyrk T. The liver in celiac disease: clinical manifestations, histologic features, and response to gluten-free diet in 30 patients. Am J Clin Pathol. 2011;136:128–137.
[57] Patel RS, Johlin FC jr, Murray JA. Celiac disease and recurrent pancreatitis. Gastrointest. Endosc. 1999; 50: 823–827.
[58] Sadr-Azodi O, Sanders DS, Murray JA, Ludvigsson JF. Patients with celiac disease have an increased risk for pancreatitis. Clin Gastroenterol Hepatol. 2012;10:1136–1142.
[59] Rodrigo L, Alvarez N, Riestra S, et al. [Relapsing acute pancreatitis associated with gluten enteropathy. Clinical, laboratory, and evolutive characteristics in thirty-four patients]. Rev Esp Enferm Dig. 2008;100:746–751.
[60] Abdulkarim AS, Burgart LJ, See J, Murray JA. Etiology of nonresponsive celiac disease: results of a systematic approach. Am J Gastroenterol. 2002; 97: 2016–2021.
[61] Walkowiak J, Herzig KH. Fecal elastase-1 is decreased in villous atrophy regardless of the underlying disease. Eur J Clin Invest 2001; 31: 425–430.
[62] Dicke WK, Weijers HA, van de Kamer JH. Coeliac disease. II. The presence in wheat of a factor having a deleterious effect in cases of coeliac disease. Acta Peadiatr. 1953;42:34–42.
[63] Swinson CM, Levi AJ. Is celiac disease under diagnosed? BMJ 1980, 281; 1258–1260.
[64] Gentile NM, Khanna S, Loftus EV jr., et al. The epidemiology of microscopic colitis in Olmsted County from 2002 to 2010: a population-based study. Clin Gastroenterol Hepatol. 2014;12:838–842.
[65] Matteoni CA, Goldblum JR, Wang N, et al. Celiac disease is highly prevalent in lymphocytic colitis. J Clin Gastroenterol. 2001;32:225–227.
[66] Thorn M, Sjoberg D, Ekbom A, et al. Microscopic colitis in Uppsala health region, a population-based prospective study 2005–2009. Scand J Gastroenterol. 2013;48:825–830.
[67] Vigren L, Tysk C, Strom M, et al. Celiac disease and other autoimmune diseases in patients with collagenous colitis. Scand J Gastroenterol. 2013;48:944–950.
[68] Green PH, Yang J, Cheng J, et al. An association between microscopic colitis and celiac disease. Clin Gastroenterol Hepatol. 2009;7:1210–1216.
[69] Fine KD, Do K, Schulte K, et al. High prevalence of celiac sprue-like HLA-DQ genes and enteropathy in patients with the microscopic colitis syndrome. Am J Gastroenterol. 2000;95:1974–1982.
[70] Bohr J, Tysk C, Eriksson S, Abrahamsson H, Jarnerot G. Collagenous colitis: a retrospective study of clinical presentation and treatment in 163 patients. Gut. 1996;39:846–851.
[71] Olesen M, Eriksson S, Bohr J, Jarnerot G, Tysk C. Lymphocytic colitis: a retrospective clinical study of 199 Swedish patients. Gut. 2004;53:536–541.
[72] Madisch A, Miehlke S, Bartosch F, Bethke B, Stolte M. Microscopic colitis: clinical presentation, treatment and outcome of 494 patients. Z. Gastroenterol. 2014;52:1062–1065.
[73] Kitis G, Holmes GK, Cooper BT, Thompson H, Allan RN. Association of coeliac disease and inflammatory bowel disease. Gut. 1980;21:636–641.
[74] Yang A, Chen Y, Scherl E, et al. Inflammatory bowel disease in patients with celiac disease. Inflamm Bowel Dis. 2005;11:528–32.

[75] Leeds JS, Horold BS, Sidhu R, et al. Is there an assosiation between celiac disease and inflammatory bowel diseases? A study of relative prevalence in comparison with population controls. Scand J Gastroenterol. 2007;42:1214–1220.
[76] Iezzi LE, Medeiros BA, Feitosa MR, et al. Association between celiac disease and Crohn's disease – a challenge to the coloproctologist. J Coloproctol. 2012;32(3):329–333.
[77] Kocsis D, Toth Z, Csontos AA, et al. Prevalence of inflammatory bowel disease among coeliac disease patients in a Hungarian coeliac centre. BMC Gastroenterol. 2015;15:141.
[78] Casella G, D'Incà R, Oliva L, et al. Prevalence of celiac disease in inflammatory bowel diseases: An IG-IBD multicentre study. Dig Liver Dis. 2010;42:175–178.
[79] Oxford EC, Nguyen DD, Sauk J, et al. Impact of coexistent celiac disease on phenotype and natural history of inflammatory bowel diseases. Am J Gastroenterol. 2013;108(7):1123–1129.
[80] Lawlor G, Peppercorn MA. New genetic data support an association between celiac disease and inflammatory bowel disease. Inflamm Bowel Dis. 2011;17:E80–1.
[81] Festen EA, Goyette P, Green T, et al. A meta-analysis of genome-wide association scans identifies IL18RAP, PTPN2, TAGAP, and PUS10 as shared risk loci for Crohn's disease and celiac disease. PLoS Genet. 2011;7:e1001283.
[82] Pascual V, Dieli-Crimi R, Lopez-Palacios N, et al. Inflammatory bowel disease and celiac disease: Overlaps and differences. World J Gastroenterol. 2014;20(17):4846–4856.
[83] Bai JC, Maurino E, Martinez C, et al. Abnormal colonic transit time in untreated celiac sprue. Acta Gastroenterol Latinoam. 1995;25:277–284.
[84] Chiarioni G, Bassotti G, Germani U, et al. Gluten-free diet normalizes mouth-to-coecum transit of a caloric meal in adult patients with celiac disease. Dig Dis Sci. 1997;42(10):2100–2105.
[85] Sadik R, Abrahamsson H, Kilander A, Stotzer PO. Gut transit in celiac disease: delay of small bowel transit and acceleration after dietary treatment. Am J Gastroenterol. 2004;99:2429–2436.
[86] Tursi A. Gastrointestinal motility disturbances in celiac disease. J Clin Gastroenterol. 2004;38:642–645.
[87] Pinto-Sanchez MI, Bercik P, Verdu EF. Motility alterations in celiac disease and non-celiac gluten sensitivity. Dig Dis. 2015;33:200–207.
[88] Sadik R, Stotzer PO, Simren M, Abrahamsson H. Gastrointestinal transit abnormalities are frequently detected in patients with unexplained GI symptoms at a tertiary centre. Neurogastroenterol & Motility. 2008;3:197–205.
[89] Verdu EF, Armstrong D, Murray JA. Between celiac disease and irritable bowel syndrome: the 'no man's land' of gluten sensitivity. Am J Gastroenterol. 2009;104:1587–1594.
[90] Fuchs V, Kurppa K, Huhtala H, et al. Factors associated with long diagnostic delay in celiac disease. Scand J Gastroenterol. 2014;49(11):1304–1310.
[91] Reilly NR, Green PHR. Presentation of celiac disease in children and adults. In: Rampertab SD, Mullin GE, eds. Celiac Disease. New York: Humana Press, Springer Science + Business Media; 2014: 95–105.
[92] Leffler DA, Green PHR, Fasano A. Extraintestinal manifestations of coeliac disease. Nat Rev Gastroenterol Hepatol. 2015;12:561–571.
[93] Pinto-Sanchez MI, Bercik P, Verdu EF, Bai JC. Extraintestinal manifestations of celiac disease. Dig Dis. 2015;33:147–154.
[94] Smukalla S, Lebwohl B, Mears JG, Leslie LA, Green PH. How often do hematologists consider celiac disease in iron-deficiency anemia? Results of a national survey. Clin Adv Hematol Oncol. 2014;12:100–105.
[95] Harper JW, Holleran SF, Ramakrishnan R, Bhagat G, Green PH. Anemia in celiac disease is multifactorial in etiology. Am J Hematol. 2007; 82: 996–1000.
[96] Halfdanarson TR, Litzow MR, Murray JA. Hematologic manifestations of celiac disease. Blood. 2007;109:412–421.

[97] Volta U, Caio G, Stanghellini V, De Giorgio R. The changing clinical profile of celiac disease: a 15-year experience (1998–2012) in an Italian referral center. BMC Gastroenterol. 2014;14:194.
[98] Rodrigo-Saez L, Fuentes-Alvarez D, Perez-Martinez I, et al. Differences between pediatric and adult celiac disease. Rev Esp Enferm Dig. 2011;103(5):238–244.
[99] Reilly NR, Aguilar K, Hassid BG, et al. Celiac disease in normal-weight and overweight children: clinical features and growth outcomes following a gluten-free diet. J Pediatr Gastroenterol Nutr. 2011;53:528–531.
[100] Bergamaschi G, Markopoulos K, Albertini R, et al. Anemia of chronic disease and defective erythropoietin production in patients with celiac disease. Haematologica. 2008;93:1785–1791.
[101] Karnam US, Felder LR, Raskin JB. Prevalence of occult celiac disease in patients with iron-deficiency anemia: a prospective study. South Med J 2004;97:30–34.
[102] Grisolano SW, Oxentenko AS, Murray JA, et al. The usefulness of routine small bowel biopsies in evaluation of iron deficiency anemia. J Clin Gastroenterol 2004;38:756–760.
[103] Goddard AF, James MW, McIntyre AS, Scott BB. Guidelines for the management of iron deficiency anaemia. Gut. 2011:60:1309–1316.
[104] Ciacci C, Cirillo M, Giorgetti G, et al. Low plasma cholesterol: a correlate of nondiagnosed celiac disease in adults with hypochromic anemia. Am J Gastroenterol. 1999:94:1888–1891.
[105] Abu Daya H, Lebwohl B, Smukalla S, Lewis SK, Green PH. Utilizing HDL levels to improve detection of celiac disease in patients with iron deficiency anemia. Am J Gastroenterol. 2014;109:769–770.
[106] von Eckardstein A, Assmann G. Störungen im Stoffwechsel der Lipoproteine. In: Schwandt P, Parhofer KG, Hrsg. Handbuch der Fettstoffwechselstörungen. Dyslipoproteineämien und Atherosklerose: Diagnostik, Therapie und Prävention. 3. Auflage. Stuttgart: Schattauer-Verlag; 2006. 112–146.
[107] Nelson EW, Ertan A, Brooks FP, et al. Thrombocytosis in patients with celiac sprue. Gastroenterology. 1976;70;1042–1044.
[108] Carroccio A, Giannitrapani I, Di Prima L, et al. Extreme thrombocytosis as a sign of coeliac disease in the elderly; case report. Europ J Gastroenterol Hepatol. 2002;14:897–900.
[109] Jameson B, Hollsing K, Magnusson S. Copper malabsorption in celiac disease. Sci Total Environ. 1985;42:29–36.
[110] Siniscalchi M, Iovino P, Tortora R, et al. Fatigue in adult coeliac disease. Aliment Pharmacol Ther. 2005;22:489– 494.
[111] Skowera A, Peakman M, Cleare A, et al. High prevalence of serum markers of coeliac disease in patients with chronic fatigue syndrome. J Clin Pathol. 2001;54:335–336.
[112] Rodrigo L, Blanco J, Bobes J, de Serres FJ. Remarkable prevalence of coeliac disease in patients with irritable bowel syndrome plus fibromyalgia in comparison with those with isolated irritable bowel syndrome: a case-finding study. Arthritis Res Ther. 2014;16:421.
[113] Barratt SM, Leeds JS, Sanders DS. Factors influencing the type, timing and severity of symptomatic responses to dietary gluten in patients with biopsy-proven coeliac disease. J Gastrointestin Liver Dis. 2013; 22.
[114] Pulido O, Zarkadas M, Dubois S, et al. Clinical features and symptom recovery on a gluten-free diet in Canadian adults with celiac disease. Can J Gastroenterol. 2013;27:449–453.
[115] Hallert C, Astrøm J, Sedvall G. Psychic disturbances in adult coeliac disease. Scand J Gastroenterol. 1982;17:25–28.
[116] Zingone F, Siniscalchi M, Capone P, et al. The quality of sleep in patients with coeliac disease. Aliment Pharmacol Ther. 2010;32:1031–1036.
[117] Ciacci C, Iavarone A, Mazzacca G, De Rosa A. Depressive symptoms in adult coeliac disease. Scand J Gastroenterol. 1998;33:247–250.

[118] Vaitl D, Stouthamer-Geisel F. Die Zöliakie – eine psychosomatisch fehleingeschätzte Störung. Münch med Wschr. 1992;134:370–375.
[119] Addolorato G, Capristo E, Ghittoni G, et al. Anxiety but not depression decreases in coeliac patients after one-year glutenfree diet: a longitudinal study. Scand J Gastroenterol. 2001;36:502–506.
[120] Häuser W, Janke KH, Klump B, et al. Anxiety and depression in adult patients with celiac disease on a gluten-free diet. World J Gastroenterol. 2010;16:2780.
[121] Van Hees NJ, Van der Does W and Giltay EJ. Coeliac disease, diet adherence and depressive symptoms. J Psychosom Res. 2013;74:155–160.
[122] Fera T, Cascio B, Angelini G, Martini S, Guidetti CS. Affective disorders and quality of life in adult coeliac disease patients on a gluten-free diet. Eur J Gastroenterol Hepatol. 2003;15:1287–1292.
[123] Häuser W, Gold J, Stein J, Caspary WF, Stallmach A. Health-related quality of life in adult coeliac disease in Germany: results of a national survey. Eur J Gastroenterol Hepatol. 2006;18(7):747–754.
[124] Zingone F, Swift GL, Card TR, et al. Psychological morbidity of celiac disease: A review of the literature. United European Gastroenterology Journal. 2015;3(2):136–145.
[125] Addolorato G, De Lorenzi G, Abenavoli L, et al. Psychological support counselling improves gluten-free diet compliance in coeliac patients with affective disorders. Aliment Pharmacol Ther. 2004;20:777–782.
[126] Bianchi, ML, Bardella MT. Bone in celiac disease. Osteoporos Int. 2008;19:1705–1716.
[127] Mazure R, Vazquez H, Gonzalez D, et al. Bone mineral affection in asymptomatic adult patients with celiac disease. Am J Gastroenterol 1994; 89: 2130–2134.
[128] Valdimarsson T, Toss G, Ross I, Lofman O, Strom M. Bone mineral density in coeliac disease. Scand J Gastroenterol. 1994;29:457–461.
[129] Lebwohl B, Michaelsson K, Green PH, Ludvigsson JF. Persistent mucosal damage and risk of fracture in celiac disease. J Clin Endocrinol Metab. 2014;99:609–616.
[130] Thomason K, West J, Logan RF, Coupland C, Holmes GK. Fracture experience of patients with coeliac disease: a population based survey. Gut. 2003;52:518–522.
[131] Logan R, West J. Risk of fracture in coeliac disease. Gut. 2003;52:1532.
[132] Jafri MR, Nordstrom CW, Murray JA, et al. Long-term fracture risk in patients with celiac disease: a population-based study in Olmsted County, Minnesota. Dig Dis Sci. 2008;53:964–971.
[133] Moreno ML, Vazquez H, Mazure R, et al. Stratification of bone fracture risk in patients with celiac disease. Clin Gastroenterol Hepatol. 2004;2:127–134.
[134] Corazza GR, Di Sario A, Cecchetti L, et al. Bone mass and metabolism in patients with celiac disease. Gastroenterology. 1995;109:122–128.
[135] Di Stefano M, Jorizzo RA, Veneto G, et al. Bone mass and metabolism in dermatitis herpetiformis. Dig Dis Sci. 1999;44:2139–2143.
[136] Larussa T, Suraci E, Nazionale I, et al. Bone mineralization in celiac disease. Gastroenterol Res Pract. 2012;2012:198025.
[137] Lucendo AJ, García-Manzanares A. Bone mineral density in adult coeliac disease: An updated review. Rev Esp Enferm Dig. 2013;105:154–162.
[138] Sugai E, Cherñavsky A, Pedreira S, et al. Bone-specific antibodies in sera from patients with celiac disease: characterization and implications in osteoporosis. J Clin Immunol. 2002;22:353–362.
[139] Riches PL, McRorie E, Fraser WD, et al. Osteoporosis associated with neutralizing autoantibodies against osteoprotegerin. N Engl J Med. 2009;361:1459–1465.
[140] Larussa T, Suraci E, Nazionale I, et al. No evidence of circulating autoantibodies against osteoprotegerin in patients with celiac disease. World J Gastroenterol. 2012;18(14):1622–1627.

[141] Meyer D, Stavropolous S, Diamond B, Shane E, Green PH. Osteoporosis in a north american adult population with celiac disease. Am J Gastroenterol 2001; 96:112–119.
[142] Kumar M, Rastogi A, Bhadada SK, et al. Effect of zoledronic acid on bone mineral density in patients of celiac disease: a prospective, randomized, pilot study. Indian J Med Res. 2013;138:882–887.
[143] Ghozzi M, Sakly W, Mankaï A, et al. Screening for celiac disease, by endomysial antibodies, in patients with unexplained articular manifestations. Rheumatol Int. 2014;34:637–642.
[144] Bourne JT, Kumar P, Huskisson EC, et al. Arthritis and coeliac disease. Ann Rheum Dis. 1985;44:592–598.
[145] Usai P, Boi MF, Piga M, et al. Adult celiac disease is frequently associated with sacroiliitis. Dig Dis Sci. 1995;40:1906–1908.
[146] Lubrano E, Ciacci C, Ames PR, et al. The arthritis of coeliac disease: prevalence and pattern in 200 adult patients. Br J. Rheumatol. 1996;35:1314–1318.
[147] Mäki M, Hallström O, Verronen P, et al. Reticulin antibody, arthritis, and coeliac disease in children. Lancet. 1988;1:479–480.
[148] Lepore L, Martelossi S, Pennesi M, et al. Prevalence of celiac disease in patients with juvenile chronic arthritis. J Pediatr. 1996;129:311–313.
[149] George EK, Hertzbergerten Cate R, van Suijlekom-Smit LW, et al. Juvenile chronic arthritis and coeliac disease in The Netherlands. Clin Exp Rheumatol. 1996;14:571–575.
[150] Fry L. Dermatitis herpetiformis. Bailliere's Clinical Gastroenterology. 1995;9:371–393.
[151] Bolotin D, Petronic-Rosic V. Dermatitis herpetiformis. Part I. Epidemiology, pathogenesis, and clinical presentation. J Am Acad Dermatol. 2011;64:1017–1026.
[152] Clarindo MV, Possebon AT, Soligo EM, et al. Dermatitis herpetiformis: pathophysiology, clinical presentation, diagnosis and treatment. An Bras Dermatol. 2014;89(6):865–877.
[153] Ludvigsson JF, Lindelof B, Zingone F, Ciacci C. Psoriasis in a nationwide cohort study of patients with celiac disease. J Invest Dermatol. 2011;131:2010–2016.
[154] Michaëlsson G, Gerdén B, Hagforsen E, et al. Psoriasis patients with antibodies to gliadin can be improved by a gluten-free diet. Br J Dermatol. 2000;142:44–51.
[155] Woo WK, Mcmillan SA, Watson RGP, et al. Coeliac disease-associated antibodies correlate with psoriasis activity. Br J Dermatol. 2004;151:891–894.
[156] Collin P, Reunala T. Recognition and management of the cutaneous manifestations of celiac disease: a guide for dermatologists. Am J Clin Dermatol. 2003;4:13–20.
[157] Humbert P, Pelletier F, Dreno B, Puzenat E, Aubin F. Gluten intolerance and skin diseases. Europ J Dermatol. 2006;16:4–11.
[158] Caproni M, Bonciolini V, D'Errico A, Antiga E, Fabbri P. Celiac disease and dermatologic manifestations: many skin clue to unfold gluten-sensitive enteropathy. Gastroenterol Res Pract. 2012;2012:952753.
[159] Bonciolini V, Antiga E, Fabbri P, Caproni M. Skin manifestations of celiac disease: not always dermatitis herpetiformis. Int J Dermatol. 2014;53:e352-e353.
[160] Theethira TG, Dennis M, Leffler DA. Nutritional consequences of celiac disease and the gluten-free diet. Expert Rev Gastroenterol Hepatol. 2014;8:123–129.
[161] Ferguson R, Basu MK, Asquith P, et al. Jejunal mucosal abnormalities in patients with recurrent aphthous ulceration. Br Med J. 1976;1:11–13.
[162] Bucci P, Carile F, Sangianantoni A, et al. Oral aphthous ulcers and dental enamel defects in children with coeliac disease. Acta Paediatr. 2006;95:203–207.
[163] Campisi G, Di Liberto C, Carroccio A, et al. Coeliac disease: oral ulcer prevalence, assessment of risk and association with gluten-free diet in children. Dig Liver Dis. 2008;40:104–107.
[164] Shakeri R, Zamani F, Sotoudehmanesh R, et al. Gluten sensitivity enteropathy in patients with recurrent aphthous stomatitis. BMC Gastroenterol. 2009;9:44.

[165] Yasar S, Yasar B, Abut E, Asiran Serdar Z. Clinical importance of celiac disease in patients with recurrent aphthous stomatitis. Turk J Gastroenterol. 2012;23:14–18.
[166] Campisi G, Di Liberto C, Iacono G, et al. Oral pathology in untreated coelic disease. Aliment Pharmacol Ther. 2007;26:1529–1536.
[167] Pastore L, Carroccio A, Compilato D, et al. Oral manifestations of celiac disease. J Clin Gastroenterol. 2008;42(3):224–32.
[168] Costacurta A, Maturo P, Bartolino M, Docimo R. Oral manifestations of coelic disease. A clinical-statistic study. Oral & Implantology. 2010; 3: 12–19.
[169] Rashid M, Zarkadas M, Anca A, Limeback H. Oral Manifestations of Celiac Disease: A Clinical Guide for Dentists. J Can Dent Assoc. 2011;77:b39
[170] Corazza GR, Ginaldi L, Zoli G, et al. Howell-Jolly body counting as a measure of splenic function. A reassessment. Clin Lab Haematol. 1990;12:269–275.
[171] Sabatino A, Rosado MM, Cazzola P, et al. Splenic hypo-function and the spectrum of autoimmune and malignant complications in celiac disease. Clin Gastroenterol Hepatol. 2006;4:179–186.
[172] Thomas HJ, Wotton CJ, Yeates D, et al. Pneumococcal infection in patients with coeliac disease. Eur J Gastroenterol Hepatol. 2008;20:624–628.
[173] Ludvigsson JF, Olen O, Bell M, Ekbom A, Montgomery SM. Coeliac disease and risk of sepsis. Gut. 2008;57:1074–1080.
[174] Corazza GR, Frisoni M, Vaira D, Gasbarrini G. Effect of gluten-free diet on splenic hypofunction of adult coeliac disease. Gut. 1983;24:228–230.
[175] Di Sabatino A, Brunetti L, Carnevale Maffè G, Giuffrida P, Corazza GR. Is it worth investigating splenic function in patients with celiac disease? World J Gastroenterol. 2013;19(15):2313–2318.
[176] Heininger U, van der Linden M. Pneumokokken. In Spiess H, Heininger U, Jilg W, Hrsg. Impfkompendium, 8. Auflage. Stuttgart: Georg Thieme Verlag; 2015. 242–249.
[177] Groll A, Candy DC, Preece MA, et al. Short stature as the primary manifestation of coeliac disease. Lancet. 1980;2:1097–9.

3.6 Assoziierte Erkrankungen

3.6.1 Assoziation – Zufall oder gemeinsame Pathogenese?

Einige Erkrankungen kommen bei Patienten mit Zöliakie häufiger vor als bei Personen der Allgemeinbevölkerung [1–15]. Zum Teil ist ein gemeinsames Vorkommen nur in einzelnen kleinen Fallserien beschrieben [16], z. T. ist der Zusammenhang in größeren Populationsstudien statistisch signifikant gesichert [17]. Die Gretchenfrage, ob eine Assoziation auf Gemeinsamkeiten in der Pathogenese beruht oder zufällig ist, ist nur in wenigen Fällen sicher geklärt. Am Beispiel von Hautmanifestationen bei Zöliakie und der Darstellung in Tabelle 3.6.1.1 soll auf vermutete pathogenetische Zusammenhänge eingegangen werden [18,19].

Die Dermatitis herpetiformis ist eine kutane Manifestation der Zöliakie und betrifft 17 % der Zöliakie-Patienten. Meist wird über die Abklärung der Dermatitis herpetiformis die Zöliakie festgestellt. Nur bei 4 % der Patienten mit DH war etliche Jahre zuvor eine Zöliakie festgestellt worden und eine glutenfreie Ernährung initiiert worden, die jedoch im Laufe der Jahre fallengelassen oder nur noch halbherzig

Tab. 3.6.1.1: Hauterkrankungen, die mit einer Zöliakie assoziiert sind, und vermutete Zusammenhänge (nach Humbert et al. [18] und Caproni et al. [19]).

	bewiesene Assoziation	Besserung durch glutenfreie Diät und/oder serolog. Marker z. T. nachweisbar	zufällige Assoziation (sporadische Fallberichte)
autoimmune Erkrankung	Dermatitis herpetiformis	Alopecia areata kutane Vaskulitis	IgA lineare Dermatosis Dermatomyositis Lupus erythematosus Vitiligo, Lichen slerosus
allergische Erkrankung		Urticaria atopische Dermatitis	Prurigo nodularis
entzündliche Erkrankung		Psoriasis	palmoplantare Pustolosis Pytiriasis rubra pilaris Erythroderma
verschiedene Erkrankungen		orale Mukosa: chronische ulzerative Stomatitis	necrolytic migratory erythema kutane Amyloidose Erythema anulare partielle Lipodystrophie erworbene Cutis laxa Ichthyosis transverse Leukonychie

praktiziert worden war. Eine strikte glutenfreie Ernährung führte nach durchschnittlich 6 Monaten zur Besserung der Hauteffluoreszenzen [20]. Wie bei der Darstellung der Dermatitis herpetiformis (Kapitel 5.1) erläutert, besteht der pathogenetische Zusammenhang zwischen Zöliakie und DH in der gemeinsamen genetischen Prädisposition (HLA-DQ2 und -DQ8) und in der Bildung von Autoantikörpern gegen die Gewebstransglutaminase, im Falle der Zöliakie gegen die Gewebstransglutaminase des Darms (TG2), im Falle der Dermatitis herpetiformis gegen die Gewebstransglutaminase der Haut (TG3), beides Isoenzyme in der Familie der Transglutaminasen. Die Diagnostik beider Erkrankungen beginnt mit einer serologischen Bestimmung der IgA-anti-tTG-Antikörper. Bei diskrepanten Befunden zwischen Serologie und Biopsie (im Falle der Zöliakie der Dünndarmschleimhaut, im Falle der Dermatitis herpetiformis primär der Haut), kann das weitere Vorgehen vom Ergebnis einer Bestimmung von HLA-DQ2 und HLA-DQ8 abhängig gemacht werden. Sind HLA-DQ2 und -DQ8 negativ, sind sowohl eine Zöliakie als auch eine Dermatitis herpetiformis so gut wie ausgeschlossen (siehe Abb. 3.6.1.1 [21]).

Während die Assoziation zwischen Zöliakie und Dermatitis herpetiformis gesichert ist, sind die Zusammenhänge mit allergischen Hauterkrankungen wie z. B. der chronischen Urticaria oder entzündlichen Hauterkrankungen wie z. B. der Psoriasis weniger gut geklärt. Anhaltspunkte dafür, dass einer Assoziation eine pathogenetische Bedeutung zukommen könnte, beruhen auf einem Nachweis von Anti-

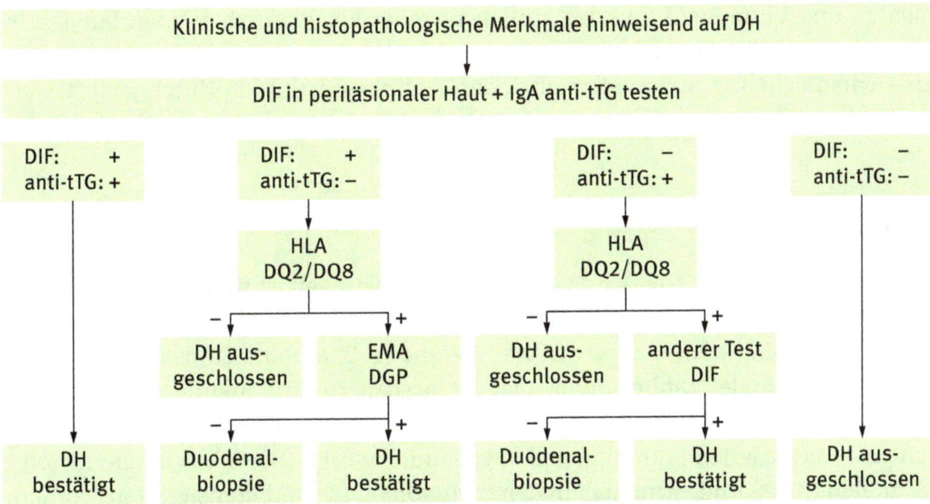

Abb. 3.6.1.1: Diagnostischer Algorhitmus zur Abklärung einer Dermatitis herpetiformis (nach Caproni et al. [19]).

körpern gegen Gliadin oder einer Besserung unter glutenfreier Ernährung [18,19]. Gibt es für beides keine Hinweise, dürfte die Assoziation eher zufällig sein.

Ähnlich wie bei der DH gilt auch der Zusammenhang zwischen Zöliakie und Gluten-Ataxie als weitgehend gesichert. Bei einigen Subgruppen cerebellärer Ataxie findet man in Biopsien der Dünndarmschleimhaut für eine Zöliakie charakteristische feingewebliche Veränderungen oder es liegt eine subklinische Zöliakie mit eher diskreteren histologischen Veränderungen (milde Enteropathie / Marsh-Stadium 1 [2]) vor (siehe Diskussion im Kapitel 5.2. Gluten-Ataxie und andere neurologische Erkrankungen).

In der Literatur beschriebene Assoziationen verschiedener Krankheiten mit der Zöliakie beruhen zum Teil auf dem Nachweis von Gliadin-Antikörpern im Blut (AGA). Während die AGA in der Diagnostik der Zöliakie heutzutage keine Rolle mehr spielen, erleben sie eine gewisse Renaissance in der Diagnostik der *non-celiac gluten sensitivity* NCGS) / Weizensensitivität [22–29], über deren Pathogenese derzeit noch wenig bekannt ist. Es ist daher wahrscheinlich, dass bei (mit Gluten-Konsum) assoziierten Erkrankungen künftig besser zwischen einer Assoziation mit einer gesicherten Zöliakie oder einer Assoziation mit der Weizensensitivität unterschieden werden muss und dass letzterer Assoziation möglicherweise andere Mechanismen wie z. B. Stimulierung des angeborenen Immunsystems [30] oder Bindung immunogener Gliadin-Peptide an den Glutamat-Rezeptor [31] zugrunde liegen (siehe Kapitel 5.3 *non-celiac gluten sensitivity* NCGS) / Weizensensitivität).

Bei manchen Hauterkrankungen [19], aber auch bei etlichen neurologischen Erkrankungen und ihrer Assoziation zur Zöliakie, muss immer auch an die Möglichkeit einer sekundären Verursachung (durch Mangel an Mineralien, Spurenelementen und Vitaminen) und des Vorliegens einer Folgekrankheit einer langjährig unentdeckten Zöliakie gedacht werden und bei Nachweis von Mangelsituationen eine entsprechende Spurenelement- oder Vitaminsubstitution durchgeführt werden.

3.6.2 Spektrum der mit Zöliakie assoziierten Erkrankungen

Das Spektrum der mit Zöliakie assoziierten Erkrankungen ist weit und im Laufe der Jahrzehnte größer geworden [1–15], was zum Teil mit darauf zurückzuführen ist, dass dieselbe Erkrankung bzw. derselbe Befund (z. B. erhöhte Transaminasen) mal als extraintestinale Manifestation, mal als assoziierte Erkrankung (z. B. Autoimmunhepatitis) aufgeführt wird. Entsprechend ist einiges, was von manchen Autoren unter assoziierten Erkrankungen abgehandelt wird, weiter oben unter gastrointestinalen (3.5.3) und extraintestinalen Symptomen (3.5.4) bereits erörtert worden.

In der Literatur gehäuft mit einer Zöliakie assoziierten Erkrankungen sind summarisch in Tabelle 3.6.2.1 aufgelistet [1–15]. Bei Erkrankungen mit gesicherter und wahrscheinlicher Assoziation sind Screeninguntersuchungen auf Zöliakie (Bestimmungen von IgA und IgA-anti-tTG-Ak) als aktives *case-finding* sinnvoll.

Eine wichtige Gruppe von Erkrankungen, die häufig mit einer Zöliakie assoziiert sind, sind **Autoimmunerkrankungen** [32–36] wie z. B. **Hashimoto-Thyreoiditis** [37–39] und Typ 1 Diabetes mellitus [40,41]. Bei Patienten mit insulinpflichtigem Diabetes mellitus findet man in ca. 5 % eine Zöliakie [32,41], in der Immunpathogenese beider Erkrankungen gibt es genetisch bedingte Überschneidungen [42].

Eine lange bekannte Assoziation besteht zwischen Zöliakie und **Immunglobulin-A-Mangel.** Ein selektiver IgA-Mangel stellt den häufigsten primären Immunmangel bei Personen kaukasischen Ursprungs dar und kommt – einem älteren Review zufolge – bei 5 % der Zöliakie-Patienten vor [43] und ist damit bei Zöliakie-Patienten 5-fach häufiger als in der Allgemeinbevölkerung. Aktuelleren Übersichten

Tab. 3.6.2.1: Krankheiten, die mit einer Zöliakie assoziiert sind, differenziert nach gesicherter, wahrscheinlicher und möglicher Assoziation (Diskussion im Text).

gesicherte Assoziation zahlreiche Publikationen	wahrscheinl. Assoziation etliche Publikationen	mögliche Assoziation nur einzelne Fallberichte
Dermatitis herpetiformis insulinpflichtiger Diabetes mellitus Immunglobulin-A-Mangel Hypoplasie u. Atrophie der Milz Lymphom Dünndarmtumor	Autoimmunthyreoiditis Asthma, atopische Erkrank. Sjögren-Syndrom Speiseröhren- und Pharynxkrebs Epilepsie mit Verkalkungen im Gehirn	M. Addison Colitis ulcerosa, M. Crohn Sarkoidose primär biliäre Zirrhose Autoimmunhepatitis rheumatoide Arthritis, LE Alopecia areata Vitiligo

Tab. 3.6.2.2: Literaturangaben zur Frequenz der mit Zöliakie assoziierten Erkrankungen.

Erkrankung	geschätzte Frequenz (%)
Typ 1 Diabetes mellitus	2–7,8
Autoimmunthyreoiditis	5–5,8
IgA-Mangel	2–2,6
Sjögren-Syndrom	3,3
Primär biliäre Zirrhose	3
Osteoporose	3,3
Epilepsie	2,3
unklare neurologische Erkrankungen	17

zufolge liegt die Zöliakie-Prävalenz bei IgA-Mangel [44–50] bei durchschnittlich 8 % [45], bei einer weiten Streuung zwischen 6,7 % in der größten Studie mit 2.495 Persoenen [47] und 20,6 % in der kleinsten Studie mit 63 Personen [48]. Da ein Screening auf Zöliakie meist mittels Bestimmung der IgA-anti-tTG-Antikörper erfolgt muss ein selektiver IgA-Mangel ausgeschlossen werden, da sonst bei falsch-negativem Testergebnis eine Zöliakie nicht erkannt werden kann [44,49,50]. IgG-anti-tTG-Antikörper-Bestimmungen sind bei Patienten mit IgA-Mangel besser zum Screening auf Zöliakie geeignet als IgG-Antikörper gegen deaminierte Gliadin-Peptide (DGP) [44].

Patienten mit IgA-Mangel haben gehäuft entzündliche Darmerkrankungen und parasitäre Erkrankungen, insbesondere eine Lambliasis, die histologische Veränderungen wie bei einer Zöliakie verursachen kann und differenzialdiagnostisch bei der Interpretation einer Zottenatrophie berücksichtigt werden muss. Auch andere **Immunmangelsyndrome** wie z. B. der *common variable immunodeficiency* (CVID) sind häufig mit einer Zöliakie assoziiert, die Zöliakie-Prävalenz bei CVID liegt bei 9,2 % [45].

Patienten mit primär biliärer Zirrhose (PBC) haben in ca. 3 % der Fälle eine Zöliakie [2,33,34]. Assoziationen einer Zöliakie mit anderen Autoimmunerkrankungen wie Lupus erythematodes, Sarkoidose, Autoimmunhepatitis u. a. m. sind seltener. Bei Patienten mit umschriebenem Haarausfall (Alopecia areata) liegen nur einzelne Fallberichte vor [16,19].

Nicht nur bei Autoimmunerkrankungen ist ein serologisches Screening auf Zöliakie ratsam, sondern z. B. auch bei der **Abklärung erhöhter Transaminasen** [51–53]. Auch in der Abklärung mäßiggradig **erhöhter Amylase- oder Lipasewerte** bei ansonsten asymptomatischen Patienten sollte an eine Zöliakie gedacht und entsprechende serologische Untersuchungen veranlasst werden. Carroccio et al. [54] fanden bei 90 erwachsenen und 112 pädiatrischen Patienten mit Zöliakie in 29 bzw. 26 % erhöhte Werte für Amylase und/oder Lipase, die sich unter einjähriger glutenfreier Ernährung in nahezu allen Fällen normalisierten. Neben diesen, mit einer Zöliakie assoziierten Erkrankungen, die auf eine glutenfreie Ernährung ansprechen, gibt es andere Erkrankungen wie z. B. PBC oder Sarkoidose, die auf eine glutenfreie Ernährung nicht ansprechen.

Unter angeborenen Erkrankungen sind das **Down-Syndrom, das Turner- und das Williams-Beuren-Syndrom** mit einer Zöliakie assoziiert [55–58].

3.6.3 Dauer der Schleimhautschädigung und Häufigkeit assoziierter Erkrankungen

Ventura et al. [59] fanden bei 35 % der Patienten, bei denen die Zöliakie im Alter über 20 Jahren festgestellt wurde, assoziierte Autoimmunerkrankungen, dagegen nur bei 5 % der Patienten, bei denen die Zöliakie im Alter von < 2 Jahren festgestellt wurde und die sich seitdem glutenfrei ernährten. Ihre These, dass eine lange unerkannte und unbehandelte Zöliakie zu anderen Autoimmunkrankheiten prädisponiert, konnte jedoch in Untersuchungen einer anderen italienischen Arbeitsgruppe nicht bestätigt werden [60]. In einer schwedischen Kohorten-Studie hatten Patienten unter 30 Jahren mit bioptisch gesicherter Zöliakie und Typ 1 Diabetes mellitus im Langzeitverlauf ein erhöhtes Risiko für Autoimmunerkrankungen der Schilddrüse [61]. Bei Verwandten von Patienten mit Zöliakie findet sich eine gegenüber der Allgemeinpopulation erhöhte Rate an Autoimmunerkrankungen [62], was für eine mögliche Rolle eines Barrieredefekts der Dünndarmschleimhaut als prädisponierender Faktor in der Genese von Autoimmunerkrankungen sprechen könnte [63–65].

3.6.4 Störungen der Fertilität und Schwangerschaftskomplikationen

Störungen der Fertilität werden selten von Patienten als Symptom geklagt, sie müssen eher gezielt erfragt werden. Bei Frauen mit Zöliakie sind späte Menarche, Amenorrhoe, frühe Menopause, Unfruchtbarkeit und spontane Aborte häufiger als bei gesunden Frauen [66,67]. Männer mit Zöliakie sind häufig impotent, haben eine reduzierte sexuelle Aktivität und sind häufiger unfruchtbar [68].

Eine unbehandelte Zöliakie kann Ursache für Aborte, Schwangerschaftskomplikationen und intrauterine Wachstumsverzögerungen sein [66–68]. In der Studie von Ciacci et al. [69] hatten Frauen mit nicht festgestellter Zöliakie ein 8,9-fach höheres Risiko multipler Fehlgeburten und untergewichtiger Babies im Vergleich zu Zöliakie-Patientinnen unter glutenfreier Diät. Erhöhte Schwangerschaftsrisiken bei Zöliakie-Patientinnen können durch Einhalten einer glutenfreien Ernährung normalisiert werden [70]. Martellini et al. [67] screenten 845 schwangere Frauen und fanden bei 12 eine Zöliakie – 3, bei denen eine Zöliakie viele Jahre früher festgestellt worden war, die aber seit Jahren keine Diät mehr einhielten, und 9, bei denen die Zöliakie im Rahmen des Screenings erstmals festgestellt und bioptisch bestätigt wurde. 7 der 12 Frauen hatten Schwangerschaftsprobleme: 5 (41 %) hatten

Untergewicht und 3 (25 %) eine vorzeitige Entbindung. Unter den Multiparae hatten 4 von 5 mindestens eine Fehlgeburt, 2 hatten zwei oder mehr Fehlgeburten. Das durchschnittliche Geburtsgewicht lag bei den Säuglingen der Zöliakie-Patienten mit 2.601 g deutlich niedriger als bei den Kontrollen (3.164 g) [67]. Von den 11 nachbeobachteten Zöliakie-Patientinnen hatten 8 unter glutenfreier Ernährung eine weitere Schwangerschaft, die bei 7 problemlos verlief.

Collin et al. [71] untersuchten 150 Frauen mit Infertilität mittels Retikulin- und Gliadin-Antikörper und fanden bei 4 eine Zöliakie (2,7 %) im Vergleich zu 0 von 150 in der Kontrollgruppe. Diese 4 Patientinnen fielen alle in die Untergruppe mit unklarer Infertilität (4 von 98 = 4,1 %). Im Gegensatz zu anderen Autoren fanden sie jedoch bei 50 Frauen mit Fehlgeburten keine, die eine Zöliakie hatte. Greco et al. [72] fanden unter 5.055 untersuchten Schwangeren bei 51 eine bis dato nicht bekannte Zöliakie. Zusammen mit 12 bekannten Zöliakie-Patientinnen ergab sich eine Prävalenzrate von 1 : 80. Bei den serologisch positiven Zöliakie-Patientinnen fand sich kein exzessiv erhöhtes Risiko für Fehlgeburt, frühzeitige Geburt, Untergewicht oder intrauterine Wachstumsstörungen. Auch Tata et al. [73] fanden insgesamt kein erhöhtes Risiko für Schwangerschaftskomplikationen bei Zöliakie-Patientinnen. Aus einer *General Practice Databasis* ermittelten sie für den Zeitraum 6/1987 bis 4/2002 1.521 Frauen mit bekannter Zöliakie und verglichen sie mit 7.732 gleichaltrigen Frauen, die in denselben Arztpraxen betreut wurden, ohne Zöliakie. Die altersspezifische Fruchtbarkeitsrate ergab zwar bei Zöliakie-Patientinnen in jüngeren Alter eine niedrigere Fruchtbarkeit, bei Zöliakie-Patientinnen in höherem Alter jedoch eine erhöhte Fruchtbarkeit – letzteres unabhängig davon, ob die Zöliakie-Patientinnen sich glutenfrei ernährten oder nicht. Das Risiko einer Kaiserschnitt-Entbindung war bei Patientinnen mit Zöliakie 1,33-fach und das Risiko einer Fehlgeburt 1,31-fach erhöht. Die Risiken für assistierte Entbindung, Präeklampsie, postpartale Blutung, ektope Schwangerschaft und Geburtseinleitung waren ähnlich [73].

Aus dem 1973 etablierten schwedischen Geburtsregister ermittelten Ludvigsson et al. [74] die Daten von 2.078 Geburten von Frauen mit Zöliakie und verglichen sie mit den Daten von 2,8 Millionen Geburten von Frauen ohne Zöliakie. Bei den 2.078 Patientinnen mit Zöliakie war die Diagnose bei 1.149 vor der Geburt gestellt worden, bei 929 Frauen jedoch erst Jahre nach der Entbindung. Frauen mit zum Zeitpunkt der Entbindung noch nicht festgestellter Zöliakie brachten Säuglinge mit einem im Mittel 170 g niedrigerem Geburtsgewicht zur Welt und hatten häufiger Babies mit einem niedrigen Geburtsgewicht (< 2.500 g) oder sehr niedrigem Geburtsgewicht (< 1.500 g) [74]. Die Schwangerschaftsdauer war bei Frauen mit zum Zeitpunkt der Entbindung noch nicht festgestellter Zöliakie kürzer als bei gesunden Frauen. Auch das Risiko einer frühzeitigen Geburt und das Risiko eines niedrigen Plazentagewichtes waren erhöht. Bei Frauen, bei denen eine Zöliakie vor der Schwangerschaft bekannt war und die eine glutenfreie Ernährung einhielten, traten deutlich weniger Komplikationen auf [74].

Literatur

[1] Howdle PD, Losowsky MS. Coeliac disease in adults.In: Marsh MN, ed. Coeliac Disease. London/Edinburgh/Boston: Blackwell Scientific Publications; 1992. pp. 49–80.
[2] Collin P, Mäki M. Associated disorders in coeliac disease: clinical aspects. Scand J Gastroenterol. 1994;29:769–775.
[3] Corazza GR., Gasbarrini G. Coeliac disease in adults. In: Howdle PD, ed. Coeliac Disease. Bailliere's Clinical Gastroenterology. 1995;9:329–350.
[4] Ciclitira P. AGA technical review on celiac sprue. Gastroenterology. 2001;120:1526–1540.
[5] Dewar DH, Ciclitira PJ. Clinical features and diagnosis of celiac disease. Gastroenterology 2005; 128: S19 – S24.
[6] Mulder CJJ, Cellier C. Coeliac disease: changing views. Best Practice & Research Clinical Gastroenterology. 2005;19:313–321.
[7] Green HP. The many faces of celiac disease: clinical presentation of celiac disease in the adult population. Gastroenterology. 2005;128:S74 – S78.
[8] van Heel DA, West J. Recent advances in celiac disease. Gut. 2006;55:1037–1046.
[9] Rostom A, Murray JA, Kagnoff MF. American Gastroenterological Association (AGA) Institute Technical review on the diagnosis and management of celiac disease. Gastroenterology. 2006;131:1981–2002.
[10] Green PHR, Cellier C. Medical Progress: Celiac disease. New Engl J Med. 2007;357:1731–1743.
[11] Fasano A, Catassi C. Clinical practice. Celiac disease. N Engl J Med. 2012;367:2419–2426.
[12] Rubio-Tapia A, Hill ID, Kelly CP, et al. ACG clinical guidelines: diagnosis and management of celiac disease. Am J Gastroenterol. 2013;108:656–677.
[13] Ludvigsson JF, Bai JC, Biagi F, et al. Diagnosis and management of adult coeliac disease: guidelines from the British Society of Gastroenterology. Gut. 2014;0:1–20.
[14] Felber J, Aust D, Baas S, et al. Ergebnisse einer S2k-Konsensuskonferenz der Deutschen Gesellschaft für Gastroenterologie, Verdauungs- und Stoffwechselkrankheiten (DGVS) gemeinsam mit der Deutschen Zöliakie-und Weizensensitivität. Z Gastroenterol. 2014;52:711–743.
[15] Kelly CP, Bai JC, Liu E, Leffler DA. Advances in diagnosis and management of celiac disease. Gastroenterology. 2015;148(6):1175–86.
[16] Corazza GR, Andreani ML, Venturo N, et al. Celiac disease and alopecia areata: report of a new association, Gastroenterology. 1995;109(4):1333–1337.
[17] Ludvigsson JF, Lindelof B, Zingone F, Ciacci C. Psoriasis in a nationwide cohort study of patients with celiac disease. J Invest Dermatol 2011;131: 2010–2016.
[18] Humbert P, Pelletier F, Dreno B, Puzenat E, Aubin F. Gluten intolerance and skin diseases. Europ J Dermatol. 2006;16:4–11.
[19] Caproni M, Bonciolini V, D'Errico A, Antiga E, Fabbri P. Celiac disease and dermatologic manifestations: many skin clue to unfold gluten-sensitive enteropathy. Gastroenterol Res Pract. 2012;2012:952753.
[20] Salmi TT, Hervonen K, Kurppa K, et al. Celiac disease evolving into dermatitis herpetiformis in patients adhering to normal or gluten-free det. Scand J Gastroenterol. 2015;50(4):387–92.
[21] Antiga E, Caproni M. The diagnosis and treatment of dermatitis herpetiformis. Clinical, Cosmetic and Investigational Dermatology. 2015;8:257–265.
[22] Sapone A, Bai JC, Ciacci C, et al. Spectrum of gluten-related disorders: Consensus on a new nomenclature and classification. BMC Med. 2012;10:13.
[23] Catassi C, Bai JC, Bonaz B, et al. Non-coeliac gluten sensitivity: the new frontier of gluten related disorders. Nutrients. 2013;5:3839–53.
[24] Ludvigsson JF, Leffler DA, Bai JC, et al. The Oslo definitions for coeliac disease and related terms. Gut. 2013;62:43–52.
[25] Volta U, Caio G, Tovoli F, De Giorgio R. Non-celiac gluten sensitivity: questions still to be answered despite increasing awareness. Cellular & Molecular Immunology. 2013;10:383–92.

[26] Kabbani TA, Vanga RR, Leffler DA, et al. Celiac disease or non-celiac gluten sensitivity? An approach to clinical differential diagnosis. Am J Gastroenterol. 2014;109:741–746.
[27] Carrochio A, Giovambattista R, Mansueto P. Non-celiac wheat sensitivity is a more appropriate label than non-celiac gluten sensitivity. Gastroenterology. 2014;146:320–321.
[28] Molina-Infante J, Santolaria S, Sanders DS, Fernandes-Banares F. Systematic review: noncoeliac gluten sensitivity. Aliment Pharmacol Ther. 2015;41:807–820.
[29] Fasano A, Sapone A, Zevallos V, Schuppan D. Noncoeliac gluten sensitivity. Gastroenterology. 2015;148(6):1195–1204.
[30] Uhde M, Ajamian M, Caio G, et al. Intestinal cell damage and systemic immune activation in individuals reporting sensitivity to wheat in the absence of coeliac disease. Gut. 2016;65:1930–1937.
[31] Garcia-Quintanilla A, Miranzo-Navarro D. Extraintestinal manifestations of celiac disease: 33–mer gliadin binding to glutamate receptor GRINA as a new explanation. Bioessays. 2016;38(5):427–39.
[32] Dube C, Rostom A, Sy R, et al. The prevalence of celiac disease in average-risk and at-risk western European populations: a systematic review. Gastroenterology. 2005;128:57–67.
[33] Fasano A. Systemic autoimmune disorders in celiac disease. Curr Opin Gastroenterol. 2006;22:674–679.
[34] Barton SH, Murray JA. Celiac disease and autoimmunity in the gut and elsewhere. Gastroenterol Clin N Am. 2008;37:411–428.
[35] Denham JM, Hill ID. Celiac disease and autoimmunity: review and controversies. Curr Allergy Asthma Rep. 2013;13:347–353.
[36] Kahaly GJ, Schuppan D. Celiac disease and endocrine autoimmunity. Dig Dis. 2015;33:155–161.
[37] Larizza D, Calcaterra V, De Giacomo C, et al. Celiac disease in children with autoimmune thyroid disease. J Pediatr. 2001;139:738–740
[38] Hadithi M, de Boer H, Meijer JW, et al. Coeliac disease in Dutch patients with Hashimoto's thyroiditis and vice versa. World J Gastroenterol. 2007;13:1715–1722.
[39] Elfstrom P, Montgomery SM, Kampe O, et al. Risk of thyroid disease in individuals with celiac disease. J Clin Endocrinol Metab. 2008;93:3915–21.
[40] Duntas LH, Orgiazzi J, Brabant G. The interface between thyroid and diabetes mellitus. Clin Endocrinol (Oxf) 2011;75:1–9.
[41] Camarca ME, Mozzillo E, Nugnes R, et al. Celiac disease in type 1 diabetes mellitus. Ital J Pediatr. 2012;38:10
[42] Smyth DJ, Plagnol V, Walker NM, et al. Shared and distinct genetic variants in type 1 diabetes and celiac disease. N Engl J Med. 2008;359:2767–2777
[43] Halfdanarson TR, Litzow MR, Murray JA. Hematologic manifestations of celiac disease. Blood. 2007;109:412–420.
[44] Wang N, Truedsson I, Elvin K, et al. Serological assessment for celiac disease in IgA deficient adults. PLoS One. 2014;9:e93180
[45] Giorgio F, Principi M, Losurdo G, et al. Seronegative celiac disease and immunoglobulin deficiency: where to look in the submerged iceberg? Nutrients. 2015;7:7486–7504.
[46] Bienvenu F, Anghel SI, Besson Duvanel C, et al. Early diagnosis of celiac disease in IgA deficient children: Contribution of a point-of-care test. BMC Gastroenterol. 2014;14:186.
[47] Ludvigsson JF, Neovius M, Hammarström L. Association between IgA deficiency and other utoimmune conditions: A population-based matched cohort study. J Clin Immunol. 2014;34:444–451.
[48] Pituch-Noworolska A, Błaut-Szlósarczyk A, Zwonarz K. Occurrence of autoantibodies for gastrointestinal autoimmune diseases in children with common variable immune deficiency and selected IgA deficiency. Prz. Gastroenterol. 2013:8;370–376.

[49] Lenhardt A, Plebani A, Marchetti F, et al. Role of human-tissue transglutaminase IgG and anti-gliadin IgG antibodies in the diagnosis of coeliac disease in patients with selective immunoglobulin A deficiency. Dig. Liver Dis. 2004;36:730–734.
[50] Korponay-Szabó IR, Dahlbom I, Laurila K, et al. Elevation of IgG antibodies against tissue transglutaminase as a diagnostic tool for coeliac disease in selective IgA deficiency. Gut. 2003:52;1567–1571.
[51] Volta U, Granito A, De Franceschi L, Petrolini N, Bianchi FB. Anti tissue transglutaminase antibodies as predictors of silent coeliac disease in patients with hypertransaminasaemia of unknown origin. Dig Liv Dis. 2001;33:420–425.
[52] Kaukinen K, Halme L, Collin P, et al. Celiac disease in patients with severe liver disease: gluten-free diet may reverse hepatic failure. Gastroenterology. 2002;122:881–888.
[53] Vecchi M, Folli C, Donato MF, et al. High rate of positive anti-tissue transglutaminase antibodies in chronic liver disease. Scand J Gastroenterol. 2003;38:50–54.
[54] Carroccio A, Di Prima L, Scalici C, et al. Unexplained elevated serum panceatic enzymes: a reason to suspect celiac disease. Clin Gastroenterol Hepatol. 2006;4:455–459.
[55] Zachor DA, Mroczek-Musulman E, Brow P. Prevalence of celiac disease in Down syndrome in the United States. J Pediatr Gastroenterol Nutr. 2000;31(3):275–279.
[56] Giannotti A, Tiberio G, Castro M, et al. Coeliac disease in Wiliams syndrome. J Med Genet. 2001;38(11):767–768.
[57] Bonamico M, Pasquino AM, Mariani P, et al. Prevalence and clinical picture of celiac disease in Turner syndrome. J Clin Endocrinol Metab. 2002;87(12):5495–5498.
[58] Marild K, Stephansson O, Grahnquist L, et al. Down syndrome is associated with elevated risk of celiac disease: a nationwide case-control study. J Pediatr. 2013;163:237–42.
[59] Ventura A, Magazzu G, Greco L. Duration of exposure to gluten and risk for autoimmune disorders in celiac patients. Gastroenterology. 1999;117:303–310.
[60] Sategna Guidetti C, Solerio E, Scaglione N, et al. Duration of gluten exposure in adult coeliac disease does not correlate with the risk for autoimmune disorders. Gut. 2001;49:502–505.
[61] Kurien M, Mollazadegan K, Sanders DS, Ludvigsson JF. Celiac disease increases risk of thyroid disease in patients with type 1 diabetes: a nationwide cohort study. Diabetes Care. 2016;39:371–375.
[62] Cataldo F, Marino V. Increased prevalence of autoimmune diseases in first-degree relatives of patients with celiac disease. J Pediatr Gastroenterol Nutr. 2003;36:470 – 473.
[63] Fasano A. Zonulin and its regulation of intestinal barrier function: the biological door to inflammation, autoimmunity, and cancer. Physiol Rev. 2011;91:151–175.
[64] Fasano A. Intestinal permeability and its regulation by zonulin: diagnostic and therapeutic implications. Clin Gastroenterol Hepatol. 2012;10:1096–1100.
[65] Bischoff SC, Barbara G, Buurman W, et al. Intestinal permeability – a new target for disease prevention and therapy. BMC Gastroenterology. 2014;14:189.
[66] Ferguson A, Holmes G, Cooke T. Coeliac disease, fertility, and pregnancy. Scand J Gastroenterol. 1982;17:65–68.
[67] Martinelli P, Troncone R, Paparo E, et al. Coeliac disease and unfavourable outcome of pregnancy. Gut. 2000;46:332–335.
[68] Ludvigsson JF, Ludvigsson J. Coeliac disease in the father affects the newborn. Gut. 2001;49:169–175.
[69] Ciacci C, Cirillo M, Auriemma G, Di D, Sabbatini F, Mazzacca G. Celiac disease and pregnancy outcome. Am J Gastroenterol. 1996;91:718–722.
[70] Sher KS, Mayberry JF. Female fertility, obstretic and gynaecological history in celiac disease. A case control study. Digestion. 1994;55:243–246.
[71] Collin P, Vilska S, Heinonen PK, Hällström O, Pikkarainen P. Infertility and coeliac disease. Gut. 1996;39:382–384.

[72] Greco L, Veneziano A, Di Donato L, et al. Undiagnosed coeliac disease does not appear to be associated with unfavourable outcome of pregnancy. Gut. 2004;53:149–151.
[73] Tata LJ, Card TR, Logan RF, et al. Fertility and pregnancy-related events in women with celiac disease: a population-based cohort study. Gastroenterology. 2005;128:849–855.
[74] Ludvigsson JF, Montgomery SM, Ekbom A. Celiac disease and risk of adverse fetal outcome: a population-based cohort study. Gastroenterology. 2005;129:454–463.

3.7 Serologische Diagnostik

3.7.1 Historische Aspekte zu serologischen Untersuchungen bei Zöliakie

Mitte der sechziger Jahre wurden Tests zur Bestimmung von Antikörpern gegen Gliadin entwickelt [1], die sich bald als Screeninguntersuchungen auf Zöliakie durchsetzten. Gegen Gliadin gerichteten Antikörper (anti-Gliadin-Antikörper = AGA) fanden sich sowohl in der Immunglobulinklasse IgA als auch in der Immunglobulinklasse IgG. Die IgA-AGA hatten eine höhere Sensitivität und Spezifität für eine Zöliakie als die IgG-AGA. IgG-AGA fanden sich auch bei Patienten mit anderen Darmerkrankungen. Insgesamt hingen Sensitivität und Spezifität jedoch stark von den vom Testhersteller angegebenen Cutoff-Werten ab [2,3]. Trotz der z. T. beträchtlichen Variabilität zwischen den Tests verschiedener Hersteller lagen Sensitivität und Spezifität der IgG- und IgA-AGA insgesamt zwischen 80–90 %, der positive Vorhersagewert lag in den meisten Populationen unter 30 % [2,3].

In den 70er Jahren wurden anti-Retikulin-Antikörper (ARA), gegen Gewebsstrukturen der Basalmembran gerichtete Antikörper, und Mitte der 80er Jahre spezifischere anti-Endomysium-Antikörper (EMA) entdeckt, die sich ausschließlich bei Zöliakie fanden [2,3]. Als Autoantigen, gegen die die anti-Endomysium-Antikörper gerichtet sind, wurde 1997 die Gewebstransglutaminase (tTG) identifiziert [4]. Wenige Jahre später kamen Tests auf den Markt, mit denen eine quantitative Bestimmung der gegen Gewebstransglutaminase gerichteten Antikörper möglich war [5,6]. Da Bestimmungen der EMA und IgA-anti-tTG-Antikörper eine höhere Sensitivität und Spezifität aufweisen [7–11] und einen höheren Vorhersagewert für eine Zöliakie haben, werden Bestimmungen der AGA und ARA in der Diagnostik der Zöliakie aktuell nicht mehr empfohlen [11]. Aktuell spielen AGA-Bestimmungen in der Diagnostik der *non-celiac glutensensitivity*/Weizensensitivität zwar eine gewisse Rolle, ihr Stellenwert ist jedoch umstritten und nicht eindeutig geklärt.

Literatur

[1] Berger E, Buergin-Wolf A, Freudenberg E. Diagnostic value of the demonstration of gliadin antibodies in celiac disease. Klin Wochenschr. 1964;42:788–790.
[2] Scott H, Kett K, Halstensen TS, et al. The humoral immune system in coeliac disease. In: Marsh MN, ed. Coeliac Disease. London/Edinburgh/Boston: Blackwell Scientific Publications; 1992. pp. 239–282.

[3] Mäki M. The humoral immune system in coeliac disease. In: Howdle PD, ed. Coeliac Disease. Bailliere's Clinical Gastroenterology, 1995;9:231–249.
[4] Dieterich W, Ehnis T, Bauer M, et al. Identification of tissue transglutaminase as the autoantigen of coeliac disease. Nat Med. 1997;3:797–801.
[5] Biagi F, Pezzimenti D, Campanella J, Vadacca G, Corazza G. Endomysial and tissue transglutaminase antibodies in coeliac sera: a comparison not influenced by previous serological testing. Scand J Gastroenterol. 2001;36:955–958.
[6] Dickey W, McMillan S, Hughes D. Sensitivity of tissue transglutaminase antibodies for endomysial antibody positive and negative coeliac disease. Scand J Gastroenterol. 2001;36:511–514.
[7] Rostom A, Dubé C, Cranney A, et al. The diagnostic accuracy of serologic tests for celiac disease: a systematic review. Gastroenterology. 2005;128(4 Suppl 1):S38–46.
[8] Collin P, Kaukinen K, Vogelsang H, et al. Antiendomysial and antihuman recombinant tissue transglutaminase antibodies in the diagnosis of celiac disease: a biopsy-proven European multicentre study. Eur J Gastroenterol Hepatol. 2005;17:85–91.
[9] Reeves GE, Squance ML, Duggan AE, et al. Diagnostic accuracy of celiac serologic tests: a prospective study. Eur J Gastroenterol Hepatol. 2006;18:493–501.
[10] Naiyer AJ, Hernandez L, Ciaccio EJ et al. Comparison of commercially available serological kits for the detection of celiac disease. J Clin Gastroenterol. 2009;43:225–32.
[11] Leffler DA, Schuppan D. Update on serological testing in celiac disease. Am J Gastroenterol. 2010;105:2520–24.

3.7.2 Sensitivität und Spezifität von AGA, EMA-, anti-tTG-Antikörpern und Antikörpern gegen deaminierte Gliadinpeptide

Die spezifischen IgA-EMA- und IgA-anti-tTG-Antikörper stellen einen wesentlichen Fortschritt für Diagnostik und Verlaufskontrolle der Zöliakie dar und ermöglichen ein Screening der Allgemeinbevölkerung und von Risikogruppen für Zöliakie [1–5]. Die IgA-anti-tTG-Antikörper eignen sich auch zur Überwachung der Therapie [6]. Unter konsequenter glutenfreier Ernährung sollen erhöhte anti-tTG-Antikörper-Titer innerhalb von ca. 3 Monaten deutlich abfallen und nach einem Jahr im Normbereich liegen [5,6]. Ein Persistieren der Antikörper oder ein Wiederanstieg nach anfänglichem Abfall können für eine schlechte Adhärenz zur glutenfreien Ernährung sprechen. In diesen Fällen sind eine erneute Ernährungsberatung und Kontrollen sowie differentialdiagnostische Überlegungen zum möglichen Vorliegen einer nicht ansprechenden Zöliakie oder einer refraktären Zöliakie ratsam (siehe Kapitel 4 Glutenfreie Ernährung). Ältere Berichte über eine nur eingeschränkte Eignung der IgA-anti-tTG-Antikörper zur Überprüfung der Einhaltung einer glutenfreien Diät [7–9] treffen für die empfindlicheren IgA-anti-tTG-Antikörper der 3. Generation (humanisierte Antikörper) nicht mehr zu.

Im frühen Stadium einer Zöliakie (Marsh-Stadium 1–2) können EMA- und IgA-anti-tTG-Antikörper negativ sein [10–12]. Die EMA werden in der Regel erst positiv, wenn ausgeprägtere histologische Veränderungen der Dünndarmschleimhaut vorliegen. Auch bei Kindern unter 2 Jahren sind die EMA weniger gut zum Screening auf Zöliakie geeignet [13]. Da EMA-Bestimmungen aufwendiger (Immunfluoreszenz an Affenösophagusgewebe oder Umbilicalschnur) und teurer sind und in die Able-

Tab. 3.7.2.1: Sensitivität und Spezifität verschiedener serologischer Tests zur Diagnostik einer Zöliakie (Mittelwert und Bereich; nach Collatz Schyum und Rumessen [2]).

Test (Assay)	Sensitivität	Spezifität	positiver Vorhersagewert	negativer Vorhersagewert
EMA IgA	0.835 (0.61–0.937)	1 (0.98–1)	0.82 (0.644–1)	0.969 (0.944–0.994)
EMA IgG	0.758	–	–	–
tTG IgA	0.93 (0.76–0.968)	0.952 (0.909–0.98)	0.937 (0.286–0.969)	0.968 (0.963–0.996)
tTG IgG	0.628 (0.414–0.842)	0.988	–	–
DGP IgA	0.91 (0.69–0.984)	0.969 (0.903–0.98)	0.945 (0.892–0.989)	0.972 (0.852–0.989)
DGP IgG	0.882 (0.754–0.967)	0.996 (0.985–1)	1 (0.982–1)	0.959 (0.869–0.97)

sung der Immunfluoreszenz eine subjektive Komponente einfließt, sollten zu Screeninguntersuchungen eine anti-tTG-Ak-Bestimmung (in standardisierbarer ELISA-Technik) und eine Immunglobulin IgA-Bestimmung zum Ausschluß eines IgA-Mangels durchgeführt werden. Gleichzeitige Bestimmungen von IgA-EMA und IgA-anti-tTG-Antikörpern sind nicht sinnvoll [4], bei grenzwertig positiven oder fraglich falsch positiven IgA-anti-tTG-Antikörpern kann eine Bestimmung der EMA-Antikörper als Bestätigungstest ratsam sein [4].

Neuere Untersuchungen zur Pathophysiologie der Zöliakie ergaben, dass via Gewebstransglutaminase deaminierte Gliadin-Peptide stärker immunogen sind als native Gliadin-Peptide (siehe Kapitel 3.4). Da die traditionellen anti-Gliadin-Antikörper (AGA) gegen native Gliadin-Peptide gerichtet sind und nur eine geringe Sensitivität und Spezifität aufweisen, wurden nach 2005 Tests auf IgA- und IgG-Antikörper gegen deaminierte Gliadin-Peptide (DGP) entwickelt und bezüglich ihrer Sensitivität und Spezifität im Vergleich zu anti-tTG-Antikörpern untersucht [14]. Dabei erwiesen sich die IgA-DGP-Antikörper als fast so sensitiv und spezifisch wie IgA-anti-tTG-Antikörper [15,16], z. T. waren die IgA-anti-tTG-Antikörper besser [14,17] und kostengünstiger als die IgA-DGP [17]. Weil IgG-basierte anti-tTG-Test bei Immunglobulin A-Mangel nicht sonderlich sensitiv sind [18,19] und IgG-DGP-Tests eine sehr hohe Spezifität für Zöliakie haben (99 %), werden Bestimmungen der IgG-DPG-Antikörper bei Patienten mit Immunglobulin A-Mangel und bei Kindern empfohlen [17–20].

Sensitivität und Spezifität der EMA und IgA-anti-tTG-Antikörper liegen bei 95–98 % [1–5] (siehe Tabelle 3.7.2.1).

Zur Diagnosesicherung Zöliakie gehört die Kombination aus positiven EMA oder anti-tTG-Antikörpern, histologischem Nachweis typischer Veränderungen (Marsh-Stadium 2–3) der Duodenalschleimhaut und Besserung der klinischen Symptomatik unter glutenfreier Ernährung.

Literatur

[1] Leffler DA, Schuppan D. Update on serological testing in celiac disease. Am J Gastroenterol. 2010;105:2520–24.
[2] Collatz Schyum A, Rumessen JJ. Serological testing for celiac disease in adults. United European Gastroenterology Journal. 2013;1(5):319–325.
[3] Castillo NE, Theethira TG, Leffler DA. The present and the future in the diagnosis and management of celiac disease. Gastroenterology Report. 2014;1–9.
[4] Tavakkoli A, Lebwohl B. Diagnosis of celiac disease. In: Rampertab SD, Mullin GE, eds. Celiac Disease. New York: Humana Press, Springer Science + Business Media; 2014. pp. 106–122.
[5] Adriaanse M, Leffler DA. Serum markers in the clinical management of celiac disease. Dig Dis. 2015;33:236–243.
[6] Dipper CR, Maitra S, Thomas R, et al. Anti-tissue transglutaminase antibodies in the follow-up of adult coeliac disease. Aliment Pharmacol Ther. 2009;30:236–244.
[7] Leffler DA, Edwards George JB, Dennis M, et al. A prospective comparative study of five measures of gluten-free diet adherence in adults with coeliac disease. Aliment Parmacol Ther. 2007;26:1227–1235.
[8] Vahedi K, Mascart F, Mary JY, et al. Reliability of antitransglutaminase antibodies as predictors of gluten-free diet compliance in adult celiac disease. Am J Gastroenterol. 2003;98:1079–1087.
[9] Tursi A, Brandimarte G, Giorgetti GM. Lack of usefulness of anti-transglutaminase antibodies in assessing histologic recovery after gluten-free diet in celiac disease. J Clin Gastroenterol. 2003;37:387–391.
[10] Rostami K, Kerckhaert J, Tiemessen R, et al. Sensitivity of antiendomysium and antigliadin antibodies in untreated celiac disease: disappointing in clinical practice. Am J Gastroenterol. 1999;94:888–894.
[11] Dickey W, Hughes DF, McMillan SA. Reliance on serum endomysial antibody testing underestimates the true prevalence of coeliac disease by one fifth. Scand J Gastroenterol. 2000;35:181–183.
[12] Abrams JA, Diamond B, Rotterdam H, Green PH. Seronegative celiac disease: Increased prevalence with lesser degrees of villous atrophy. Dig Dis Sci. 2004;49:546–550.
[13] Maglio M, Tosco A, Paparo F, et al. Serum and intestinal celiac disease-associated antibodies in children withceliac disease younger than 2 years of age. J Paediatr Gastroenterol Nutr. 2010;50:43–48.
[14] Lewis NR, Scott BB. Meta-analysis: deamidated gliadin peptide antibody and tissue transglutaminase antibody compared as screening tests for coeliac disease. Aliment Pharmacol Ther. 2010;31:73–81.
[15] Sugai E, Vazquez H, Nachman F, et al. Accuracy of testing for antibodies to synthetic gliadin-related peptides in celiac disease. Clin Gastroenterol Hepatol. 2006;4:1112–1117.
[16] Volta U, Granito A, Fiorini E, et al. Usefulness of antibodies to deaminated gliadin peptides in celiac disease diagnosis and follow-up. Dig Dis Sci. 2008;53:1582–1588.
[17] Volta U, Granito A, Parisi C, et al. Deaminated gliadin peptide antibodies as a routine test for celiac disease: a prospective analysis. J Clin Gastroenterol. 2010;44:186–190.
[18] Kumar V, Jarzabek-Chorzelska M, Sulej J, et al. Celiac disease and immunoglobulin A deficiency: How effective are the serological methods of diagnosis? Clin Diagn Lab Immunol. 2002;9:1295–1300.
[19] Korponay-Szabo IR, Dahlbom I, Laurila K, et al. Elevation of IgG antibodies against tissue transglutaminase as a diagnostic tool for celiac disease in selective IgA deficiency. Gut. 2003;52:1567–1571.

[20] Villalta D, Tonutti E; Prause C, et al. IgG antibodies against deaminated gliadin peptides for diagnosis of celiac disease in patients with IgA deficiency. Clin Chem. 2010;56:464–468.
[21] Wang N, Truedsson L, Elvin K et al. Serological assessment for celiac disease in IgA deficient adults. PLoS One. 2014;9:e93180.

3.7.3 Sind Point-of-Care-Tests hilfreich?

Von manchen Hausärzten (und in manchen Apotheken) werden Fingerstick-Tests auf Zöliakie angeboten und durchgeführt. Hierbei erfolgt mit einer kleinen Nadel ein Stich in eine Fingerbeere, mit dem austretendem Blutstropfen wird ein Teststreifen benetzt, der mit Reagenzien imprägniert ist, die mit IgA-Transglutaminase-Antikörpern reagieren und einen qualitativen Nachweis von Zöliakie-spezifischen Antikörpern erlauben. Es gibt jedoch derzeit kaum Untersuchungen zu Sensitivität und Spezifität solcher *Point-of-Care-Tests* (POCT) im Vergleich zu Screeninguntersuchungen mittels IgA-anti-tTG-Antikörpern [1–3]. Prinzipiell könnten *Point-of-Care-Tests* für ein aktives *case-finding* bei Hausärzten und Fachärzten [1,4] hilfreich sein, insbesondere z. B. im ländlichen Bereich. Zum Teil hatten die POCTs jedoch eine sehr niedrige Sensitivität [2], der positive Vorhersagewert betrug in einem tertiären Zentrum (mit erfahrenem Personal) 90 % und bei Kinderärzten und Praxisassistenz in Slovenien und der Türkei 16 bis 33 % [3]. Wegen der großen Streubreite bei Ablesung und Interpretation der Tests können POCT derzeit nicht empfohlen werden, die aktuellen Leitlinien der britischen und deutschen Gesellschaft für Verdauungskrankheiten [5,6] raten entsprechend davon ab, *Point-of-Care-Tests* zur Diagnostik der Zöliakie zu verwenden.

Literatur

[1] Popp A, Jinga M, Jurcut C et al. Fingertip rapid point-of-care test in adult case-finding in coeliac disease. BMC Gastroenterol. 2013;13:115.
[2] Mooney PD, Kurien M, Evans KE et al. Point-of-care testing for celiac disease has a low sensitivity in endoscopy. Gastrointest Endosc. 2014;80:456–62.
[3] Costa S, Astarita L, Ben-Hariz M, et al. A point-of-care test for facing the burden of undiagnosed celiac disease in the Mediterranean area: a pragmatic design study. BMC Gastroenterology. 2014;14:219.
[4] Hopper AD, Cross SS, Hurlstone PD, et al. Pre-endoscopy serological testing for celiac disease: evaluation of a clinical decision tool. BMJ. 2007;334:729–733.
[5] Ludvigsson JF, Bai JC, Biagi F, et al. Diagnosis and management of adult coeliac disease: guidelines from the British Society of Gastroenterology. Gut. 2014;0:1–20.
[6] Felber J, Aust D, Baas S, et al. Ergebnisse einer S2k-Konsensuskonferenz der Deutschen Gesellschaft für Gastroenterologie, Verdauungs- und Stoffwechselkrankheiten (DGVS) gemeinsam mit der Deutschen Zöliakie-und Weizensensitivität. Z Gastroenterol. 2014;52:711–43.

3.7.4 Bestimmung der HLA-DQ2 und -DQ8-Heterodimere

Ca. 99 % der Zöliakie-Patienten sind HLA-DQ2- oder HLA-DQ8-positiv [1,2]. Der fehlende Nachweis von HLA-DQ2 und HLA-DQ8 schließt eine Zöliakie so gut wie aus, d. h. der negative Vorhersagewert beträgt ca. 97 % [2,3]. In westlichen Ländern sind ca. 30 % der Bevölkerung HLA-DQ2-positiv und zwischen 0–20 % HLA-DQ8-positiv [4]. Jedoch nur 3 % derjenigen, die Träger eines für eine Zöliakie prädisponierenden HLA-Genotyps sind, entwickeln eine Zöliakie, was die Bedeutung anderer Faktoren in der Genese einer Zöliakie unterstreicht. Der Nachweis eines der beiden HLA-Haplotypen hat daher nur einen geringen positiven Vorhersagewert und ist für die Routinediagnostik einer Zöliakie entbehrlich. Bei Untersuchungen von Familienmitgliedern von Patienten mit Zöliakie sind HLA-Bestimmungen jedoch sinnvoll, da DQ2-positive oder DQ8-positive Angehörige, speziell Geschwister, ein höheres Risiko für die Entwicklung einer Zöliakie haben [5,6].

Bei Patienten, die selbstgewählt eine glutenfreie Ernährung praktizieren ohne dass zuvor eine Zöliakie nachgewiesen wurde, kann eine HLA-Bestimmung insofern weiterhelfen, als ein fehlender Nachweis von HLA-DQ2 oder HLA-DQ8 die Möglichkeit einer Zöliakie nahezu ausschließt und damit die Notwendigkeit einer glutenfreien Ernährung erheblich relativiert. Auch bei Diskrepanzen zwischen serologischen Testergebnissen und histologischem Befund ist eine HLA-Bestimmung sinnvoll. In differenzialdiagnostisch schwierigen Fällen kann eine HLA-Bestimmung helfen, bei negativem Ergebnis eine Zöliakie weitgehend auszuschließen und die weitere Abklärung auf andere Erkrankungen zu fokussieren. Abbildung 3.7.4.1 fasst die Indikationen für eine HLA-Bestimmung zusammen [7,8].

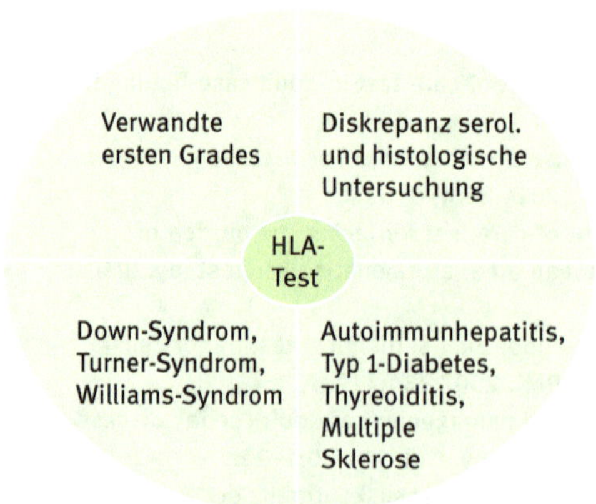

Abb. 3.7.4.1: Indikationen für die Durchführung einer HLA-Bestimmung (nach Megiorni und Pizzuti [8]).

Literatur

[1] Margaritte-Jeannin P, Babron MC, Bourgey M, et al. HLA-DQ relative risks for coeliac disease in European populations: a study of the European Genetics Cluster on Coeliac Disease. Tissue Antigens. 2004;63:562–7.
[2] Sollid LM, Lie BA. Celiac disease genetics: current concepts and practical applications. Clin Gastroenterol Hepatol. 2005;3:843–51.
[3] van Heel D, Hunt K, Greco L, Wijmenga C. Genetics in celiac disease. Best Practice & Research Clinical Gastroenterology. 2005;19:323–339.
[4] Naluai AT, Ascher H, Nilsson S, et al. Searching for genes influencing a complex disease: the case of celiac disease. Eur J Hum Genet. 2008;16:542–553.
[5] Shiina T, Hosomichi K, Inoko H, Kulski JK: The HLA genomic loci map: expression, interaction, diversity and disease. J Hum Genet. 2009;54:15–39.
[6] Louka AS, Sollid LM. HLA in Coeliac disease: unravelling the complex genetics of a complex disorder. Tissue Antigens. 2003;61:105–117.
[7] Tollefsen S, Arentz-Hansen H, Fleckenstein B, et al. HLADQ2 and -DQ8 signatures of gluten T cell epitopes in celiac disease. J Clin Invest. 2006;116:2226–2236.
[8] Megiorni F, Pizzuti A. HLA-DQA1 and HLA-DQB1 in celiac disease predisposition: practical implications of the HLA molecular typing. J Biomed Sci. 2012;19:88.

3.7.5 Seronegative Zöliakie

Es besteht keine Assoziation zwischen Schweregrad der histologischen Veränderungen und Auftreten von IgA-EMA oder Titerhöhe der IgA-anti-tTG-Antikörper [1–3]. Mitunter sind Antikörperbestimmung und Histologie diskrepant (Tab. 3.7.5.1): a) Trotz positiver Antikörper findet sich eine normale oder fast Duodenalschleimhaut mit lediglich grenzwertiger Erhöhung der intraepithelialen Lymphozyten (IEL) (Marsh-Stadium 1); die klinische Wertigkeit dieser Veränderungen ist umstritten [4–8]. b) Trotz endoskopisch-bioptischen Nachweis einer partiellen oder totalen

Tab. 3.7.5.1: Problematik diskrepanter Befunde zwischen Serologie und Histologie (aus Leiß et al. [14]).

	Serologie positiv: Nachweis von EMA oder anti-tTG-Ak	Serologie negativ: kein Nachweis von EMA oder anti-tTGA-Ak
Histologie positiv: Nachweis einer Zottenatrophie	**Zöliakie-Diagnose gesichert**	Zottenatrophie anderer Genese seronegative Zöliakie
Histologie negativ: kein Nachweis einer Zottenatrophie (Marsh 0–Marsh 1)	bei Nachweis von HLA-DQ2 oder DQ8 potentielle Zöliakie möglich; Follow-up-Untersuchungen ratsam	**keine konkreten Verdachtsmomente auf Zöliakie**

Zottenatrophie (Marsh-Stadium 3 a–c) sind EMA und/oder IgA-anti-tTG-Antikörper negativ. In diesem Falle müssen andere Ursachen für eine Zottenatrophie ausgeschlossen werden. Finden sich keine anderen Ursachen und lassen sich in Spezialuntersuchungen IgA-anti-tTG-Antikörper-Ablagerungen in den Duodenalbiopsien [9] oder ein erhöhter Gehalt von CD3+ gamma/delta intraepithelialen Lymphozyten [10] nachweisen, sollte eine glutenfreie Ernährung durchgeführt und die Besserung von klinischem Befund und Histologie im Verlauf abgewartet werden [11]. Die Konstellation von negativen IgA-EMA / negativen IgA-anti-tTG-Ak mit histologischem Nachweis einer Zottenatrophie stellt eine seltene Indikation für die Bestimmung von HLA-DQ2 und HLA-DQ8 dar. Bei fehlendem Nachweis von HLA-DQ2 oder -DQ8 ist eine Zöliakie ausgeschlossen, es liegt eine Zottenatrophie anderer Genese vor.

Eine multizentrische europäische Studie ergab in 6,4 % (8 von 126 Fällen) eine EMA und anti-tTG-Antikörper negative Zöliakie [12]. In der englischen Studie von Hopper et al. [13] fand sich bei 7 von 77 Patienten (9,1 %) eine anti-tTG-Antikörper-negative Zöliakie. In einer finnischen Studie [9] waren von 177 histologisch gesicherten Zöliakie-Patienten 26 Patienten (= 15 %) EMA-negativ, 4 von ihnen wiesen einen IgA-Mangel auf. Der Nachweis von anti-tTG-spezifischen IgA-Ablagerungen in der Dünndarmmukosa [9] war in Fällen zweifelhafter Histologie weiterführend und für eine Zöliakie beweisend. Wie die o. a. Studien zeigen [9,12,13], muss im klinischen Alltag gelegentlich mit dem Vorliegen einer Antikörper-negativen Zöliakie gerechnet und die Patienten ggf. an ein erfahrenes Zentrum verwiesen werden.

Literatur

[1] Rostami K, Kerckhaert J, Tiemessen R, et al. Sensitivity of antiendomysium and antigliadin antibodies in untreated celiac disease: disappointing in clinical practice. Am J Gastroenterol. 1999;94:888–894.

[2] Dickey W, Hughes DF, McMillan SA. Reliance on serum endomysial antibody testing underestimates the true prevalence of coeliac disease by one fifth. Scand J Gastroenterol. 2000;35:181–183.

[3] Abrams JA, Diamond B, Rotterdam H, Green PH. Seronegative celiac disease: Increased prevalence with lesser degrees of villous atrophy. Dig Dis Sci. 2004;49:546–550.

[4] Mahadeva S, Wyatt JI, Howdle PD. Is a raised intraepithelial lymphocyte count with normal duodenal villous architecture clinically relevant? J Clin Pathol. 2002;55:424–428.

[5] Brown I, Mino-Kenudson M, Deshpande V, et al. Intraepithelial lymphocytosis in architecturally preserved proximal small intestinal mucosa: an increasing diagnostic problem with a wide differential diagnosis. Arch Pathol Lab Med. 2006;130:1020–5.

[6] Aziz I, Evans KE, Hopper AD, et al. A prospective study into the aetiology of lymphocytic duodenosis. Aliment Pharmacol Ther. 2010;32:1392–7.

[7] Hammer ST, Greenson JK. The clinical significance of duodenal lymphocytosis with normal villous architecture. Arch Pathol Lab Med. 2013;137:1216–19.

[8] Lauwers GY, Fasano A, Brown IS. Duodenal lymphocytosis with no or minimal enteropathy: much ado about nothing? Modern Pathology. 2015;28:S22–9.

[9] Salmi TT, Collin P, Korponay-Szabo IR, et al. Endomysial antibody-negative coeliac disease: clinical characteristics and intestinal autoantibody deposits. Gut. 2006;55:1746–1753.
[10] Fernandez-Banares F, Carrasco A, Garcia-Puig R, et al. Intestinal intraepithelial lymphocyte cytometric pattern is more accurate than subepithelial deposits of anti-tissue transglutaminase IgA for the diagnosis of celiac disease in lymphocytic enteritis. PLoS ONE. 2014; 9(7):e101249.
[11] Kurppa K, Paavola A, Collin P, et al. Benefits of a gluten-free diet for asymptomatic patients with serologic markers of celiac disease. Gastroenterology. 2014;147:610–614.
[12] Collin P, Kaukinen K, Vogelsang H, et al. Antiendomysial and antihuman recombinant tissue transglutaminase antibodies in the diagnosis of celiac disease: a biopsy-proven European multicentre study. Eur J Gastroenterol Hepatol. 2005;17:85–91.
[13] Hopper AD, Cross SS, Hurlstone PD, et al. Pre-endoscopy serological testing for celiac disease: evaluation of a clinical decision tool. BMJ. 2007;334:729–733.
[14] Leiß O, Börner N, Clement T, Gödderz W, Lutz-Vorderbrügge A. Case finding und Diagnostik der Zöliakie/Sprue. Verdauungskrankheiten. 2009;27:67–77.

3.7.6 Bestimmungen von Vitamin- und Spurenelementen

Welche zusätzlichen Laborparameter sind nötig, welche sind sinnvoll?

Mit Laborwerten allein ist eine sichere Zöliakie-Diagnose nicht möglich. Anzahl und Spektrum der zu untersuchenden Laborwerte hängen vom Einzelfall und von der klinischen Symptomatik ab. In jedem Falle sollten ein Blutbild und Bestimmungen der Elektrolyte, des Eisens, des Ferritins, des Gesamteiweißes und der Elektrophose durchgeführt werden [1,2]. Eine mikrozytäre Eisenmangelanämie ist für klassische Zöliakie-Verlaufsformen typisch, bei Folsäure- (bzw. – selten – Vitamin-B12-) Mangel kann auch eine makrozytäre Anämie vorliegen. Bei Milzatrophie finden sich Jolly-Körperchen im Differenzialblutbild. Mitunter findet sich eine Thrombozytose, die auf eine gestörte Milzfunktion bei Milzatrophie oder auf eine starke Entzündung der Dünndarmschleimhaut zurückgeführt werden [3]. Bestimmungen von Eisen, Ferritin, Kalcium, Vitamin D, Vitamin B12, Folsäure und fettlöslichen Vitaminen geben Hinweise über das Ausmaß der Resorptionsstörung. Der Vitamin-B12-Spiegel ist meist normal – niedrig normal, selbst bei ausgepägter Zöliakie ist ein Befall des terminalen Ileums mit konsekutiver Vitamin-B12-Resorptionsstörung selten. Bei starker Gewichtsabnahme können spezielle Untersuchungen wie ß-Carotin-Bestimmung im Serum oder quantitative Stuhlfettbestimmung sinnvoll sein. Mitunter finden sich dann eine Hypocholesterinämie und erniedrigte Spiegel für Prothrombin. Da ein Immunglobulin-A-Mangel auf eine Zöliakie hinweisen kann und bei IgA-Mangel ein serologisches Screening auf Zöliakie modifiziert werden muss (siehe oben unter 3.7.2), sollte immer ein IgA-Mangel ausgeschlossen werden. Der früher bei Malabsorption häufig durchgeführte D-Xylosetest ist unspezifisch, zur Zöliakiediagnostik nicht hilfreich und daher entbehrlich. Bei oligosymptomatischen Patienten wie Patienten mit Anämie oder Osteoporose sind entsprechende Laboruntersuchungen zur Abklärung anderer, differenzialdiagnostisch in Betracht kommender Ursachen sinnvoll. Wurden bei Diagnosestellung der Zöliakie erniedrigte Werte für Vitamine oder Spurenelemente festgestellt, sind bei Follow-up-Untersuchungen entsprechende Laborkontrollen ratsam [4,5].

Literatur

[1] Corazza GR, Gasbarrini G. Coeliac disease in adults. In: Howdle PD, ed. Coeliac Disease. Bailliere's Clinical Gastroenterology, 1995;9:329–350.

[2] Reilly NR, Green PHR. Presentation of celiac disease in children and adults. In: Rampertab SD, Mullin GE, eds. Celiac Disease. New York: Humana Press, Springer Science + Business Media; 2014. pp. 95–105.

[3] Halfdanarson TR, Litzow MR, Murray JA. Hematologic manifestations of celiac disease. Blood. 2007;109:412–421.

[4] Herman ML, Rubio-Tapia A, Lahr BD, Larson JJ, Van Dyke CT, Murray JA. Patients with celiac disease are not followed up adequately. Clin Gastroenterol Hepatol. 2012;10(8)893–9.e1

[5] Hermn ML, Absah I, Oxentenko AS, Rubio-Tapia A. Monitoring and follow-up of patients with celiac disease. In: Rampertab SD, Mullin GE, eds. Celiac Disease. New York: Humana Press, Springer Science + Business Media; 2014. pp. 161–175.

3.7.7 Künftige serologische Marker

Citrullin ist ein Stoffwechselprodukt im Harnstoffzyklus und eine in menschlichen Proteinen nicht vorkommende Aminosäure. Citrullin kommt ausschließlich in Zellen der Dünndarmschleimhaut vor [1–6], stellt einen Marker für die Enterozyten-Masse [1] und resorptive Kapazität des Dünndarms dar [2] und ist beim Kurzdarmsyndrom [3] erniedrigt. Auch bei Patienten mit Zöliakie ist der Citrullin-Spiegel gegenüber gesunden Kontrollen erniedrigt [1,2,4]. In einigen Studien konnte mittels Bestimmung des Citrullin-Spiegels eine Besserung der Resorptionskapazität unter glutenfreier Ernährung bestätigt werden [2,4,5], nach mehr als zweijähriger glutenfreier Ernährung lagen die Citrullin-Spiegel bei Kindern mit Zöliakie im Normbereich [4]. Andere Autoren halten eine einmalige Bestimmung des Citrullin-Spiegels für nicht geeignet, um die Resorptionskapazität des Dünndarms abschätzen zu können, insbesondere nicht bei geringen Schleimhautschädigungen [7]. Der von ihnen entwickelte Citrullin-Generation-Test [8], der die funktionelle Stoffwechselkapazität zur Erzeugung von Citrullin misst, hat sich jedoch in der klinischen Praxis nicht etablieren können.

Ein anderer Stoffwechselparameter, der für eine Abschätzung der Enterozyten-Masse geeignet erscheint, stellt das intestinale *fatty acid-binding protein* (I-FABP) dar. Diese niedermolekularen Proteine finden sich in hoher Konzentration in Enterozyten und spielen eine Rolle bei der Aufnahme von Fettsäuren [6]. Bei Schädigung der Dünndarmschleimhaut, z. B. im Rahmen einer mechanischen Strangulation [9], werden sie freigesetzt, sind im Blut messbar und werden mit einer Halbwertszeit von 11 Minuten über die Nieren ausgeschieden [6]. Studien der letzten Jahre haben gezeigt, dass I-FABP bei nicht behandelten Erwachsenen und Kindern mit Zöliakie gegenüber gesunden Kontrollen erhöht ist [10–14]. Die Sensitivität von I-FABP betrug bei erwachsenen Zöliakie-Patienten 80 % und bei Kindern mit Zöliakie 82 %, die Spezifität 87 % bzw. 90 % [11,12], was dafür spricht, dass I-FABP ein hilfreicher zusätzlicher Marker in Diagnostik und Verlaufskontrolle der Zöliakie sein könnte. Eine Bestimmung der I-FABP scheint auch ein Marker für eine Schleimhautschädigung bei Verwandten 1. Grades von Zöliakie-Patienten zu sein [14]. Untersuchungen von Adriaanse et al. haben ergeben, dass eine kurzzeitige Belastung mit Gluten die I-FABP-Spiegel ansteigen lässt [15]. Während sich bei Kindern mit Zöliakie unter 6-monatiger glutenfreier Ernährung erhöhte I-FABP-Spiegel normalisierten [11], war dies bei Erwachsenen auch unter 3–4-jähriger glutenfreier Ernährung nicht der Fall [12]. Letzteres passt zu der klinischen Beobachtung, dass sich eine partielle oder totale Zottenatrophie bei Zöliakie-Patienten erst nach mehrjähriger glutenfreier Diät normalisiert.

Literatur

[1] Crenn P, Vahedi K, Lavergne-Slove A, et al. Plasma citrulline: A marker of enterocyte mass in villous atrophy-associated small bowel disease. Gastroenterology. 2003;124(5):1210–1219.

[2] Papadia C, Sherwood RA, Kalantzis C, et al. Plasma citrulline concentration: a reliable marker of small bowel absorptive capacity independent of intestinal inflammation. Am J Gastroenterol. 2007;102(7):1474–82.

[3] Crenn P, Messing B, Cynober L. Citrulline as a biomarker of intestinal failure due to enterocyte mass reduction. Clin Nutr. 2008;27(3):328–39.

[4] Ioannou HP, Fotoulaki M, Pavlitou A, Efstratiou I, Augoustides-Savvopoulou P. Plasma citrulline levels in paediatric patients with celiac disease and the effect of a gluten-free diet. Eur J Gastroenterol Hepatol. 2011;23(3):245–249.

[5] Blasco Alonso J, Serrano Nieto J, Navas López VM, et al. Plasma citrulline as a marker of loss of enterocitary mass in coeliac disease in childhood. Nutr Hosp. 2011;26(4):807–813.

[6] Adriaanse M, Leffler DA. Serum markers in the clinical management of celiac disease. Dig Dis. 2015;33:236–243.

[7] Peters JH, Wierdsma NJ, Teerlink T, et al. Poor diagnostic accuracy of a single fasting citrulline concentration to assess intestinal energy absorption capacity. Am J Gastroenterol. 2007;102:2814–2819.

[8] Peters JH, Wierdsma NJ, Teerlink T, et al. The citrulline generation test: proposal for a new enterocyte function test. Aliment Pharmacol Ther. 2008;27(12):1300–10.

[9] Cronk DR, Houseworth TP, Cuadrado DG et al. Intestinal fatty acid binding protein (I-FABP) for the detection of strangulated mechanical small bowel obstruction. Curr Surg. 2006;63:322–25.

[10] Derikx JP, Vreugdenhil AC, Van den Neucker AM, et al. A pilot study on the noninvasive evaluation of intestinal damage in celiac disease using I-FABP and L-FABP. J Clin Gastroenterol. 2009;43(8):727–33.

[11] Vreugdenhil AC, Wolters VM, Adriaanse MP, et al. Additional value of serum I-FABP levels for evaluating celiac disease activity in children. Scand J Gastroenterol. 2011;46:1435–41.

[12] Adriaanse MP, Tack GJ, Passos VL, et al. Serum I-FABP as marker for enterocyte damage in coeliac disease and its relation to villous atrophy and circulating autoantibodies. Aliment Pharmacol Ther. 2013;37(4):482–90.

[13] Hoffmanová I, Sánchez D, Hábová V, et al. Serological markers of enterocyte damage and apoptosis in patients with celiac disease, autoimmune diabetes mellitus and diabetes mellitus type 2. Physiol Res. 2015;64(4):537–46.
[14] Rodríguez-Martín L, Vaquero L, Vivas S. Letter: serum I-FABP as marker for enterocyte damage in first-degree relatives of patients with coeliac disease. Aliment Pharmacol Ther. 2015;42(1):121–2.
[15] Adriaanse MP, Leffler DA, Kelly CP, et al. Serum I-FABP detects gluten responsiveness in adult celiac disease patients on a short-term gluten challenge. Am J Gastroenterol. 2016;111(7):1014–22.

3.8 Endoskopisch-bioptische Diagnostik und Histologie

Zum sicheren Nachwies einer Zöliakie im Erwachsenenalter ist nach wie vor eine Dünndarmbiopsie mit Objektivierung einer partiellen oder totalen Zottenatrophie erforderlich.

3.8.1 Endoskopie

Nachfolgend soll darauf eingegangen werden, ob eine routinemäßige Entnahme von Duodenalbiopsien bei jeder Magenspiegelung als Screening auf eine Zöliakie sinnvoll ist, welche endoskopischen Befunde auf eine Zöliakie hinweisen, ob eine Chromoendoskopie, Magnifikationsendoskopie oder Inspektion des Duodenums in Wasserimmersion ratsam sind und wann eine komplette Inspektion des Dünndarms mittels Doppelballon-Endoskopie oder Kapselendoskopie erforderlich ist.

Ist eine routinemäßige Entnahme von Duodenalbiopsien bei jeder Magenspiegelung als Screening auf Zöliakie sinnvoll?

Die Diskrepanz zwischen der Prävalenz der Zöliakie in Screeninguntersuchungen [1–3] und der beobachteten Zöliakie-Häufigkeit in der hausärztlichen Praxis [4–7] lässt vermuten, dass ein großer Teil der Zöliakie-Fälle nicht entdeckt wird. Viele Autoren sind daher der Frage nachgegangen, ob durch systematische Duodenalbiopsien im Rahmen jeder Gastroskopie die Diagnosestellung erhöht werden kann [4,8–15].

Die Prävalenz der Zöliakie in der primärarztlichen Praxis beträgt 0,5–1 % [4–7]. In Endoskopieeinheiten ist die Prävalenz höher und liegt bei 1–5,2 % [4,8–13]. Daher macht ein aktives *case-finding* bei Patienten, die zur Endoskopie des oberen Gastrointestinaltrakts zugewiesen werden, Sinn.

Collin et al. [4] haben bei 9.971 konsekutiven Patienten, bei denen im Zeitraum von 10 Jahren eine erste Gastroskopie durchgeführt wurde, mittels systematischer Entnahme von 2–4 Biopsien im distalen Duodenum in 147 Fällen (1,47 %) eine Zöliakie diagnostizieren können. In der Gruppe der Patienten mit Refluxsymptomatik

(GERD group) fanden sie bei 18 von 2.974 Patienten (0,61 %) und in der Gruppe der Patienten mit Dyspepsie (dyspepsia group) in 41 von 5.347 Fällen (0,77 %) eine Zöliakie. In der Gruppe der Patienten mit Verdacht auf Zöliakie (coeliac suspicion group), d. h. bei Patienten mit Diarrhoe, Gewichtsabnahme, Anämie, positiver Familienanamnese auf Zöliakie oder Nachweis positiver Antikörper, fand sich in 88 von 1.650 Fällen (5,33 %) eine Zöliakie.

Tischendorf et al. [14] haben in einer prospektiven Studie bei 1.000 Patienten im Rahmen einer Routineendoskopie Duodenalbiopsien entnommen und histologisch untersucht. Bei insgesamt 18 Patienten wurde erstmals eine Zöliakie und bei 2 Patienten eine Lambliasis diagnostiziert (2 % aller Untersuchungen). Bei 11 der 20 Patienten konnte die Diagnose bereits makroskopisch während der Endoskopie gestellt werden. Hopper et al. [15] verglichen die Rate an Zöliakie- und Giardiasis-Diagnosen während eines einjährigen, retrospektiv ausgewerteten Zeitraums mit der Rate an Diagnosen während eines prospektiven 2-jährigen Zeitraums, in dem routinemäßig bei jeder Gastroskopie (außer bei Kontraindikationen oder Gerinungsstörungen) Duodenalbiopsien entnommen wurden. Die Rate an entnommenen Duodenalbiopsien stieg von 24,5 % auf 93,8 % an (3,8-fach). Dies ging mit einer 5,4-fachen Zunahme der Prävalenz an Giardiasis (von 0,08 % auf 0,45 %) und einer 3,9-fachen Zunahme der Prävalenz an Zöliakie (von 1 % auf 3,9 %) einher [15].

Den Leitlinien verschiedener Fachgesellschaften zufolge werden Duodenalbiopsien in der Abklärung von Patienten mit Malabsorption und Anämie empfohlen. Die entsprechende Umsetzung dieser Empfehlungen in der klinischen Praxis lässt jedoch erheblich zu wünschen übrig: so wurden in retrospektiven Untersuchungen nur bei 7–44 % der Patienten mit Anämie und nur bei 6–19 % der Patienten mit Gewichtsabnahme und Durchfall eine Duodenalbiopsie durchgeführt [16,17]. Dies hat erhebliche Zweifel an der Adäquatheit der Entnahme von Duodenalbiopsien aufkommen lassen und Forderungen nach einer routinemäßigen Entnahme von Duodenalbiopsien bei jeder Gastroskopie Nachdruck verliehen. Insgesamt wird der Nutzen einer systematischen Duodenalbiopsie im Rahmen der Routineendoskopie jedoch bezweifelt bzw. sehr kritisch diskutiert. In Übereinstimmung mit Collin et al. [4] halten wir den Benefit einer routinemäßigen Duodenalbiopsie für gering, auch wenn der definitive Ausschluss einer Zöliakie klinisch oft hilfreich ist.

Wesentlich sinnvoller ist eine gezieltes Vorgehen, wie dies Hopper et al. [18] kürzlich demonstriert haben. Sie untersuchten den Wert einer prä-endoskopischen Bestimmung der Gewebstransglutaminase-Antikörper (anti-tTG-Ak) und einer Erfassung der Symptome des Patienten, um eine Gruppe mit hohem Risiko für Zöliakie zu charakterisieren. In einer retrospektiven Analyse von 1.464 Patienten, bei denen 2003 bei einer Gastroskopie auch eine Duodenalbiopsie entnommen wurde, konnte in 4,2 % (61 von 1.464 Fällen) eine Zöliakie diagnostiziert werden. Sie unterteilten die Patienten in eine Gruppe mit hohem Risiko für Zöliakie (Gewichtsverlust, Diarrhoe, Anämie) (n = 1.085) und eine Gruppe mit niedrigem Risiko (n = 379). Bestimmungen der anti-tTG-Ak waren bei 109 Patienten durchgeführt worden. In

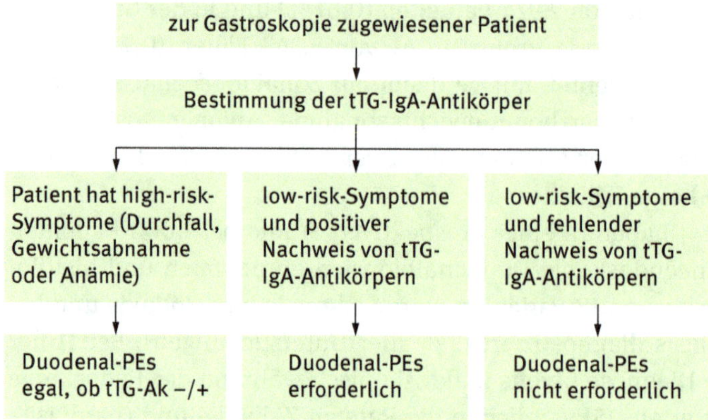

Abb. 3.8.1.1: Entscheidung zur Duodenalbiopsie in Abhängigkeit vom Ergebnis serologischer Tests und klinischer Einstufung in eine Hoch-Risiko-Gruppe für Zöliakie (nach Hopper et al. [18]).

der Risikogruppe für Zöliakie waren 89 der 109 Patienten (81,7 %) und in der Gruppe mit niedrigem Risiko 20 (18,3 %). Eine Zöliakie hatten 18 der 109 Patienten (16,5 %), 2 der 18 Patienten hatten negative IgA-anti-tTG-Ak. Von 19 der 109 Patienten mit positiven anti-tTG-Ak hatten 16 histologisch eine Zöliakie, 3 jedoch eine normale Duodenalschleimhaut. Die ermittelte Werte für Sensitivität, Spezifität, positiven und negativen Vorhersagewert der IgA-anti-tTG-Ak für Zöliakie betrugen 94,1 %, 96,7 %, 84,2 % und 97,8 % [18]. Die beiden anti-tTG-Ak-negativen Patienten hatten Symptome, die auf eine Zöliakie hinwiesen. Die Kombination von Symptomen mit hohem Risiko für Zöliakie und positiven anti-tTG-Ak ergab eine Sensitivität für eine Zöliakie-Diagnose von 100 %. Sie entwickelten daraufhin das in Abbildung 3.8.1.1 dargestellte Schema für die Entscheidung, bei wem eine Duodenalbiopsie zur Sicherung der Verdachtsdiagnose Zöliakie durchgeführt werden sollte. Mittels dieses Ansatzes haben Hopper et al. [18] dann in einer prospektiven Untersuchung bei 77 von 2.000 Patienten (3,9 %) eine Zöliakie festgestellt. Die Prävalenz in der Gruppe mit hohem Risiko betrug 9,6 % (71 von 739), die in der Gruppe mit niedrigem Risiko 0,5 % (6 von 1.261). Bei 7 der 77 Zöliakie-Fälle (9,1 % der Zöliakie-Patienten) waren die anti-tTG-Ak negativ, die Prävalenz der anti-tTG-Ak-negativen Zöliakie betrug 0,4 % (7 von 2.000). Kürzlich wurden Schnelltests (Point-of-Care-Tests POCT) zur anti-tTG-Ak-Bestimmung beschrieben [19]. Die Kombination von POCTs zur anti-tTG-Ak-Bestimmung mit dem von Hopper et al. [18] beschriebenen Ansatz könnte daher künftig das Vorgehen des Endoskopikers auch ohne eine im Vorfeld beim Hausarzt durchgeführte Bestimmung von anti-tTG-Ak leiten. Allerdings sind Sensitivität, Spezifität und positiver Vorhersagewert der POCT derzeit sehr gering, so dass Leitlinien zur Zöliakie von der Anwendung von POCT-Tests abraten (siehe oben unter 3.7.3).

Was sind endoskopische Hinweise auf eine Zöliakie?

Charakteristische endoskopische Marker für eine Zöliakie sind reduzierte Duodenalfalten, muschelartige Veränderungen der Falten, Fissuren der Mukosa, Schleimhautrisse und -furchen, ein Mosaikmuster und sichtbare Submukosagefäße sowie kleine Knötchen im Bulbus duodeni [20–27]; (Abb. 3.8.1.2).

Die Sensitivität dieser Zeichen als Hinweis auf Zöliakie variierte in verschiedenen Studien zum Teil beträchtlich; mal waren reduzierte Duodenalfalten, mal muschelartige Faltenveränderungen oder ein Mosaikmuster der Schleimhaut der empfindlichste Hinweis [27]. Insgesamt haben die endoskopischen Zeichen eine nur mäßige Sensitivität für das Vorliegen einer Zöliakie [26,27], die Sensitivität schwankt zwischen 59 % und 94 % [24,28]. Bei nur partieller Zottenatrophie können endoskopische Marker einer Zöliakie fehlen [22,26]. Wenn endoskopische Marker für eine Zöliakie jedoch vorliegen, haben sie eine hohe Spezifität von 92 %–100 % [24,29] und erlauben bereits makroskopisch die Diagnose Zöliakie [24,29]. Muschelartige Veränderungen der Duodenalfalten sind jedoch auch bei anderen Erkrankungen mit Zottenatrophie wie z. B. Lambliasis, eosinophiler Gastroenteritis, HIV-Enteropathie und M. Crohn beschrieben worden [27].

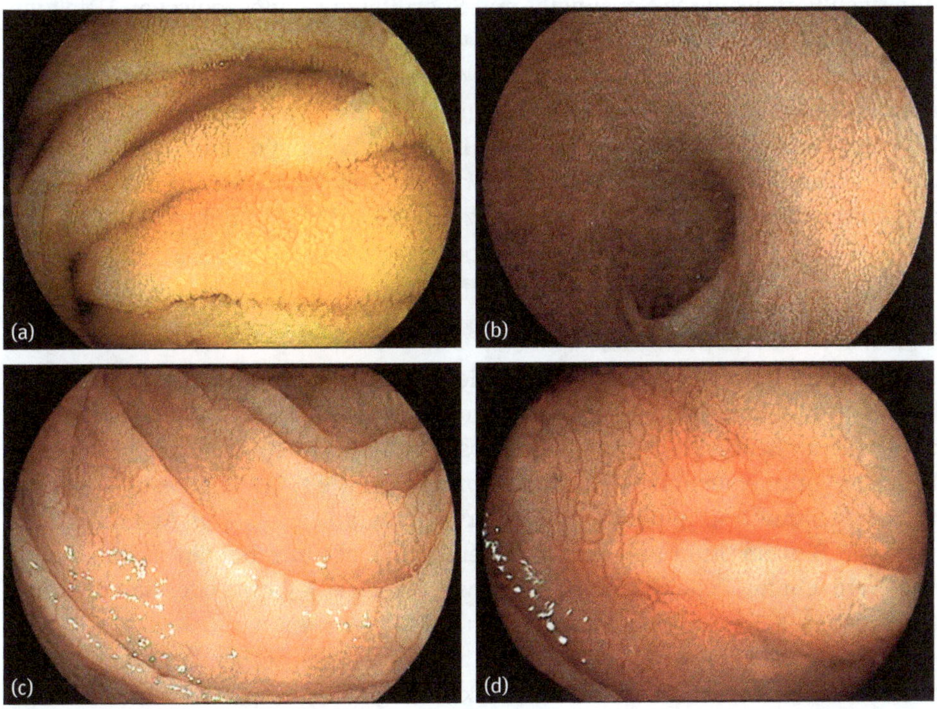

Abb. 3.8.1.2: Endoskopische Zeichen einer Zöliakie. (a) Normales Zottenrelief der Duodenalschleimhaut; (b) ungleichmäßiges Zottenrelief im Bulbus duodeni; (c) scolloped folds bei Zöliakie Marsh-Stadium 3b; (d) Furchen und Risse / Pflastersteinrelief der Duodenalschleimhaut bei Zöliakie Marsh-Stadium 3b–3c.

Erhöht eine Chromoendoskopie die Detektionsrate von Arealen mit Zottenatrophie?

Ob eine Chromoendoskopie oder Zoom-Endoskopie die endoskopische Detektion einer Zöliakie erhöhen können, ist unklar [23,30,31]. Niveloni et al. [23] fanden bei erfahrenen Endoskopikern keinen zusätzlichen Nutzen der Chromoendoskopie in der Entdeckung der muschelartigen Faltenveränderungen, des Mosiakmusters oder des Faltenverlusts im Vergleich zu einem Standardvideoendoskop. Andere Autoren beschrieben, dass eine High-magnification-Endoskopie mit Chromoendoskopie die Villi der Duodenalschleimhaut sehr gut plastisch darstellt und die fleckförmige Verteilung der Zottenatrophie besser erkennen lässt und damit eine gezieltere Biopsie aus suspekten Arealen erlaubt [20,30]. Auch die optical band imaging-Technik hilft, Details der Mukosa und Areale mit partieller oder totaler Zottenatrophie ohne zusätzliche Chromoendoskopie besser zu erkennen [32].

Ist eine Biopsieentnahme in Wasserimmersion ratsam?

Eine Alternative zur Chromoendoskopie stellt die Wasserimmersion dar. Hierbei werden nach Luftinsufflation 100–200 ml Wasser durch das Endoskop ins Duodenum instilliert, wodurch Sensitivität und Spezifität zur endoskopischen Detektion einer kompletten Zottenatrophie erhöht werden [33] und Duodenalbiopsien aufgrund der fleckförmigen Verteilung der endoskopischen Läsionen gezielter entnommen werden können [34]. Die Kombination einer Wasserimmersion mit einer intravenösen Gabe des Spasmolytikums Hyoscinbutylbromid (Buscopan) kann die Spezifität und den positiven Vorhersagewert für Zöliakie im Vergleich zur alleinigen Luftinsufflation von 87 % auf 99 % bzw. 84 % auf 99 % erhöhen [35].

Wann sind eine komplette Inspektion des Dünndarms mittels Doppelballon-Endoskopie oder Kapselendoskopie sinnvoll?

Die Durchführung einer Push-Endoskopie [36,37] oder Doppelballon-Endoskopie [38] zur Inspektion des Jejunums und zur Gewinnung von Jejunumbiopsien ist in der Regel nur bei Diskrepanz zwischen positiver Serologie und negativer Histologie bei einer Voruntersuchung sowie bei Alarmzeichen wie z. B. weiterbestehender Gewichtsabnahme trotz glutenfreier Ernährung, therapierefraktärer Anämie, Nachweis von Blut im Stuhl und hochgradigem Verdacht auf refraktäre Zöliakie und/ oder Verdacht auf Zöliakie-Komplikation wie ulzeröser Jejunitis oder Enteropathie-assoziiertem T-Zell-Lymphom (EATL) sinnvoll.

Eine Kapselendoskopie (VCE) erlaubt zwar – bei entsprechender Erfahrung des auswertenden Gastroenterologen – die Erkennung Zöliakie-spezifischer endoskopischer Zeichen in tieferen Dünndarmabschnitten, ist jedoch in der Routinediagnostik einer Zöliakie entbehrlich und kann allenfalls bei Patienten mit positivem EMA- oder IgA-anti-tTG-Antikörpern und Ablehnung einer Ösophagogastroduodenoskopie oder fehlendem Nachweis einer Zottenatrophie bei einer Voruntersuchung [39]

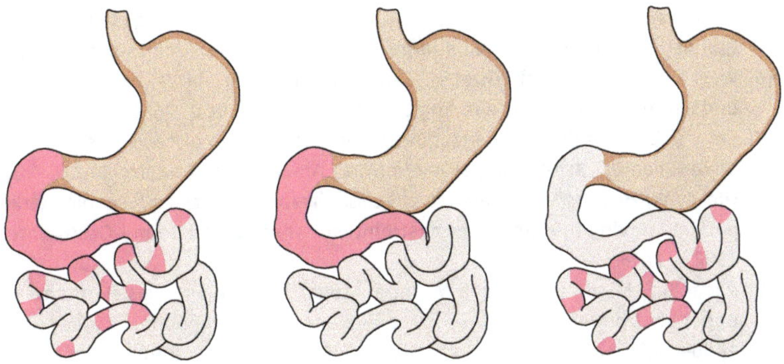

Typ des Befalls	extensive Enteropathie	limitierte Dudenalenteropathie	Jejunal-enteropathie
Frequenz	22 (59 %)	12 (32 %)	1 (3 %)
Beschreibung der Läsion	duodenal durchgehend und jejunal stellenweise	duodenal durchgehend	jejunal stellenweise

Abb. 3.8.1.3: Durch Kapselendoskopie ermitteltes Muster des Dünndarmbefalls bei Zöliakie (nach Murray et al. [40]).

diskutiert werden. Dem Vorteil der Kapselendoskopie, den gesamten Dünndarm inspizieren zu können, stehen die Nachteile einer fehlenden Erkennung einer partiellen Zottenatrophie, der Untersucher-abhängigen Erkennung diskreter endoskopischer Zeichen und fehlender Standardisierung der Auswertung einer VCE entgegen [40–43]. Einer Metaanalyse zufolge liegen Sensitivität und Spezifität der VCE zur Erkennung einer Zöliakie bei 89 % und 95 % [42]. Abbildung 3.8.1.3 zeigt das durch Kapselendoskopie ermittelte Muster des Dünndarmbefalls bei Zöliakie.

In der Erkennung von Zöliakie-Komplikationen wie Lymphom, ulzeröse Jejunitis oder Adenokarzinom des Dünndarms ist die Kapselendoskopie jedoch sehr hilfreich und sollte bei Auftreten von Alarmsymptomen wie Fieber, mittlerer GI-Blutung, Gewichtsverlust und Versagen der glutenfreien Ernährung erwogen werden [41–44].

Literatur

[1] Fasano A, Berti I, Gerarduzzi T, et al. Prevalence of celiac disease in at-risk and not-at-risk groups in the United States: a large multicenter study. Arch Intern Med. 2003;163:286–292.

[2] Mustalahti K, Catassi C, Reunanen A, et al. The prevalence of celiac disease in Europe: results of a centralized, international mass screening project. Ann Med. 2010;42:587–95.

[3] Catassi C, Gatti S, Lionetti E. World perspective and celiac disease epidemiology. Dig Dis. 2015;33:141–146.

[4] Collin P, Rasmussen M, Kyrönpalo S, Laippala P, Kaukinen K. The hunt for celiac disease in primary care. Q J Med. 2002;95:75–77.

[5] Fasano A, Berti I, Gerarduzzi T, et al. Prevalence of celiac disease in at-risk and not-at-risk groups in the United States. a large multicenter Study. Arch Intern Med. 2003;163:286–292.
[6] West J, Logan RFA, Hill PG, et al. Seroprevalence, correlates, and characteristics of undetected celiac disease in England. Gut. 2003;52:960–965.
[7] Catassi C, Kryszak D, Louis-Jacques O, et al. Detection of celiac disease in primary care: a multi-center case-finding study in North America. Am J Gastroenterol. 2007;102:1454–1460.
[8] Dickey W, Hughes D. Prevalence of celiac disease and its endoscopic markers among patients having routine upper gastrointestinal endoscopy. Am J Gastroenterol. 1999; 94; 2182 – 2186.
[9] Radaelli F, Minoli G, Bardella MT, et al. Celiac disease among patients refered for routine upper gastrointestinal endoscopy: prevalence and diagnostic accuracy of duodenal endoscopic markers. Am J Gastroenterol. 2000;95:1089–1090.
[10] Green PH, Murray JA. Routine duodenal biopsies to exclude celiac disease? Gastrointest Endosc. 2003;58:92–95.
[11] Walker S, Ruhl U. 4199 biopsies from the endoscopic normal lower duodenum. Z Gastroenterol. 2003;41:69–74.
[12] Green PH, Shane E, Rotterdam H, Forde KA, Grossbard L. Significance of unsuspected celiac disease detected at endoscopy. Gastroenterol Int. 2000;51:60–65.
[13] Riestra S, Dominguez F, Fernandez-Ruiz E, et al. Usefulness of duodenal biopsy during routine upper gastrointestinal endoscopy for diagnosis of celiac disease. World J Gastroenterol. 2006;12:5028–5032.
[14] Tischendorf JJW, Wopp K, Streetz KL, et al. Die Wertigkeit der tiefen Duodenalbiopsie im Rahmen der Routineendoskopie: Eine prospektive Studie mit 1000 Patienten. Z Gastroenterol. 2008;46:771–775.
[15] Hopper AD, Chew TS, Lewis A, Sanders DS. Is there a case for routine duodenal biopsy at gastroscopy or is a targeted approach adequate? Endoscopy. 2008;40:727–730.
[16] Patterson RN, Johnston SD. Iron deficiency anaemia: are the British Society of Gastroenterology guidelines being adhered to? Postgrad Med J. 2003;79:226–228.
[17] Harewood GC, Holub JL, Lieberman DA. Variation in small bowel biopsy performance among diverse endoscopy settings: results from a national endoscopic database. Am J Gastroenterol. 2004;99:1790–1794.
[18] Hopper AD, Cross SS, Hurlstone PD, et al. Pre-endoscopy serological testing for celiac disease: evaluation of a clinical decision tool. BMJ. 2007;334:729–733.
[19] Korponay-Szabo IR, Szabados K, Pusztai J, et al. Population screening for coeliac disease in primary care by district nurses using a rapid antibody test: diagnostic accuracy and feasibility study. BMJ, doi:10.1136/bmj39405.472975.80
[20] Siegel LM, Stevens PD, Lightdale CJ, et al. Combined magnification endoscopy with chromo-endoscopy in the evaluation of patients with suspected malabsorption. Gastrointest Endosc. 1997;46:226–230.
[21] Jabbari M, Wild G, Goresky Ca, et al. Scalloped valvulae conniventes: an endoscopic marker of celiac sprue. Gastroenterology. 1988;95:1518–1522.
[22] Smith AD, Graham I, Rose JD. a prospective endoscopic study of scalloped folds and grooves in the mucosa of the duodenum as signs of villous atrophy. Gastrointest Endosc. 1998;47:461–65.
[23] Niveloni S, Fiorini A, Dezi R, et al. Usefulness of videoduodenoscopy and vital dye staining as indicators of mucosal atrophy of celiac disease: assessment of interobserver agreement. Gastroinetst Endosc. 1998;47:223–229.
[24] Dickey W, Hughes D. Prevalence of celiac disease and its endoscopic markers among patients having routine upper gastrointestinal endoscopy. Am J Gastroenterol. 1999;94:2182–2186.

[25] Olds G, McLoughlin R, O'Morian C, et al. Celiac disease for the endoscopist. Gastrointest Endosc. 2002;56:407–15.
[26] Tursi A, Brandimorte G, Giorgetti GM, Gigliobianco A. Endoscopic features of celiac disease in adults and their correlation with age, histological damage, and clinical form of disease. Endoscopy. 2002;34:787–792.
[27] Lee SK, Green PHR. Endoscopy in celiac disease. Curr Opin Gastroenterol. 2005;21:589–594.
[28] Gonzalez S, Gupta A, Cheng J, et al. Prospective study of the role of duodenal bulb biopsies in the diagnosis of celiac disease. Gastrointest Endosc. 2010;72:758–765.
[29] Oxentenko AS, Grisolano SW, Murray JA, et al. The insensitivity of endoscopic markers in celiac disease. Am J Gastroenterol. 2002;97:933–8.
[30] Hurlstone DP, Sanders DS. High-magnification immersion chromoscopic duodenoscopy permits visualization of patchy atrophy in celiac disease: an opportunity to target biopsies of abnormal mucosa. Gastrointest Endosc. 2003;58:815–816.
[31] Badreldin R, Barrett P, Wooff DA, et al. How good is zoom endoscopy for assessment of villous atrophy in celiac disease? Endoscopy. 2005;37:994–998.
[32] Cammarota G, Cesaro P, Cazzato A, et al. Optimal band imaging system: a new tool for enhancing the duodenal villous pattern in celiac disease. Gastrointest Endosc. 2008;68:352–357.
[33] Cammarota G, Cesaro P, Martino A, et al. High accuracy and cost-effectiveness of a biopsy-avoiding endoscopic approach in diagnosing coeliac disease. Aliment Pharmacol Ther. 2006;23:61–69.
[34] Cammarota G, Cazzato A, Genovese O, et al. Water-immersion technique during standard upper endoscopy may be useful to drive the biopsy sampling of duodenal mucosa in children with celiac disease. J Pediatr Gastroenterol Nutr. 2009;49:411–416.
[35] Gasbarrini A, Ojetti V, Cuoco L, et al. Lack of endoscopic visualization of intestinal villi with the „immersion technique" in overt atrophic celiac disease. Gastrointest Endosc. 2003;57:348–351.
[36] Cellier C, Cuillerier E, Patey-Mariaud de Serre N, et al. Push enteroscopy in celiac sprue and refractary sprue. Gastrointest Endosc. 1999;50:613–617.
[37] Cellier C, Green PH, Collin P, Murray J, ICCE. ICCE consensus for celiac disease. Endoscopy. 2005;37:1055–1059.
[38] Fry LC, Belutti M, Neumann H, Malfertheiner P, Mönkemüller K. Utility of double-balloon enteroscopy for the evaluation of malnutrition. Digestion. 2008;26:134–139.
[39] Chang MS, Rubin M, Lewis SK, Green PH. Diagnosing celiac disease by video capsule endoscopy (VCE) when esophogastroduodenoscopy (EGD) and biopsy is unable to provide a diagnosis: a case series. BMC Gastroenterology. 2012;12:90
[40] Murray JA, Rubio-Tapia A, Van Dyke CT, et al. Mucosal atrophy in celiac disease: extent of involvement, correlation with clinical presentation, and response to treatment. Clin Gastroenterol Hepatol. 2008;6:186–193.
[41] Bosseckert H. Die Bedeutung der Kapselendoskopie bei Dünndarm-Erkrankungen. Verdauungskrankheiten. 2007;25:51–74.
[42] Daum S, Wahnschaffe U, Glasenapp R, et al. Capsule endoscopy in refractory celiac disease. Endoscopy. 2007;39:455–458.
[43] Rokkas T, Niv Y. The role of video capsule endoscopy in the diagnosis of celiac disease: a meta-analysis. Eur J Gastroenterol Hepatol. 2012;24:303–308.
[44] Rondonotti E, Paggi S. Videocapsule endoscopy in celiac disease: indications and timing. Dig Dis. 2015;33:244–251.

3.8.2 Biopsien

Wie viele Duodenalbiopsien sollten entnommen werden?

Seit Untersuchungen der 80er Jahre gezeigt haben, dass tiefe Duodenalbiopsien genauso gut die Diagnosestellung einer Zöliakie erlauben wie die früher mittels Saugbiopsie gewonnenen Jejunalbiopsien, ist die komplikationsträchtigere Dünndarmsaugbiopsie heutzutage obsolet [1]. Dandalides et al. [2] sind der Frage nachgegangen, ob eine konventionelle Biopsiezange ausreichend große Biopsiepartikel ergibt oder ob eine Jumbozange verwendet werden sollte. Ihren Befunden zufolge ist eine konventionelle Zange völlig ausreichend.

Da die Zottenatrophie bei Zöliakie meist fleckförmig verteilt ist [3], sollten mehrere Biopsien im Duodenum entnommen werden. Untersuchungen zur Frage, wie viele Biopsien entnommen werden sollten, um auch eine fleckförmige Verteilung der Zottenatrophie sicher zu erfassen, ergaben, dass mindestens drei [4] bzw. vier Duodenalbiopsien ausreichend sind [5]. Die Biopsieentnahmen sollten aus dem absteigen Teil des Duodenums und dem tiefen Duodenum erfolgen, manche Autoren empfehlen eine Entnahme von je zwei Biopsien 2 cm proximal und 2 cm distal der Papille. Bei Entnahmen von vier Duodenalbiopsien verdoppelt sich die Diagnoserate einer Zöliakie im Vergleich zu einer geringeren Entnahme von Biopsien [6].

Bei Patienten mit positiver Serologie (Nachweis von EMA, anti-tTG-Antikörpern oder Antikörpern gegen DGP), jedoch fehlendem Nachweis einer Zottenatrophie in einer Voruntersuchung, ist eine Wiederholung der Gastroduodenoskopie mit Entnahme mehrerer Biopsien im Duodenum und nach Möglichkeit auch im oberen Jejunum ratsam [7]. Ob zusätzlich auch eine Biopsie aus dem Bulbus erfolgen sollte, war lange umstritten, da man der Meinung war, dass toxische Gliadin-Peptide, die Mukosaläsionen verursachen, erst nach Einwirkung von Pankreasfermenten entstehen und sich entsprechend erst ab der pars descendens duodeni manifestieren könnten.

Sind Biopsien auch aus dem Bulbus duodeni nötig?

Biopsien im Bulbus duodeni erhöhen die diagnostische Aussagekraft bezüglich Vorliegen einer Zöliakie gegenüber alleinigen Biopsien aus dem absteigenden Teil des Duodenums um 9 %–13 % und ergaben bei 14 % der Patienten, bei denen im absteigenden Teil des Duodenums keine Zottenatrophie festgestellt werden konnte, den Nachweis einer Zottenatrophie [3,8]. Die höchste Sensitivität für die Erkennung einer Zöliakie wurde erreicht, wenn vier post-bulbäre Biopsien mit Biopsien aus der 9-Uhr-Position und 12-Uhr-Position im Bulbus duodeni kombiniert wurden [9,10]. Demnach sind zur optimalen Diagnostik vier Biopsien aus dem absteigenden Teil des Duodenums plus zwei Biopsien aus dem Bulbus duodeni (je eine aus der 9-Uhr- und 12-Uhr-Position) erforderlich. Eine Biopsieentnahme auch aus dem Bulbus duodeni wird ebenfalls in den aktualisierten Leitlinien der amerikanischen, britischen und deutschen Gesellschaft für Gastroenterologie empfohlen [11–13].

Ergänzend zum bekannten Verteilungsmuster der Schleimhautveränderungen bei Zöliakie [14] wurde kürzlich eine Subform der Zöliakie beschrieben, bei der sich die histologischen Veränderungen ausschließlich auf den Bulbus duodeni beschränken [15] und die entsprechend nur durch Biopsieentnahmen aus dem Bulbus erkannt werden kann. Auch wenn kein Konsens bezüglich einer separaten Biopsieentnahme besteht, ist empfehlenswert, die Biopsien aus dem Bulbus duodeni in einem separaten Gefäß getrennt von den Biopsien aus der pars descendens duodeni dem Pathologen zuzuschicken.

Kann auf die Entnahme von Biopsien verzichtet werden?

Die meisten Zöliakie-Experten [16–20] und die aktualisierten Leitlinien der amerikanischen, britischen und deutschen Gesellschaft für Gastroenterologie [10–13] halten die Entnahme von Biopsien aus Bulbus und Duodenum nach wie vor für den Goldstandard in der Diagnostik einer Zöliakie. Ausnahmen sind Patienten mit Gerinnungsstörungen und schwangere Frauen, bei denen Biopsieentnahmen mit Blutungskomplikationen verbunden sein können bzw. auf einen Zeitpunkt nach der Entbindung zurückgestellt werden sollten. Wenn der erwachsene Patient eine Gastroduodenoskopie mit Entnahme von Biopsien strikt ablehnt, kann bei positiver Serologie und klinischem Verdacht auf Zöliakie in Ausnahmefällen eine Kapselendoskopie (VCE) durchgeführt werden, die bei Nachweis charakteristischer endoskopischer Marker für eine Zöliakie die Verdachtsdiagnose untermauert [21].

In den Empfehlungen der Europäischen Gesellschaft für pädiatrische Gastroenterologie (ESPGHAN) von 1970 wurden zur Sicherung der Diagnose Zöliakie im Kindesalter Biopsien zu drei verschiedenen Zeitpunkten gefordert, einmal zur Feststellung einer Zottenatrophie im Rahmen der diagnostischen Abklärung, eine zweite Biopsie zum Nachweis einer Normalisierung der Dünndarmschleimhaut unter glutenfreier Ernährung und eine dritte Biopsie nach Gluten-Belastung unter mehrjähriger glutenfreier Ernährung [22]. Später wurde auf die Notwendigkeit einer dritten Biopsie-Entnahme verzichtet [23]. Hill et al. haben bereits 2008 die Frage aufgeworfen, ob eine Duodenalbiopsie zur Sicherung der Diagnose Zöliakie immer erforderlich ist [24]. In den kürzlich aktualisierten ESPGHAN-Empfehlungen wird vermutet, dass bei Kindern mit Symptomen, die für eine Zöliakie charakteristisch sind, bei denen die IgA-anti-tTG-Antikörper 10-fach höher als die obere Normgrenze sind, die EMA-Antikörper in einer getrennt entnommenen Blutprobe positiv sind und HLA-DQ2 oder -DQ8 nachweisbar sind, auf eine Biopsie zur Sicherung der Diagnose Zöliakie verzichtet werden kann [25]. Auch wenn dieses Vorgehen noch nicht allgemein akzeptiert ist [26], kann damit auf eine im Kindes- und Jugendalter oft sehr belastende Endoskopie verzichtet werden [27]. 2010 haben Catassi und Fasano einfache Regeln als Alternative zu komplizierten Algorithmen empfohlen [28], die in Tabelle 3.8.2.1 dargestellt sind. Nach ihrer ‚4 von 5'-Regel ist die Diagnose Zöliakie zutreffend, wenn 4 Kriterien erfüllt sind.

Tab. 3.8.2.1: Diagnostische Kriterien für eine Zöliakie (mindestens 4 von 5 Kriterien müssen erfüllt sein oder 3 von 4, wenn keine HLA-Genotypisierung erfolgte) (nach Catassi und Fasano [27].

- typische Symptome einer Zöliakie*
- positiver Nachweis von IgA-anti-tTG- oder IgA-EMA-Antikörpern in hohem Titer
- HLA-DQ2 oder HLA-DQ8 Genotyp
- Zöliakie-typische Enteropathie in der Duodenalbiopsie§
- Besserung unter glutenfreier Ernährung#

Anmerkungen: eine positive Familienanamnese für Zöliakie untermauert den Verdacht auf Zöliakie, bei symptomlosen Personen ist es ratsam, einen positiven Antikörpertest mit einem 2. Test nach 3 Monaten zu überprüfen.

* Beispiele für typische Symptome sind chronischer Durchfall, Wachstumsstörungen bei Kindern, Gewichtsverlust bei Erwachsenen, Eisenmangelanämie.

§ Marsh-Oberhuber-Läsionen 3, Marsh-Oberhuber-Läsionen 1–2 in Kombination mit dem serologischen Nachweis positiver IgA-anti-tTG- oder EMA-Antikörper, Marsh-Oberhuber-Läsionen 1–3 in Kombination mit subepithelialen IgA-Ablagerungen.

Histologische Besserung bei Patienten mit seronegativer Zöliakie oder assoziiertem IgA-Mangel.

Wie diagnostisch weiter vorgehen, wenn der Patient bereits eine glutenfreie Ernährung praktiziert?

Üblicherweise erfolgt die serologische und endoskopisch-bioptische Diagnostik einer Zöliakie unter Einhaltung einer Gluten-enthaltenden normalem Kost [11–13]. Immer häufiger beginnen Patienten mit Reizdarmbeschwerden oder der Eigendiagnose Weizensensitivität aus eigenen Überlegungen oder aufgrund von Empfehlungen in den Medien oder von Freunden eine glutenfreie Ernährung, ohne dass vorher eine Diagnostik zum Nachweis oder Ausschluss einer Zöliakie erfolgte. Nach Wochen oder Monaten unter glutenfreier Ernährung erscheinen sie dann in der Sprechstunde eines Gastroenterologen und wollen wissen, ob sie eine Zöliakie haben und die glutenfreie Ernährung lebenslang praktizieren müssen.

Wird eine glutenfreie Ernährung erst seit einigen Wochen (< 1 Monat) eingehalten, kann zwar die übliche Diagnostik erfolgen, aufgrund des beginnenden Abfalls der Antikörper und beginnenden Heilungsvorgängen der Schleimhaut allerdings mit geringerer Sensitivität und Spezifität. Lassen sich bei serologischen Untersuchungen IgA-Immunglobuline nachweisen und finden sich erhöhte IgA-Transglutaminase-Antikörper (IgA-anti-tTG-Ak), ist eine baldige Gastroduodenoskopie mit Entnahme von Duodenalbiopsien ratsam. Bestätigen die histologischen Untersuchungen der entnommenen Biopsien die Verdachtsdiagnose Zöliakie, sollte die glutenfreie Ernährung beibehalten werden und der weitere Verlauf kontrolliert werden.

Wird eine glutenfreie Ernährung bereits seit Monaten eingehalten, kann zunächst eine Bestimmung der HLA-Haplotypen erfolgen. Bei fehlendem Nachweis von HLA-DQ2 oder -DQ8 ist aufgrund des hohen negativen Vorhersagewerts der HLA-Bestimmung eine Zöliakie so gut wie ausgeschlossen. Eine wegen Verdacht auf Zöliakie begonnene glutenfreie Ernährung kann abgesetzt werden. Da in westlichen Ländern 30–40 % der Bevölkerung Träger eines HLA-DQ2 oder -DQ8-Haplotyps sind, hat der Nachweis eines der beiden HLA-Haplotypen nur einen geringen positiven Vorhersagewert für ein mögliches Vorliegen einer Zöliakie. Besteht ein klinischer Verdacht auf das Vorliegen einer Zöliakie, ist zur Sicherung der Diagnose und/oder zum sicheren Ausschluss einer Zöliakie eine Gluten-Belastung (s. u.) erforderlich.

Literatur

[1] Howdle PD, Losowsky MS. Coeliac disease in adults. In: Marsh MN, ed. Coeliac disease. London: Blackwell Scientific Publications; 1992. pp. 49–80.

[2] Dandalides SM, Carey DW, Petras R, Achkar E. Endoscopic small bowel mucosal biopsy: a controlled trial evaluating forceps size and biopsy location in the diagnosis of normal and abnormal mucosal architecture. Gastrointest Endosc. 1989;35:197–200.

[3] Bonamico M, Mariani P, Thanasi E, et al. Patchy villous atrophy of the duodenum in childhood celiac disease. J Pediatr Gastroenterol Nutr. 2004;38:204–207.

[4] Hopper AD, Cross SS, Sanders DS. Patchy villous atrophy in adult patients with suspected gluten-sensitive enteropathy: is a multiple duodenal biopsy strategy appropriate? Endoscopy. 2008;40:219–224.

[5] Pais WP, Duerksen DH, Pettigrew NM, Bernstein CN: How many duodenal biopsy specimens are required to make a diagnosis of celiac disease? Gastrointest Endosc. 2008;67:1082–1087.

[6] Lebwohl B, Kapel RC, Neugut AI, et al. Adherence to biopsy guidelines increases celiac disease diagnosis. Gastrointest Endosc. 2011;74:103–9.

[7] Horoldt BS, McAlindon ME, Stephenson TJ, et al. Making the diagnosis of coeliac disease: is there a role for push enteroscopy? Eur J Gastroenterol Hepatol. 2004;16:1143–6.

[8] Mangiavillano B, Masci E, Parma B, et al. Bulb biopsies for the diagnosis of celiac disease in pediatric patients. Gastrointest Endosc. 2010;72:564–568.

[9] Kurien M, Evans KE, Hopper AD, et al. Duodenal bulb biopsies for diagnosing adult celiac disease: is there an optimal biopsy site? Gastrointest Endosc. 2012;75:1190–1196.

[10] Oxentenko AS, Murray JA. Celiac disease: ten things that every gastroenterologist should know. Clin Gastroenterol Hepatol. 2015;13(8):1396–1404.

[11] Rubio-Tapia A, Hill ID, Kelly CP, et al. ACG clinical guidelines: diagnosis and management of celiac disease. Am J Gastroenterol. 2013;108:656–677.

[12] Ludvigsson JF, Bai JC, Biagi F, et al. Diagnosis and management of adult coeliac disease: guidelines from the British Society of Gastroenterology. Gut. 2014;0:1–20.

[13] Felber J, Aust D, Baas S, et al. Ergebnisse einer S2k-Konsensuskonferenz der Deutschen Gesellschaft für Gastroenterologie, Verdauungs- und Stoffwechselkrankheiten (DGVS) gemeinsam mit der Deutschen Zöliakie-und Weizensensitivität. Z Gastroenterol. 2014;52:711–43.

[14] Murray JA, Rubio-Tapia A, Van Dyke CT, et al. Mucosal atrophy in celiac disease: extent of involvement, correlation with clinical presentation, and response to treatment. Clin Gastroetrol Hepatol. 2008;6:186–193.

[15] Mooney PD, Kurien M, Evans KE, et al. Clinical and immunological features of ultra-short celiac disease. Gastroenterology. 2016;150:1125–1134.

[16] van Heel DA, West J. Recent advances in celiac disease. Gut. 2006;55:1037–1046.
[17] Green PHR, Cellier C. Medical Progress: Celiac disease. New Engl J Med. 2007;357:1731–1743.
[18] Fasano A, Catassi C. Clinical practice. Celiac disease. N Engl J Med. 2012;367:2419–2426.
[19] Ludvigsson JF, Leffler DA, Bai JC, et al. The Oslo definitions for coeliac disease and related terms. Gut. 2013;62:43–52.
[20] Tavakkoli A, Lebwohl B. Diagnosis of celiac disease. In: Rampertab SD, Mullin GE, eds. Celiac Disease. New York: Humana Press, Springer Science + Business Media; 2014. pp. 106–122.
[21] Chang MS, Rubin M, Lewis SK, Green PH. Diagnosing celiac disease by video capsule endoscopy (VCE) when esophogastroduodenoscopy (EGD) and biopsy is unable to provide a diagnosis: a case series. BMC Gastroenterology. 2012;12:90
[22] Weijers HA, Lindquist B, Anderson CM, et al. Round table discussion. Diagnostic criteria in coeliac disease. Acta Paediatr Scand. 1970;59:461–463.
[23] Revised criteria for diagnosis of coeliac disease. Report of Working Group of European Society of Paediatric Gastroenterology and Nutrition. Arch Dis Child. 1990;65:909–11.
[24] Hill PG, Holmes GK. Coeliac disease: a biopsy is not always necessary for diagnosis. Aliment Pharmacol Ther. 2008;27:572–7.
[25] Husby S, Koletzko S, Korponay-Szabo IR, et al. European Society for Pediatric Gastroenterology, Hepatology, and Nutrition guidelines for the diagnosis of coeliac disease. J Pediatr Gastroenterol Nutr. 2012;54:136–60.
[26] Mills JR, Murray JA. Contemporary celiac disease diagnosis: is a biopsy avoidable? Curr Opin Gastroenterol. 2016;32:80–85.
[27] Werkstetter KJ, Korponay-Szabo IR, Popp A, et al. Accuracy in diagnosis of celiac disease without biopsy in clinical practice. Gastroenterology. 2017, in press.
[28] Catassi C, Fasano A. Celiac disease diagnosis: simple roles are better than complicated algorithms. Am J Med. 2010;123:691–693.

3.8.3 Histologie

Welche Veränderungen der Dünndarmschleimhaut treten bei der Zöliakie auf?

Das Spektrum der mit positiven IgA-EMA oder IgA-anti-tTG-Antikörpern einhergehenden histologischen Veränderungen der Dünndarmschleimhaut reicht von der Vermehrung intraepithelialer Lymphozyten, der Verschiebung des normalen Zotten-Krypten-Verhältnisses von 3 : 1 auf 1 : 1 und kleiner, der charakteristischen Kryptenhyperplasie bis hin zur partiellen oder totalen Zottenatrophie.

Der amerikanische Pathologe M. N. Marsh hat sich Anfang der 90er Jahre ausführlich mit den histologischen Veränderungen der Dünndarmschleimhaut bei Zöliakie beschäftigt [1] und ein Klassifikationssystem [2] vorgeschlagen, das in geringen Modifikationen auch heute die Grundlage einer Einteilung der morphologischen Veränderungen in verschiedene Schweregrade darstellt [3–5]. Nach Marsh sollten pathologisch-anatomisch die morphologischen Veränderungen in verschiedene Typen eingeteilt werden: Typ 1: infiltrative Läsion, Typ 2: hyperplastische Läsion, Typ 3: destruktive Läsion und Typ 4: hypoplastische Läsion [1,2]. Abbildung 3.8.3.1 gibt schematisch seine Typen bzw. Stadien der morphologischen Veränderungen wieder, Tabelle 3.8.3.1 fasst die Kriterien für die Einteilung in die unterschiedliche Stadien zusammen.

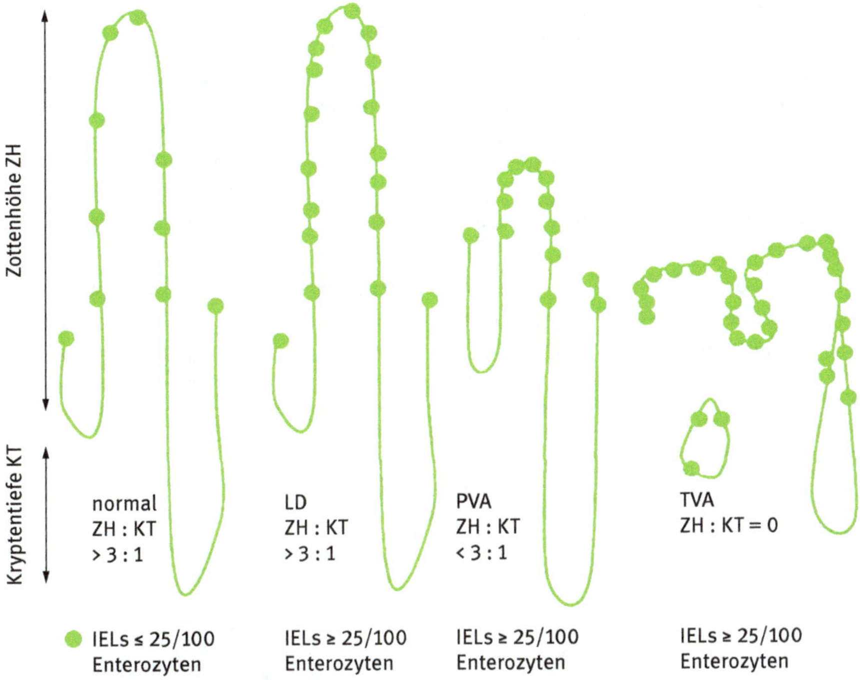

Abb. 3.8.3.1: Schematische Darstellung der morphologischen Veränderungen der Dünndarmschleimhaut bei lymphozytärer Duodenitis, partieller und totaler Zottenatrophie (nach Ludvigsson et al. [6]).

Marsh-Oberhuber-Klassifikation der morphologischen Veränderungen bei Zöliakie

Das 1992 von Marsh vorgeschlagene Klassifikationssystem [1,2] wurde 1999 von Oberhuber at al. [3] geringfügig modifiziert und 2005 von Corazza und Villanacci [4] vereinfacht. Auch wenn kürzlich eine weitere Modifikation des Klassifikationssystems und eine Nutzer-freundliche Checkliste für den histologischen Befundbericht vorgeschlagen wurden [5], wird in der Praxis meist die Marsh-Klassifikation [2] bzw. die Oberhuber-Modifikation [3] verwendet. In der älteren Marsh-Klassifikation [2] ist ein Grenzwert von 40 intraepithelialen Lymphozyten (IEL) pro 100 Enterozyten angegeben, der in der Modifikation nach Oberhuber auf 30 IEL gesenkt wurde [3]. In neueren Klassifikationssystemen [4,5] hat sich ein Grenzwert von 25 IELs/100 Enterozyten als neue Norm durchgesetzt.

Tabelle 3.8.3.1 gibt die Marsh-Oberhuber-Klassifikation in der Modifikation eines erniedrigten Grenzwertes für die IELs wieder.

Nach Empfehlungen der Britischen Gesellschaft für Gastroenterologie [6] sollte der histologische Befundbericht folgende Angaben enthalten:

- Zahl der entnommenen Biopsien incl. der aus dem Bulbus entnommenen Biopsien und Orientierung der Biopsien.

Tab. 3.8.3.1: Marsh-Oberhuber-Klassifikation der Zöliakie (mit erniedrigtem Grenzwert für die IELs / modifiziert nach Tavakkoli und Lebwohl [7]).

Marsh-Klasse	Typ der Läsion	Architektur der Zotten	Krypten	IELs
Marsh 1	infiltrativ	normal	normal	> 25 IEL/100 Enterozyten
Marsh 2	infiltrativ-hyperplastisch	normal	Hyperplasie	> 25 IEL/100 Enterozyten
Marsh 3				
– 3 A	flach, destruktiv	milde ZA	Hyperplasie	> 25 IEL/100 Enterozyten
– 3 B	flach, destruktiv	moderate ZA	Hyperplasie	> 25 IEL/100 Enterozyten
– 3 C	flach, destruktiv	totale ZA	Hyperplasie	> 25 IEL/100 Enterozyten
Marsh 4	atrophisch-hypoplastisch	totale ZA	Hyperplasie	> 25 IEL/100 Enterozyten

Legende: IELs = intraepitheliale Lymphozyten, ZA = Zottenatrophie

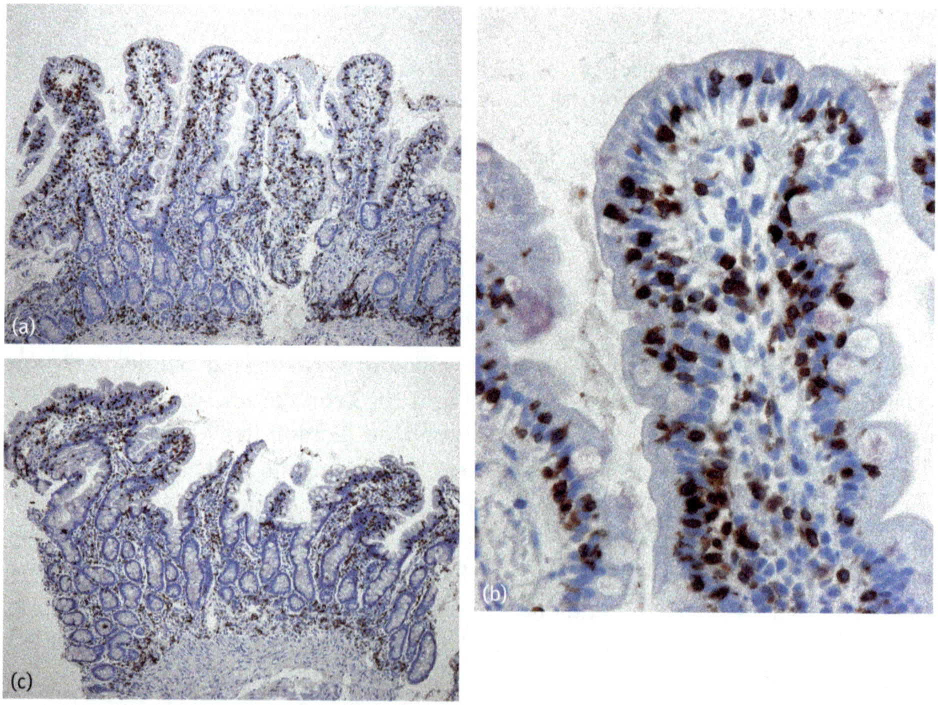

Abb. 3.8.3.2: (a) und (b) Marsh-Typ 1: vermehrte intraepitheliale Lymphozyten (IEL). (c): Marsh-Typ 2: vermehrte IEL und Kryptenhyperplasie, 1A: 100, CD3; 1B: 400, CD3; 1C: 100, CD3. (aus: Schimmel H, Hansen T, Leiß O, Kirkpatrick CJ. Pathologie der glutensensitiven Enteropathie – histologische Diagnostik der Sprue. Verdauungskrankheiten. 2009;27:78–85. Nachdruck mit freundlicher Genehmigung des Dustri-Verlags).

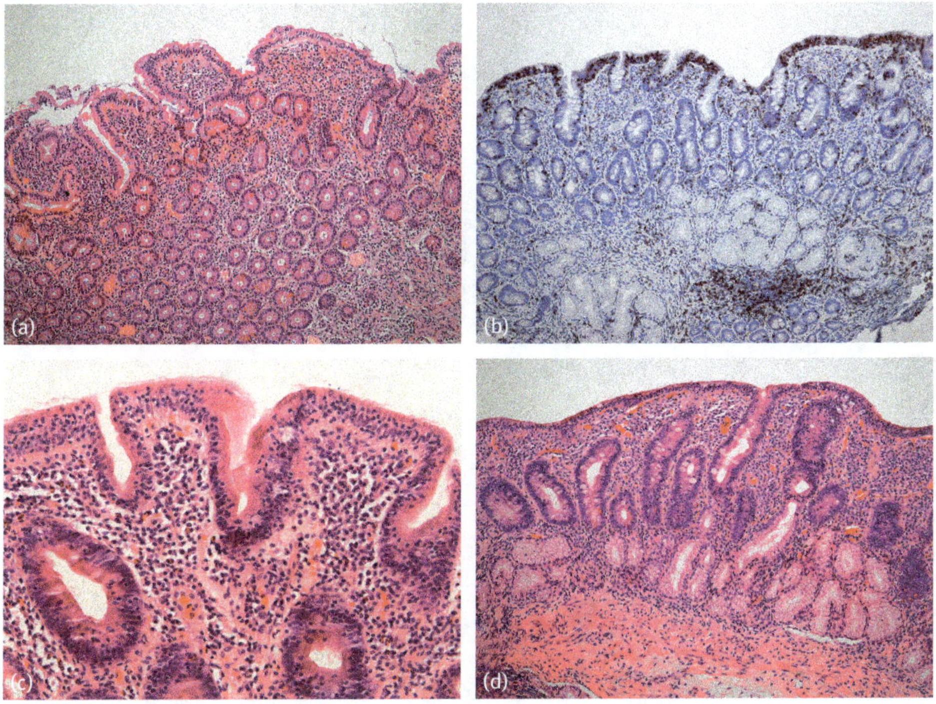

Abb. 3.8.3.3: (a) Marsh-Typ 3a: vermehrte IEL, Kryptenhyperplasie, leichte Zottenatrophie. (b) und (c): Marsh-Typ 3b: vermehrte IEL, Kryptenhyperplasie, hochgradige Zottenatrophie. (d) Marsh-Typ 3c: vermehrte IEL, Kryptenhyperplasie und totale Zottenatrophie (aus: Schimmel H, Hansen T, Leiß O, Kirkpatrick CJ. Pathologie der glutensensitiven Enteropathie – histologische Diagnostik der Sprue. Verdauungskrankheiten. 2009;27:78–85. Nachdruck mit freundlicher Genehmigung des Dustri-Verlags).

- Angaben zur Schleimhaut-Architektur (normal, partielle, subtotale oder totale Zottenatrophie).
- Angaben zum Vorkommen verschiedener Zellen in der Lamina propria (bei Zöliakie: Lymphozyten, Plasmazellen, eosinophile Zellen und gelegentlich Neutrophile / Vorkommen einer Kryptitis oder von Kryptenabzessen spricht für anderweitige Pathologien).
- Vorhandensein von Brunner'schen Drüsen.
- Vorhandensein einer Kryptenhyperplasie, Angaben zum Verhältnis Zottenhöhe zu Kryptentiefe (normal 3 : 1), eine Abwesenheit von Plasmazellen ergibt den Verdacht auf ein *common variable immunodeficiency*-Syndrom.
- Angaben zur Zahl der intraepithelialen Lymphozyten (IEL). Gemäß neuerer Klassifikationsvorschläge [4,5] gilt ein Wert von > 25 IEL/100 Enterozyten als neuer Grenzwert.

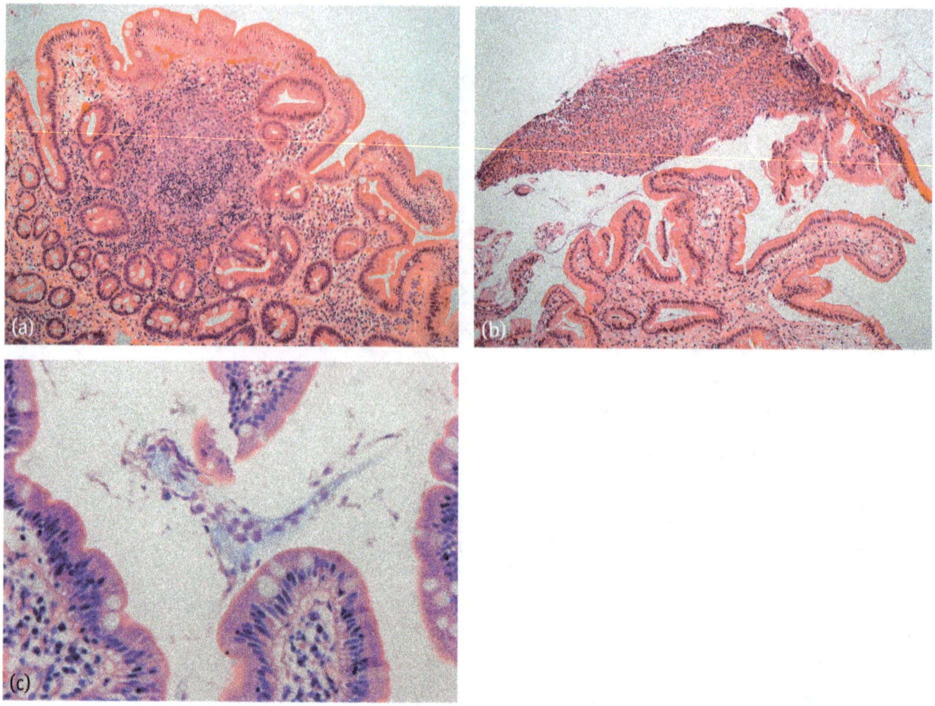

Abb. 3.8.3.4: Differenzialdiagnosen: HP-Duodenitis, Lambliasis, prominente Lymphfollikel. (a) Prominente Lymphfollikel; (b) Helicobacter-pylori-assoziierte Duodenitis; (c) Infektion mit Gardia lamblia, 3A: 100, HE; 3B: 100, HE; 3C: 400, Giemsa. (aus: Schimmel H, Hansen T, Leiß O, Kirkpatrick CJ. Pathologie der glutensensitiven Enteropathie – histologische Diagnostik der Sprue. Verdauungskrankheiten. 2009;27:78–85. Nachdruck mit freundlicher Genehmigung des Dustri-Verlags).

Die Anwendung eines simplen Klassifikationssystems kann die Inter-Observer-Übereinstimmung erheblich verbessern [8].

Die Abbildungen 3.8.3.2, 3.8.3.3 und 3.8.3.4 zeigen histologische Aufnahmen verschiedener Marsh-Stadien.

Welches Marsh-Stadium ist für die Diagnose einer Zöliakie erforderlich?

Während in älteren Leitlinien zur Zöliakie [9–11] der Nachweis einer partiellen oder totalen Zottenatrophie (Marsh 3a–Marsh 3c) zur sicheren Diagnose einer Zöliakie gefordert wurde, ist neueren Leitlinien zufolge [6,12,13] bereits ein Marsh-Stadium 2 bei Nachweis positiver Zöliakie-typischer Antikörper (IgA-anti-tTG-Antikörper oder EMA-Antikörper) ausreichend. Dieses Abweichen vom früher für erforderlich gehaltenem Nachweis einer Zottenatrophie erscheint deswegen gerechtfertigt, weil in einigen Studien gezeigt werden konnte, dass z. T. auch Patienten im Marsh-Stadium 2 positive IgA-anti-tTG-Antikörper oder EMA-Antikörper aufweisen oder von einer glutenfreien Ernährung profitieren und die Schleimhaut sich hierunter normalisieren kann [14–20].

Lymphozytäre Duodenitis

Ein Marsh 1-Stadium ist durch eine normale Zottenarchitektur, fehlende Kryptenhyperplasie und einem IEL-Gehalt von weniger als 25 IEL/100 Enterozyten charakterisiert und wird auch als lymphozytäre Duodenitis bezeichnet [21–23]. Es findet sich häufig in Assoziation mit Infektionen (speziell Helicobacter pylori), verändertem Immunstatus (z. B. *common variable immunodeficiency*-Syndrom), autoimmunen oder chronisch-entzündlichen Erkrankungen, Nahrungsmittel-Unverträglichkeiten, Einnahme bestimmter Medikamente oder Malignomen [18,21–23]. Studien zufolge liegt die Prävalenz bei 2–3,8 % [15,24,25]. In einer Population mit negativer Zöliakie-Serologie betrug die Prävalenz 3,8 % [15]. Aziz et al. [17] konnten in einer prospektiven Untersuchung bei 100 konsekutiven Patienten mit lymphozytärer Duodenitis in 34 % keine Ursache finden, in 21 % waren Medikamente (NSAID und ASS) die Ursache, in 16 % lag eine Zöliakie vor, in 14 % eine Helicobacter pylori-Infektion und in 5 % eine andere gastrointestinale Infektion [17]. In einzelnen Fällen fand sich eine Immundysregulation, eine chronisch-entzündliche Darmerkrankung, eine mikroskopische Kolitis, eine Sarkoidose oder ein IgA-Mangel [17]. Von den 29 Patienten, bei denen eine Kontrollbiopsie durchgeführt wurde, hatte sich der IEL-Gehalt bei 22 Patienten (76 %) normalisiert [17].

In bis zu 2,5 % der im Duodenum entnommenen Biopsien findet sich ein erhöhter Gehalt an intraepithelialen Lymphozyten [26]. Bei dem von der Zöliakie abzugrenzendem neuen Krankheitsbild der *non-celiac gluten sensitivity* (NCGS) / Weizensensitivität liegt eine Stimulation des angeborenen Immunsystems vor [27], die einigen Autoren zufolge mit fehlenden histologischen Veränderungen einhergeht, anderen Autoren zufolge jedoch in einem geringen (22 %) [28] oder hohen Prozentsatz (90 %) [26] mit einer duodenalen Lymphozytose – manchmal mit eosinophilen Infiltraten assozziert – einhergeht. Wie Losurdo et al. [28] in einem Follow-up von 85 Patienten über durchschnittlich 22 Monate feststellten, entwickelten 23 Patienten IgA-anti-tTG-Antikörper oder EMA-Antikörper. Diese Patienten hatten hohe IEL-Werte und häufig einen für eine Zöliakie-typischen HLA-DQ2 oder HLA-DQ8 Genotyp. Patienten, die keine Hp-Infektion oder Medikamenten-bedingte duodenale Lymphozytose hatten und denen es unter einer glutenfreien Ernährung besser ging, wurden als ‚gluten sensitiv' eingestuft, sie hatten eher eine milde Enteropathie mit 15 IEL/100 Enterozyten [28]. Der derzeit beste Parameter, um abschätzen zu können, ob sich aus einer lymphozytären Duodenitis eine Zöliakie entwickeln wird, ist das zytometrische Muster mit einer Zunahme der CD3+-T-Zell Rezeptoren gamma/delta und einer Abnahme der CD3-intraepithelialen Lymphozyten (IEL) [29]. Tabelle 3.8.3.2 gibt eine Zusammenstellung der Erkrankungen, die mit einem erhöhten Gehalt intraepithelialer Lymphozyten (IEL) einhergehen.

Tab. 3.8.3.2: Differenzialdiagnose der seronegativen Zöliakie bei erhöhten intraepithelialen Lymphozyten bei normaler Duodenalschleimhaut oder bei Zottenatrophie (modifiziert nach Ludvigsson et al. [6], Bao et al. [23] und Lauwers et al. [26]).

Differenzialdiagnosen	**IEL > 25/100 Enterozyten und normale Duodenalmukosa**	**IEL > 25/100 Enterozyten und Zottenatrophie**
Immunerkrankungen	*Common variable immuno-deficiency syndrome* Glomerulonephritis Hypogammaglobulinämie Immunglobulin A-Mangel	*Common variable immuno-deficiency syndrome*
Autoimmunerkrankungen (Pat. können gleichzeitig eine Zöliakie haben: serologische Kontrollen u. HLA-Status, ...)	Autoimmunenteropathie, graft-versus-host reaction, rheumatoide Arthritis, Sjögren-Syndrom, Systemischer Lupus erythematosus (SLE) Graves Disease, Hashimoto-Thyreoiditis Hämolytische Anämie Multiple Sklerose Psoriasis	Autoimmunenteropathie, Thymom-assoziierte Autoimmunenteropathie, *graft-versus-host reaction*
Hypersensitivität / nicht-Gluten assoziierte Eiweiß-intoleranzen	Weizensensitivität, Eiweißunverträglichkeiten (Kuhmilch, Soja, Eier, Fisch, Erdnüsse, Hühnchen, u. a. m.)	
Infektionen	Bakterielle Überwucherung Cryptosporidien-Infektion Giardiasis Helicobacter pylori-Gastritis	Bakterielle Überwucherung Tropische Sprue Tuberkulose (incl. atypische Tuberkulose) Virale Erkrankungen, HIV Morbus Whipple
Medikamente	Chemotherapeutika nicht-steroidale Antirheumatika (NSAR) Protonenpumpenhemmer	Chemotherapeutika Immunsuppressiva: Mycophenolat-Mofetil Olmesartan
Neoplasien	Enteropathie-assoziierte T-Zell-Lymphome Immunproliferative Dünndarm-erkrankung CD4-T-Zell-Proliferation	Enteropathie-assoziierte T-Zell-Lymphome Refraktäre Zöliakie Typ 2
andere	Lymphozytäre oder kollagene Kolitis/Duodenitis Morbus Crohn Abetalipoproteinämie Idiopathisch	Eosinophile Gastroenteritis Morbus Crohn Dünndarmischämie Nährstoffmangel Strahlenenteritis

Wann sind zusätzliche immunhistochemische Untersuchungen sinnvoll?

In Einzelfällen, bei denen die konventionelle histologische Untersuchung keine eindeutige Klärung erlaubt oder wenn eine Diskrepanz zwischen positiver Serologie und fehlenden histologischen Hinweisen für eine Zöliakie (z. B. Normalbefund der Schleimhaut oder Marsh 1) besteht, können entweder eine Wiederholung der Endoskopie mit einem high-resolution Magnifikations-Endoskop oder konfokalen Laser-Endoskop eine gezieltere Biopsieentnahme aus suspekten Arealen im absteigenden Duodenum und im Bulbus duodeni (s. o.) ermöglichen oder histologische Spezialuntersuchungen [29] in bestimmten Zentren weiterhelfen. Eine finnische Arbeitsgruppe konnte kürzlich zeigen, dass ein immunhistochemischer Nachweis von Ablagerungen von IgA-TG2-Autoantikörpern in der Submukosa einen frühen Hinweis für die Entwicklung einer Zöliakie darstellt [30]. Andere Autoren haben Biopsien in ein Kulturmedium überführt und konnten im Medium EMA nachweisen [31,32].

Auf die in der Diagnostik der refraktären Zöliakie Typ 2 erforderlichen speziellen Untersuchungen zum Nachweis einer klonalen Wucherung von IEL wird unter Komplikationen im Kapitel 3.11 eingegangen.

Welche anderen Krankheiten müssen in der Differenzialdiagnose der Zottenatrophie berücksichtigt werden?

Der alleinige Nachweis einer Zottenatrophie erlaubt keine eindeutige Diagnose einer Zöliakie. Findet der Pathologe in den eingesandten Duodenalbiopsien eine Zottenatrophie und liegen ihm keine Informationen zu einer serologischen Untersuchung auf Zöliakie vor, wird er meist dem zuweisenden Internisten oder Gastroenterologen mitteilen, dass eine Bestimmung der IgA-anti-tTG-Antikörper erfolgen sollte, um die Verdachtsdiagnose Zöliakie zu sichern.

Tab. 3.8.3.3: Differenzialdiagnose einer Zottenatrophie.

tropische Sprue
small bowel overgrowth syndrome
Autoimmunenteropathie
Hypogammaglobulinämische Sprue
Medikamenten-assoziierte Enteropathie (z. B. Olmesartan)
M. Whipple
kollagene Zöliakie
M. Crohn
eosinophile Enteritis
infektiöse Enteritis (z. B. Lambliasis)
Graft versus host disease
Malnutrition
Acquired immune deficiency syndrome (AIDS)-Enteropathie

Tab. 3.8.3.4: Medikamente, die Zöliakie-ähnliche Schleimhautveränderungen verursachen können (nach Freeman [42]).

Medikamentengruppe	Beispiel
nicht-steroidale Antirheumatika	Sundilac
Immunsuppressiva	Azathioprin, Mycophenolat
Antibiotika	Neomycin
Chemotherapeutika	Busulphan
Vinca-Alkaloide	Colchicin, Vincristin
Antimetabolite	Methotrexat
Angiotensin II Rezeptor-Antagonisten	Olmesartan
monoklonale Antikörper / *Biologicals*	Ipilimumab

In der Differenzialdignose einer Zottenatrophie sind zahlreiche Erkrankungen zu berücksichtigen [23,33], die in Tabelle 3.8.3.3 aufgelistet sind.

Besondere Aufmerksamkeit hat in den vergangenen Jahren eine zwar seltene, aber oft mit starker Gewichtsabnahme und erheblichen Diarrhoen einhergehende, mitunter nur verzögert erkannte Medikamenten-assoziierte Enteropathie auf Olmesartan erlangt [34–41]. Eine genaue Medikamentenanamnese und eine Besserung des Malabsorptionssyndroms nach Absetzen der Medikation sichern die Diagnose. Auch andere Medikamente können Zöliakie-ähnliche Schleimhautveränderungen verursachen [42] (siehe Tabelle 3.8.3.4). Bei Verdacht auf Autoimmunenteropathie können in Speziallabors Antikörper gegen Dünndarmschleimhaut nachgewiesen werden, bei Verdacht auf Morbus Whipple sind eine PAS-Färbung und eine PCR-Untersuchung auf Tropheryma Whippeli erforderlich [43].

Literatur

[1] Marsh MN. Mucosal pathology in gluten sensitivity. In: Marsh MN, ed. Coeliac Disease. London/Edinburgh/Boston: Blackwell Scientific Publications; 1992: 136–191.

[2] Marsh MN. Gluten, major histocompatibility complex, and the small intestine. A molecular and immunobiologic approach to the spectrum of gluten sensitivity ('celiac sprue'). Gastroenterology. 1992;102:330–54.

[3] Oberhuber G, Granditsch G, Vogelsang H. The histopathology of coeliac disease: time for a standardized report scheme for pathologists. Eur J Gastroenterol Hepatol. 1999;11:1185–94.

[4] Corazza GR, Villanacci V. Coeliac disease. J Clin Pathol. 2005;58:573–4.

[5] Villanacci V, Ceppa P, Tavani E, et al. Coeliac disease: the histology report. Dig Liver Dis. 2011;43(Suppl 4):S385–95.

[6] Ludvigsson JF, Bai JC, Biagi F, et al. Diagnosis and management of adult coeliac disease: guidelines from the British Society of Gastroenterology. Gut. 2014;0:1–20.

[7] Tavakkoli A, Lebwohl B. Diagnosis of celiac disease. In: Rampertab SD, Mullin GE, eds. Celiac Disease. New York: Humana Press, Springer Science + Business Media; 2014. pp. 107–122.

[8] Corazza GR, Villanacci V, Zambelli C, et al. Comparison of the interobserver reproducibility with different histologic criteria used in celiac disease. Clin Gastroenterol Hepatol. 2007;5:838–43.

[9] Fasano A, Catassi C. Current approaches to diagnosis and treatment of celiac disease: an evolving spectrum. Gastroenterology. 2001;120:636–651.
[10] Ciclitira PJ, King AL, Fraser JS. AGA technical review on Celiac Sprue. American Gastroenterological Association. Gastroenterology. 2001;120(6):1526–40
[11] Rostom A, Murray JA, Kagnoff MF. American Gastroenterological Association (AGA) Institute. Technical review on the diagnosis and management of celiac disease. Gastroenterology. 2006;131:1981–2002.
[12] Rubio-Tapia A, Hill ID, Kelly CP, et al. ACG clinical guidelines: diagnosis and management of celiac disease. Am J Gastroenterol. 2013;108:656–677.
[13] Felber J, Aust D, Baas S, et al. Ergebnisse einer S2k-Konsensuskonferenz der Deutschen Gesellschaft für Gastroenterologie, Verdauungs- und Stoffwechselkrankheiten (DGVS) gemeinsam mit der Deutschen Zöliakie-und Weizensensitivität. Z Gastroenterol. 2014;52:711–43.
[14] Rostami K, Villanacci V. Microscopic enteritis: novel prospect in coeliac disease clinical and immuno-histogenesis. Evolution in diagnostic and treatment strategies. Dig Liver Dis. 2009;41:245–52.
[15] Walker MM, Murray JA, Ronkainen J, et al. Detection of celiac disease and lymphocytic enteropathy by parallel serology and histopathology in a population-based study. Gastroenterology. 2010;139:112–19.
[16] Ensari A. Gluten-sensitive enteropathy (celiac disease): controversies in diagnosis and classification. Arch Pathol Lab Med. 2010;134:826–36.
[17] Aziz I, Evans KE, Hopper AD, et al. A prospective study into the aetiology of lymphocytic duodenosis. Aliment Pharmacol Ther. 2010;32:1392–7.
[18] Walker MM, Murray JA. An update in the diagnosis of coeliac disease. Histopathology. 2011;59:166–79.
[19] Arguelles-Grande C, Tennyson CA, Lewis SK, et al. Variability in small bowel histopathology reporting between different pathology practice settings: impact on the diagnosis of coeliac disease. J Clin Pathol. 2012;65:242–7.
[20] Kurppa K, Paavola A, Collin P, et al. Benefits of a gluten-free diet for asymptomatic patients with serologic markers of celiac disease. Gastroenterology. 2014;147:610–614.
[21] Hammer ST, Greenson JK. The clinical significance of duodenal lymphocytosis with normal villous architecture. Arch Pathol Lab Med. 2013;137:1216–19.
[22] Brown I, Mino-Kenudson M, Deshpande V, et al. Intraepithelial lymphocytosis in architecturally preserved proximal small intestinal mucosa: an increasing diagnostic problem with a wide differential diagnosis. Arch Pathol Lab Med. 2006;130:1020–5.
[23] Bao F, Green PH, Bhagat G. An update on celiac disease histopathology and the road ahead. Arch Pathol Lab Med. 2012;136:735–745.
[24] Mahadeva S, Wyatt JI, Howdle PD. Is a raised intraepithelial lymphocyte count with normal duodenal villous architecture clinically relevant? J Clin Pathol. 2002;55:424–8.
[25] Hopper AD, Hadjivassiliou M, Hurlstone DP, et al. What is the role of serologic testing in coeliac disease? A prospective, biopsy-confirmed study with economic analysis. Clin Gastroenterol Hepatol. 2008;6:314–20.
[26] Lauwers GY, Fasano A, Brown IS. Duodenal lymphocytosis with no or minimal enteropathy: much ado about nothing? Modern Pathology. 2015;28:S22–9.
[27] Uhde M, Ajamian M, Caio G, et al. Intestinal cell damage and systemic immune activation in individuals reporting sensitivity to wheat in the absence of coeliac disease. Gut 2016:65:1930–1937.
[28] Losurdo G, Piscitelli D, Giangaspero A, et al. Evolution of nonspecific duodenal lymphocytosis over 2 years of follow-up. World J Gastroenterol. 2015;21(24):7545–7552.
[29] Fernandez-Banares F, Carrasco A, Garcia-Puig R, et al. Intestinal intraepithelial lymphocyte cytometric pattern is more accurate than subepithelial deposits of anti-tissue

transglutaminase IgA for the diagnosis of celiac disease in lymphocytic enteritis. PLoS ONE. 2014; 9(7):e101249.
[30] Koskinen O, Collin P, Lindfors K, et al. Usefulness of small-bowel mucosal transglutaminase-2 specific autoantibody deposits in the diagnosis and follow-up of celiac disease. J Clin Gastroenterol. 2010;44:483–488.
[31] Carroccio A, Iacono G, D'Amico D, et al. Production of anti-endomysial antibodies in cultured duodenal mucosa: usefulness in coeliac disease diagnosis. Scand J Gastroenterol. 2002;37:32–8.
[32] Carroccio A, Di Prima L, Pirrone G, et al. Anti-transglutaminase antibody assay of the culture medium of intestinal biopsy specimens can improve the accuracy of celiac disease diagnosis. Clin Chem. 2006;52:1175–80.
[33] Pallav K, Leffler DA, Tariq S, et al. Noncoeliac enteropathy: the differential diagnosis of villous atrophy in contemporary clinical practice. Aliment Pharmacol Ther. 2012;35:380–90.
[34] Rubio-Tapia A, Herman ML, Ludvigsson JF, et al. Severe spruelike enteropathy associated with olmesartan. Mayo Clin Proc. 2012;87:732–8.
[35] Nielsen JA, Steephen A, Lewin M. Angiotensin-II inhibitor (olmesartan)- induced collagenous sprue with resolution following discontinuation of drug. World J Gastroenterol. 2013;19:6928–30.
[36] Stanich PP, Yearsley M, Meyer MM. Olmesartan-associated sprue-like enteropathy. J Clin Gastroenterol. 2013;47:894–5.
[37] Ianiro G, Bibbò S, Montalto M, et al. Systematic review: Sprue-like enteropathy associated with olmesartan. Aliment Pharmacol Ther. 2014;40(1):16–23.
[38] Basson M, Mezzarobba M, Weill A, et al. Severe intestinal malabsorption associated with olmesartan: a French nationwide observational cohort study. Gut. 2016;65:1664-1669.
[39] Burbure N, Lebwohl B, Arguelles-Grande C, et al. Olmesartan-associated sprue-like enteropathy: a systematic review with emphasis on histopathology. Hum Pathol. 2016;50:127–34.
[40] Marietta EV, Cartee A, Rishi A, Murray JA. Drug-induced enteropathy. Dig Dis. 2015;33:215–220.
[41] Cartee A, Nadeau A, Rubio-Tapia A, Herman M, Murray JA. Characterizing olmesartan-induced enteropathy risk factors, severity and symptom resolution, a follow-up to the 2012 case series. Gastroenterology. 2014; 146:S-603–S-604.
[42] Freeman HJ. Celiac disease: A disorder emerging from antiquity, Its evolving classification and risk, and potential new treatment paradigms. Gut and Liver. 2015;9(1):28–37.
[43] Marth T. Tropheryma whipplei, immunosuppression and Whipple's disease: from a low-pathogenic, environmental infectious organism to a rare multifaceted inflammatory complex. Dig Dis. 2015;33:190–199.

3.9 Zusätzliche Untersuchungen und Verlaufskontrollen

3.9.1 Zusätzliche Laboruntersuchungen und technische Untersuchungen

In Abhängigkeit von der Symptomatik des Einzelfalls und zum differenzialdiagnostischen Ausschluss anderer Erkrankungen können im Rahmen der Diagnostik einer Zöliakie weitere Laboruntersuchungen [1–4] und technische Untersuchungen wie Sonographie des Abdomens, Dünndarm-Doppelkontrast-Untersuchung nach Sellink oder MRT-Untersuchung des Dünndarms [5] und Computertomographie der

Tab. 3.9.1.1: Laborbefunde bei Zöliakie im Erwachsenenalter.

- mikrozytäre Anämie, selten makrozytäre Anämie
- ev. Howel-Jolly-Körperchen, Thrombozytose
- Eisen-, Folsäure und Vitamin-B12-Mangel
- erniedrigte Konzentrationen von Calcium, Vitamin-D, Vitamin A und E, ß-Carotin und
- Gesamteiweiß, erniedrigtes Cholesterin, erniedrigtes HDL-Cholesterin
- ggf. Immunglobulin-A-Mangel
- positive Endomysium- und IgA-Transglutaminase-Antikörper (IgA-anti-tTG-Antikörper)
- pathologischer Laktose- und D-Xylose-Test
- erhöhte Stuhlfettausscheidung
- HLA-DQ2, HLA-DQ8

Tab. 3.9.1.2: Befunde technischer Untersuchungen bei Zöliakie im Erwachsenenalter.

- Sonographie des Abdomens: kleine Milz, flüssigkeitsgefüllte Darmschlingen
- Dünndarm-Doppelkontrast nach Sellink: Faltenverlust, Kontrastmittelausflockung, Lymphom
- Endoskopie: Verlust der Kerckring'schen Falten im Duodenum, muschelförmige Falten
- Computertomographie (Osteo-CT): Osteoporose

Wirbelsäule (Osteo-CT) [1,6,7] sinnvoll sein. Eine Übersicht über Laborwerte, die bei Diagnosestellung einer Zöliakie auffällig sein können, gibt Tabelle 3.9.1.1

Für die Diagnosestellung Zöliakie ist eine abdominelle Sonographie nicht erforderlich. Zum Ausschluss anderer gastrointestinaler Erkrankungen wird sie jedoch meist durchgeführt und kann bei Nachweis erweiteter Dünndarmschlingen und Waschmaschinenphänomen in Einzelfällen Verdachtsmomente auf eine Malabsorption ergeben. Mitunter kann auch eine kleine Milz einen Hinweis auf eine Zöliakie darstellen [1]. Eine CT-Untersuchung des Abdomens oder MRT-Untersuchung des Dünndarms sind nur selten erforderlich und nur bei therapierefraktärer Zöliakie und/oder gezieltem Verdacht auf Zöliakie-Komplikationen wie Lymphom oder ulzeröse Jejunoileitis indiziert [5–7]. Eine Osteo-CT-Untersuchung der Wirbelsäule ist dagegen in der Erstdiagnostik einer Zöliakie im Erwachsenenalter ausgesprochen sinnvoll, da Störungen des Kalcium- und Knochenstoffwechsels häufig sind [1,8] und therapeutische Konsequenzen haben können [9,10] (Tabelle 3.9.1.2).

Die Indikation zu radiologischen Untersuchungen und die Auswahl des betreffenden radiologischen Untersuchungsverfahrens hängt vor allem von der Fragestellung im individuellen Einzelfall und von differenzialdiagnostischen Überlegungen ab. Die Vorteile und Nachteile verschiedener Verfahren [5–7] sind in Tabelle 3.9.1.3 schematisch zusammengefasst.

Tab. 3.9.1.3: Vor- und Nachteile verschiedener radiologischer Untersuchungsverfahren in der Diagnostik der Zöliakie (nach Van Weyenberg et al. [7]).

Untersuchungs methode	Invasivität	enteraler Kontrast	Bestrahlungs-Exposition	Lumen-Detail	Wand-Detail	extra-intestinale-Details	Verfügbar-keit	Kosten
Abdomenleeraufnahme	–	kein	+	+	–	–	++++	+
SBFT	+	oral	+++	++	+	–	+++	++
konventionelle MDP	+++	nasojejunale Sonde	+++	+++	+	–	++	++
Doppelkontrast–MDP	+++	nasojejunale Sonde	+++	++++	+	–	+	++
abdom. Ultraschall	–	kein	–	+	+	++	++++	+
CT–Enterographie	++	oral	+++	+++	+++	+++	+++	++
CT–Enteroklysis	+++	nasojejunale Sonde	+++	++++	++++	+++	++	++
MR–Enterographie	++	oral	–	+++	+++	+++	++	+++
MR–Enteroklysis	+++	nasojejunale Sonde	+ (*)	++++	++++	+++	+	+++

(*) = Durchleuchtungskontrolle bei Sondenplatzierung

3.9.2 Verlaufskontrollen und Gluten-Belastung

Sinn von Verlaufskontrollen ist es, die Besserung der Symptomatik unter glutenfreier Kost zu objektivieren, die Kenntnisse des Patienten bezüglich einer glutenfreien Ernährung zu vertiefen und seine Motivation zur langfristigen Einhaltung der Diät zu stärken [11–14].

Den meisten Zöliakie-Patienten geht es schon wenige Tage nach Beginn einer glutenfreien Ernährung deutlich besser. Blähungen, Durchfälle und Bauchschmerzen sind oft schon nach 1–2 Wochen gebessert, die Durchfälle sind im Durchschnitt nach 4 Wochen normalisiert, der Appetit ist gebessert und Patienten, die vorher an Gewicht abgenommen hatten, nehmen wieder zu. Viele Patienten berichten, dass auch Allgemeinbefinden, ‚Power' und Stimmung deutlich besser sind als vor Beginn der glutenfreien Ernährung (siehe Kapitel 4.7). Zöliakie-Patienten, die bei Diagnosestellung übergewichtig waren, nehmen unter glutenfreier Ernährung häufig an Gewicht ab [15].

Zur Frage, ob die Adhärenz zu einer glutenfreien Ernährung durch regelmäßige Follow-up-Untersuchungen verbessert werden kann, gibt es widersprüchliche Ergebnisse [12,16–18]. In einer älteren Beobachtungsstudie gingen regelmäßige Kontrollen an einem spezialisierten tertiären Zentrum mit einer hohen Einhaltung einer glutenfreien Ernährung (97,5 %) einher, während die Adhärenz zu einer glutenfreien Ernährung bei Patienten ohne Kontrollen nur 40 % betrug [17]. Die entscheidenden Faktoren für eine konsequente Einhaltung einer glutenfreien Ernährung sind Qualität der Ernährungsberatung und regelmäßiges Follow-up [12,18].

Welche Laborparameter sollten im Langzeitverlauf kontrolliert werden?

Der wichtigste Parameter bei der Überwachung von Zöliakie-Patienten ist die Kontrolle der Gewebstransglutaminase-Antikörper. Die IgA-anti-tTG-Antikörper eignen sich zur Überprüfung der Adhärenz zur glutenfreien Ernährung und sollten 2–3 Monate nach Beginn der glutenfreien Ernährung abfallen, nach (6-) 12-monatiger glutenfreier Ernährung im Normbereich liegen und bei Beibehaltung der glutenfreien Ernährung im Normbereich bleiben [19–21]. Gleiches gilt für die EMA.

Bei Diagnosestellung einer Zöliakie erniedrigte Werte für Vitamine sollten unter glutenfreier Ernährung und gezielter Vitaminsubstitution nach 3 Monaten kontrolliert werden [14]. Ein- oder zweimal jährlich sind Kontrollen des Blutbilds, des Ferritinspiegels, der Ferritinsättigung und des Vitamin-B12-Spiegels ratsam. Kontrollen von Leberparametern, Nierenwerten, Elektrolyten und Blutfetten sind einmal jährlich ausreichend (siehe Tabelle 3.9.2.1)

Tab. 3.9.2.1: Empfohlene Verlaufskontrollen in der Betreuung von Zöliakie-Patienten (nach Simpson und Thompson [22]).

Labortests	eingeschlossen	Häufigkeit
Antikörpertests	tTG-IgA-Antikörper, DGP-Antikörper, Immunglobulin IgA	ein- bis zweimal jährlich im Jahr nach Diagnosestellung, danach jährlich
Blutbild	Hämoglobin, Hämotokrit, MCV, Folsäure, Ferritin, Transferrinsättigung, Vitamin B12	ein- bis zweimal jährlich
Vitamine	Vitamin B6, Thiamin, Riboflavin, 25-Hydroxy-Vitamin D, Vitamine A und E	jährlich, bei patholog. Werten Wiederholung 3 Monate nach Behandlungsbeginn
Mineralien	Kupfer, Zink, Magnesium, Kalzium	jährlich
Lipide	Cholesterin, LDL-Cholesterin, HDL-Cholesterin, Triglyceride	jährlich, bei patholog. Werten öfter (unter Diät/Medikation)
Elektrolyte	Natrium, Kalium	jährlich
Nierenparameter	Harnstoff, Kreatinin, GFR	jährlich
andere	BSG, Albumin, Parathormon	jährlich

Wann und wie oft sollten Kontroll-Endoskopien mit Entnahme von Duodenalbiopsien durchgeführt werden?

Die Zöliakie-typischen histologischen Veränderungen sollten sich unter glutenfreier Ernährung weitgehend bis vollständig normalisieren. Die Zeit bis zur Normalisierung der Schleimhautarchitektur dauert bei erwachsenen Zöliakie-Patienten länger als bei Kindern mit Zöliakie. Sie kann – unter konsequenter glutenfreier Ernährung – bei leichten Veränderungen (Marsh-Stadium 0–2) wenige Monate betragen,

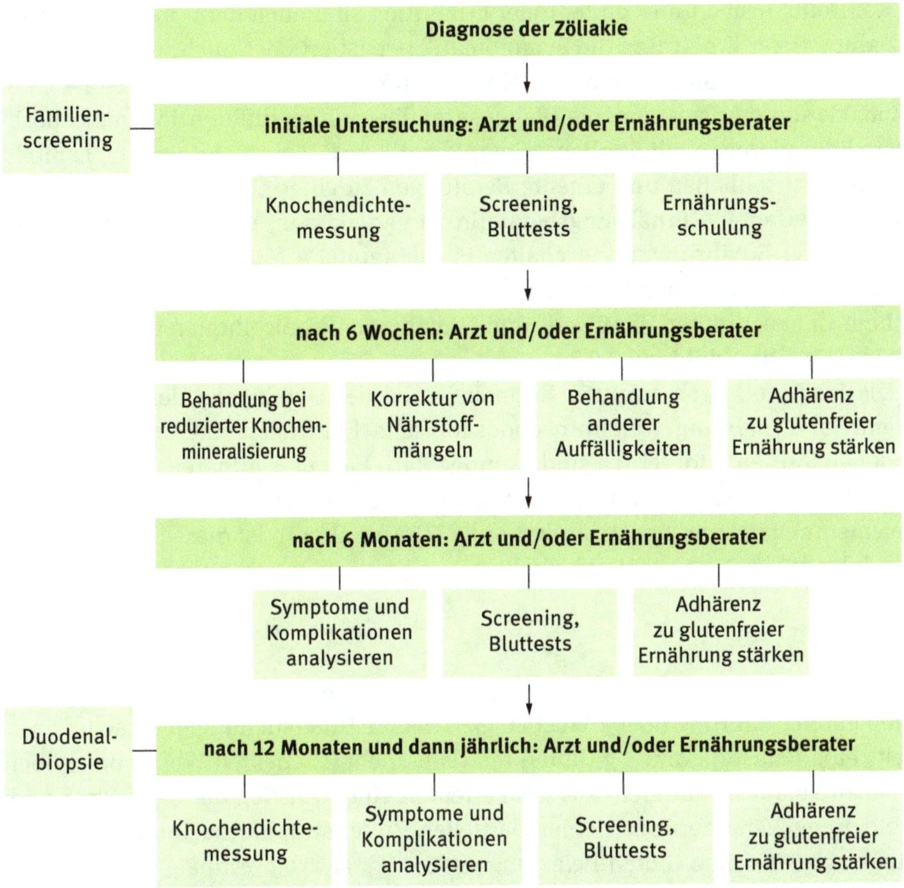

Abb. 3.9.2.1: Follow-up-Untersuchungen bei Zöliakie-Patienten (nach Haines et al. [12]).

bei klassischer Zottenatrophie dagegen 1–1½ Jahre und mehr betragen. In einzelnen Studien fand sich erst nach mehrjähriger glutenfreier Ernährung eine Normalisierung der Duodenalschleimhaut [23,24]. In vielen Studien fand sich eine positive Korrelation zwischen der Strenge der Einhaltung einer glutenfreien Ernährung und der Zeitdauer bis zur Heilung der Mukosa [23,25–27]. Benötigte Zeitdauer bis zur Normalisierung der Duodenalschleimhaut unter glutenfreier Ernährung und Abhängigkeit von der Adhärenz zu einer strikten glutenfreien Ernährung sollten dem Patienten verständlich gemacht werden, um Enttäuschungen über eine fehlende Schleimhaut-Normalisierung bei Kontrollbiopsien vorzubeugen.

Die aktualisierten Leitlinien der amerikanischen, britischen und deutschen Gesellschaft für Gastroenterologie [28–30] raten erst nach einjähriger glutenfreier Ernährung zu Kontrollbiopsien. Oft ist auch nach dieser Zeit noch ein Marsh-Stadium 1–2 mit vermehrten IEL und keine vollständige Normalisierung der Schleimhaut nachweisbar.

Kontrollbiopsien unter glutenfreier Ernährung sind auch dann indiziert, wenn trotz glutenfreier Ernährung die Symptomatik persistiert oder nach initialer Besserung wieder erneut auftritt. Eine auf eine glutenfreie Ernährung nicht ansprechende Zöliakie sollte Anlass sein, die Diagnose zu überprüfen, differenzialdiagnostisch andere Erkrankungen mit ähnlicher Symptomatik (z. B. Laktoseintoleranz, Lambliasis, ...) auszuschließen und erneute Beratungen zu einer glutenfreien Ernährung durch eine erfahrene Ernährungsberaterin zu veranlassen, um versteckte Glutenquellen in der Ernährung auszuschalten (siehe Kapitel 4.7 auf eine glutenfreie Ernährung nicht ansprechende Zöliakie).

Eine Übersicht über Häufigkeit und Umfang von Kontrolluntersuchungen bei Zöliakie [12] gibt Abbildung 3.9.2.1.

Die Frage, ob nach erfolgter Normalisierung der Duodenalschleimhaut unter glutenfreier Ernährung weiterhin endoskopische Kontrollen mit Entnahme von Duodenalbiopsien erforderlich sind, ist ungeklärt. Bei guter Adhärenz zu einer glutenfreien Ernährung, subjektiver Beschwerdefreiheit, fehlenden Vitamin- oder Spurenelementmangel und negativen IgA-anti-tTG-Antikörpern ist dies – vielen Experten zufolge [12,14,31] – nicht erforderlich.

Wie erfolgt eine Gluten-Belastung?

In der Vergangenheit erfolgte eine Gluten-Belastung durch Aufnahme von 8–10 g Gluten mit der Nahrung über 4 Wochen [32]. Neuere Untersuchungen ergaben, dass bereits eine Belastung mit 3 g Gluten tgl. (entspricht 2 Scheiben Weizenbrot) über 2 Wochen ausreicht, um bei 75 % der Patienten einen Anstieg der Antikörper und histologische Veränderungen einer partiellen Zottenatrophie zu induzieren [33]. Treten nach 2 Wochen Gluten-Belastung mit 3 g tgl. gastrointestinale Beschwerden auf, sollten die IgA-anti-tTG-Antikörper bestimmt werden und bei positivem Befund eine Gastroduodenoskopie mit Entnahme von Duodenalbiopsien erfolgen. Bei Patienten, die unter der 2-wöchigen Belastung mit 3 g Gluten keine Beschwerden haben, sollte die Glutenzufuhr von 3 g tgl. für weitere 6 Wochen fortgesetzt werden und nach insgesamt 8-wöchiger Gluten-Belastung serologische Untersuchungen durchgeführt werden. Bei Nachweis von IgA-anti-tTG-Antikörpern oder IgG-DGP-Antikörpern sollte eine Gastroduodenoskopie mit Entnahme von Duodenalbiopsien erfolgen [33]. Da mitunter der Anstieg der Antikörper bei Gluten-Belastung verzögert erfolgt, ist eine Wiederholung der serologischen Untersuchungen nach weiteren 2–6 Wochen Gluten-Belastung ratsam [33]. Kommt es unter einer Gluten-Belastung weder zum Auftreten von Beschwerden, noch zu einem Anstieg der IgA-anti-tTG-Antikörper oder IgG-DGP-Antikörper, ist eine Zöliakie unwahrscheinlich.

Literatur

[1] Corazza GR., Gasbarrini G. Coeliac disease in adults. In: Howdle PD, ed. Coeliac Disease. Bailliere's Clinical Gastroenterology, 1995;9:329–350.
[2] Tavakkoli A, Lebwohl B. Diagnosis of celiac disease. In: Rampertab SD, Mullin GE, eds. Celiac Disease. New York: Humana Press, Springer Science + Business Media; 2014. pp. 106–122.
[3] Green PHR, Krishnareddy S, Lebwohl B. Clinical manifestations of celiac disease. Dig Dis. 2015;33:137–140.
[4] Pinto-Sanchez MI, Bercik P, Verdu EF, Bai JC. Extraintestinal manifestations of celiac disease. Dig Dis. 2015;33:147–154.
[5] Tomei E, Marini M, Messineo D, et al. Computed tomography of the small bowel in adult celiac disease: the jejunoileal fold pattern reversal. Eur Radiol. 2000;10(1):119–122
[6] Paolantonio P, Tomei E, Rengo M, et al. Adult celiac disease: MRI findings. Abdom Imaging. 2007;32(4):433–440.
[7] Van Weyenberg SJB, Mulder CJJ, Van Waesberghe JHTM. Small bowel imaging in celiac disease. Dig Dis. 2015;33:252–259.
[8] Corazza GR, Di Stefano M, Maurino E, Bai JC. Bones in celiac disease: Diagnosis and treatment. Best Practice & Research Clinical Gastroenterology. 2005;19:453–465.
[9] McFarlane XA, Bhalla AK, Robertson DAF. Effect of a gluten free diet on osteopenia in adults with newly diagnosed coeliac disease. Gut. 1996;39:180–184.
[10] Ciclitira P. AGA technical review on celiac sprue. Gastroenterology. 2001;120:1526–1540.
[11] Bebb JR, Lawson A, Knight T, et al. Long-term follow-up of coeliac disease-what do coeliac patients want? Aliment Pharmacol Ther. 2006;23:827–831.
[12] Haines ML, Anderson RP, Gibson PR. Systematic review: the evidence base for long-term management of coeliac disease. Aliment Pharmacol Ther. 2008;28:1042–66.
[13] Herman ML, Rubio-Tapia A, Lahr BD, et al. Patients with celiac disease are not followed up adequately. Clin Gastroenterol Hepatol. 2012;10(8)893–9.e1
[14] Herman ML, Absah I, Oxentenko AS, Rubio-Tapia A. Monitoring and follow-up of patients with celiac disease. In: Rampertab SD, Mullin GE, eds. Celiac Disease. New York: Humana Press, Springer Science + Business Media; 2014. pp. 161–175.
[15] Dickey W, Kearney N. Overweight in celiac disease: prevalence, clinical characteristics, and effect of a gluten-free diet. Am J Gastroenterol. 2006;101(10):2356–2359
[16] Mayer M, Greco L, Troncone R, et al. Compliance of adolescents with coeliac disease with a gluten free diet. Gut. 1991;32:881–5.
[17] Bardella MT, Molteni N, Prampolini L, et al. Need for follow up in coeliac disease. Arch Dis Child. 1994;70:211–3.
[18] Hall NJ, Rubin G, Charnock A. Systematic review: adherence to a gluten-free diet in adult patients with coeliac disease. Aliment Pharmacol Ther. 2009;30:315–30.
[19] Leffler DA, Edwards George JB, Dennis M, et al. A prospective comparative study of five measures of gluten-free diet adherence in adults with coeliac disease. Aliment Parmacol Ther. 2007;26:1227–1235.
[20] Dipper CR, Maitra S, Thomas R, et al. Anti-tissue transglutaminase antibodies in the follow-up of adult coeliac disease. Aliment Pharmacol Ther. 2009;30:236–244.
[21] Adriaanse M, Leffler DA. Serum markers in the clinical management of celiac disease. Dig Dis. 2015;33:236–243.
[22] Simpson S, Thompson T. Nutrition in celiac disease. In: Rampertab SD, Mullin GE, eds. Celiac Disease. New York: Humana Press, Springer Science + Business Media; 2014. pp. 123–136.
[23] Ciacci C, Cirillo M, Cavallaro R, et al. Long-term follow-up of celiac adults on gluten-free diet: prevalence and correlates of intestinal damage. Digestion. 2002;66:178–85.

[24] Wahab PJ, Meijer JW, Mulder CJ. Histologic follow-up of people with celiac disease on a gluten-free diet: slow and incomplete recovery. Am J Clin Pathol. 2002;118:459–63.
[25] Kaukinen K, Peraaho M, Lindfors K, et al. Persistent small bowel mucosal villous atrophy without symptoms in coeliac disease. Aliment Pharmacol Ther. 2007;25:1237–45.
[26] Lanzini A, Lanzarotto F, Villanacci V, et al. Complete recovery of intestinal mucosa occurs very rarely in adult coeliac patients despite adherence to gluten-free diet. Aliment Pharmacol Ther. 2009;29:1299–308.
[27] Rubio-Tapia A, Rahim MW, See JA, et al. Mucosal recovery and mortality in adults with celiac disease after treatment with a gluten-free diet. Am J Gastroenterol. 2010;105:1412–1420.
[28] Rubio-Tapia A, Hill ID, Kelly CP, Calderwood AH, Murray JA. ACG guidelines: diagnosis and management of celiac disease. Am J Gastroenterol. 2013;108:656–676.
[29] Ludvigsson JF, Bai JC, Biagi F, et al. Diagnosis and management of adult coeliac disease: guidelines from the British Society of Gastroenterology. Gut. 2014;0:1–20.
[30] Felber J, Aust D, Baas S, et al. Ergebnisse einer S2k-Konsensuskonferenz der Deutschen Gesellschaft für Gastroenterologie, Verdauungs- und Stoffwechselkrankheiten (DGVS) gemeinsam mit der Deutschen Zöliakie-und Weizensensitivität. Z Gastroenterol. 2014;52:711–43.
[31] Silvester JA, Rashid M. Long-term follow-up of individuals with celiac disease: an evaluation of current practice guidelines. Can J Gastroenterol. 2007;21:557–564.
[32] Rostom A, Murray JA, Kagnoff MF. AGA technical review on the diagnosis and management of celiac disease. Gastroenterology. 2006;131:1981–2002.
[33] Leffler D, Schuppan D, Pallav K, et al. Kinetics of the histological, serological and symptomatic responses to gluten challenge in adults with coeliac disease. Gut. 2013;62:996–1004.

3.10 Screeninguntersuchungen bei Risikogruppen

Bestimmungen der EMA oder IgA-tTG-Antikörper sind auch bei Risikogruppen und bei Familienangehörigen von Zöliakie-Patienten sinnvoll (Tab. 3.10.1). Als Risikogruppen gelten Patienten mit Eisenmangelanämie, unklarer Transaminasenerhöhung, Patienten mit Osteoporose im Alter von 40–50 Jahren, Patienten mit Fertilitätsstörungen, Patienten mit Blähungen, Durchfall, Gewichtsabnahme sowie Patienten mit Autoimmunkrankheiten [1–3]. Im Falle positiver IgA-anti-tTG-Anti-

Tab. 3.10.1: Screening von Risikogruppen.

- Angehörige von Zöliakie-Patienten
- Patienten mit Dermatitis herpetiformis Duhring
- Patienten mit ungeklärter Eisenmangelanämie
- Patienten mit Osteoporose im Alter von 40–50 Jahren
- Patienten mit Fertilitätsstörungen
- Patienten mit unklarer Transaminasenerhöhung
- Patienten mit Autoimmunerkrankungen
- Patienten mit Durchfall, Blähbauch, Gewichtsabnahme

körper und entsprechendem hochgradigem Verdacht auf Zöliakie sollte die Diagnose mittels Dünndarmbiopsie und histologischer Untersuchung der Dünndarmschleimhaut gesichert werden.

Literatur

[1] Rubio-Tapia A, Hill ID, Kelly CP, Calderwood AH, Murray JA. ACG guidelines: diagnosis and management of celiac disease. Am J Gastroenterol. 2013;108:656–676.

[2] Ludvigsson JF, Bai JC, Biagi F, et al. Diagnosis and management of adult coeliac disease: guidelines from the British Society of Gastroenterology. Gut. 2014;0:1–20.

[3] Felber J, Aust D, Baas S, et al. Ergebnisse einer S2k-Konsensuskonferenz der Deutschen Gesellschaft für Gastroenterologie, Verdauungs- und Stoffwechselkrankheiten (DGVS) gemeinsam mit der Deutschen Zöliakie-und Weizensensitivität. Z Gastroenterol. 2014;52:711–43.

3.11 Komplikationen

3.11.1 Kollagene Zöliakie

Unter einer kollagenen Zöliakie wird eine Zottenatrophie mit Ablagerungen von Kollagen unterhalb der Basalmembran und einer subepithelialen Matrix breiter als 10–20 µm verstanden [1–3]. Die bandartigen Kollagenablagerungen können sich unter glutenfreier Ernährung zu einem großen Teil zurückbilden [3], es gibt jedoch auch Kollagenablagerungen in der Dünndarmschleimhaut ohne Assoziation zur Zöliakie.

3.11.2 Refraktäre Zöliakie (RCD)

Wenn eine Zöliakie unter (6- bis) 12-monatiger strenger glutenfreier Ernährung keine Besserung zeigt und die Zottenatrophie persistiert, spricht man von refraktärer Zöliakie (refractory celiac disease RCD). Es werden zwei Typen der RCD unterschieden. Bei der RCD I liegen gleichzeitig andere Autoimmunerkrankungen, infektiöse oder thromboembolische Komplikationen vor. Unter strenger glutenfreier Ernährung kann es bei einem Teil der Patienten zur Remission kommen [4–11]. Eine refraktäre Zöliakie kommt 2–3-mal häufiger bei Frauen vor als bei Männern [9].

Wie häufig eine refraktäre Zöliakie auftritt, ist nicht eindeutig geklärt. West beschrieb in einer Langzeitbeobachtung einer Kohorte von 713 Zölakie-Patienten in 0,7 % das Auftreten einer ulzerativen Jejunitis, einem Charakteristikum einer RCD II [12]. In einem nordamerikanischen Zentrum betrug die kumulative Inzidenz einer refraktären Zöliakie (RCD I + RCD II) insgesamt 1,5 % [13]; über 80 % der Patienten hatten eine RDC I. Auch in anderen Studien aus den USA und Deutschland wurde ein höherer Anteil an RCD I gegenüber RCD II beschrieben [14,15], während in Fallserien aus Holland und Frankreich die RCD II überwog [16,17].

In der **Diagnostik** der refraktären Zöliakie RCD I dominieren eine sorgfältige Kontrolle der Adhärenz zur glutenfreien Ernährung und die Entnahme erneuter Duodenalbiopsien mit immunhistochemischer Charakterisierung der intraepithelialen Lymphozyten (IEL). Um eine für eine RCD II charakteristische ulzeröse Jejunitis oder ein Dünndarmlymphom oder eine Autoimmunenteropathie auszuschließen oder zu sichern, sind eine Kapselendoskopie oder Doppelballon-Enteroskopie mit Entnahme von PEs im Jejunum erforderlich [7,17–20]. Bei Verdacht auf Lymphom sind bildgebende Verfahren wie CT oder MRT des Abdomens bzw. MRT des Dünndarms ratsam [21–23].

Die **klinische Symptomatik** bei Patienten mit RCD II, meist im Alter von 50–60 Jahren, beinhaltet eine schwere Malabsorption mit Gewichtsverlust, Bauchkrämpfen und Durchfällen, pyoderma gangraenosum-ähnliche Hautläsionen oder Hautulzerationen an Beinen, Armen und im Gesicht, chronische Lungen- oder Nasennebenhöhleninfektionen und Fieber unklarer Genese [4–11,17]. Bei Patienten mit RCD II findet sich bei Dünndarmbiopsien in 80 % eine klonale Vermehrung abnormaler IELs, die sich auch in Magen- und Kolon-Biopsien nachweisen lassen, sodass die RCD II als diffuse gastrointestinale Erkrankung gilt. Zum Teil schreitet die RCD II zu einem Enteropathie-assoziiertem T-Zell-Lymphom (EATL) fort, zum Teil zu einem anderen Lymphom-Typ. Eine ulzerative Jejunoileitis ist durch multiple Ulcera in Jejunum und Ileum charakterisiert, die zu Strikturen und intestinaler Obstruktion führen. Die tiefen Ulzera können perforieren und unter dem Bild eines akuten Abdomens mit Perforation, Meläna oder Obstruktion zur Notaufnahme und Laparatomie führen. Bei anderen Patienten stehen intermittierende Dünndarmobstruktionen, Malabsorption, Fieber und Diarrhoe im Vordergrund. Die multiplen Ulzera können in der radiologischen Diagnostik (MRT des Dünndarms) objektiviert werden, durch Push-Endoskopie oder Doppelballon-Enteroskopie mit Biopsie kann die Zottenatrophie in der Nachbarschaft der Ulzera nachgewiesen werden. Ein Teil der Patienten spricht noch auf eine strenge glutenfreie Ernährung an, bei einem Teil liegt bereits ein intestinales Lymphom vor.

Die **refraktäre Zöliakie RCD I** ist charakterisiert durch eine persistierende Zottenatrophie trotz glutenfreier Ernährung. Die erhöhten intraepithelialen Lymphozyten (IEL) der Duodenalschleimhaut haben einen normalen Phänotyp und exprimieren an der Zelloberfläche die Marker CD3 und CD8 [9,10]. Die wichtigste Therapiemaßnahme ist eine strenge glutenfreie Ernährung mit konsequenter Meidung auch kleinster Spuren von Gluten (siehe ‚Fasano-Diät', Kapitel 4.7). Eine RCD I, die auf eine strenge glutenfreie Ernährung nicht anspricht, kann mit Budesonid oder immunsuppressiv mit Azathioprin und Corticosteroiden behandelt werden. Bei Therapieversagen kann Cyclosporin A oder Tacrolimus versucht werden, die Resorption der Medikamente ist jedoch bei oraler Gabe infolge der Zottenatrophie beeinträchtigt. In Einzelfällen hat Infliximab i.v. zu prompter klinischer und histologischer Besserung geführt [9–11].

Tab. 3.11.2.1: Kriterien zur Differenzierung RCD I versus RCD II (nach Malamut und Cellier [9]).

Kriterium	RCD I	RCD II
Ulzerative Jejunitis	–	+
abnormaler Phänotyp der IEL	–	+
klonale Proliferation von T-Zellen	–	+
stark erhöhtes Risiko eines EATL	–	+
schlechte Prognose (5-Jahres-Überleben von 50 %)	–	+

IEL = inraepitheliale Lymphozyten, EATL = Enteropathie-assoziiertes T-Zell-Lymphom

Die **refraktäre Zöliakie RCD II** ist charakterisiert durch eine klonale Proliferation abnormaler IEL ohne Oberflächenmarker CD3, CD8 und T-Zell-Rezeptor (CD3s-, CD8s-, TCR-) bei jedoch erhaltener Expression intrazellulärer CD3. Bei der refraktären Zöliakie RCD II beinhaltet eine immunsuppressive Therapie ein hohes Risiko einer Progression zum Lymphom. Meist wird eine Chemotherapie nach einem CHOP-Schema oder eine Therapie mit Cladribin, einem Purinnukleosid, empfohlen [9–11]. Ob Kombinationstherapien oder eine autologe Stammzelltransplantation eine Alternative darstellen, ist offen [24,25] Eine künftige Option könnten Antikörper gegen Interleukin-15 darstellen, die die Überexpression von IL-15 bei RCD II blockieren und die Proliferation der abnormalen IEL stoppen sollen [26,27].

3.11.3 Malignomrisiko bei langjähriger Zöliakie

Zahlreiche retrospektive klinische Studien und prospektive Kohorten-Studien fanden ein unterschiedlich erhöhtes Risiko für Malignome bei Patienten mit Zöliakie [28–30]. Die Studie von Holmes et al. [28] ergab bei Zöliakie-Patienten ein für alle Krebsarten insgesamt zweifach erhöhtes Risiko, für bestimmte gastrointestinale Malignome ein 10-fach und für Lymphome ein 43-fach erhöhtes Risiko. Studien der letzten Jahre [30–33], einschließlich einer großen schwedischen Studie [34], ergaben ein deutlich niedrigeres Risiko mit einem für alle Krebsarten insgesamt nur moderat erhöhtem (1,3-fach) Risiko und einem 3–6-fach erhöhten Risiko für Lymphome. Für die seltenen Dünndarmkarzinome war das Risiko allerdings 10-fach erhöht [34]. Interessanterweise fand sich in einigen Studien ein z. T. deutlich erniedrigtes Risiko für Brustkrebs und für Lungenkarzinom, was – beim Mammakarzinom – auf das niedrigere Körpergewicht von Zöliakie-Patientinnen und – beim Lungenkarzinom – auf die niedrigere Rate an Rauchern unter Zöliakie-Patienten zurückgeführt wurde [32–34].

In einer kürzlich publizierten europäischen Studie war bei Lymphom-Patienten die Zöliakie-Inzidenz nur 2,6-fach höher als bei nicht-Zöliakie-Patienten. Bei Patienten mit Dünndarmlymphom war die Zöliakie-Inzidenz 11,8-fach und bei Patienten mit Enteropathie-assoziiertem T-Zell-Lymphom (EATL) 28-fach höher als bei nicht Zöliakie-Patienten [35]. In einer großen britischen Kohorten-Studie, in der 4.732 Zöliakie-Patienten über 24 Jahre beobachtet wurden, waren Malignom- und Mortalitätsrisiko nur mäßiggradig erhöht [33]. Der Haupanteil des erhöhten Risikos beruhte auf einem erhöhten Risiko im Jahr nach Diagnosestellung. Das *hazard ratio* für lymphoproliferative Erkrankungen betrug 4,8, das für gastrointestinale Krebserkrankungen 1,85 [33]. B-Zell-Lymphome haben eine bessere Prognose als T-Zell-Lymphome [36].

Für Patienten mit Zöliakie sind in einzelnen Studien erhöhte Risiken für oropharyngeale Karzinome, Ösophaguskarzinome, Darm-, Leber- und Bauchspeicheldrüsenkrebs, Adenokarzinome des Dünndarms und papilläre Schilddrüsenkarzinome beschrieben [36]. Es gibt keine Evidenz, dass eine glutenfreie Ernährung das Auftreten dieser Krebsarten reduzieren kann [36].

Literatur

[1] Walker MM, Murray JA. An update in the diagnosis of coeliac disease. Histopathology. 2011;59:166–79.

[2] Bao F, Green PH, Bhagat G. An update on celiac disease histopathology and the road ahead. Arch Pathol Lab Med. 2012;136:735–745.

[3] Vakiani E, Arguelles-Grande C, Mansukhani MM, et al. Collagenous sprue is not always associated with dismal outcomes: a clinicopathological study of 19 patients. Modern Pathology. 2010;23:12–26.

[4] Ryan B, Kelleher D. Refractory celiac disease. Gastroenterology. 2000;119:243–251.

[5] Farrell RJ, Kelly CP. Celiac sprue and refractory sprue. In: Feldman M, Friedman LS, Sleisenger MH, eds. Sleisenger & Fordtran's Gastrointestinal and Liver Disease. Pathophysiology / Diagnosis / Management. 7th edition. Philadelphia/London/New York: Saunders; 2002. pp. 1817–1841.

[6] Verkarre V, Asnafi V, Lecomte T, et al. Refractory coeliac sprue is a diffuse gastrointestinal disease. Gut. 2003;52:205–211.

[7] Daum S, Cellier C, Mulder CJJ. Refractory celiac disease. Best Practice & Research Clinical Gastroenterology. 2005;19:413–424.

[8] Rubio-Tapia A, Murray JA. Classification and management of refractory coeliac disease. Gut. 2010;59:547–557.

[9] Malamut G, Cellier C. Refractory celiac disease. In: Rampertab SD, Mullin GE, eds. Celiac Disease. New York: Humana Press, Springer Science + Business Media; 2014. pp. 245–254.

[10] Malamut G, Cellier C. Refractory celiac disease: Epidemiology and clinical manifestations. Dig Dis. 2015;33:221–226.

[11] Van Gils T, Nijeboer P, Van Wanrooij RL, Bouma G, Mulder CJJ. Mechanisms and management of refractory coeliac disease. Nature Reviews Gastroenterology & Hepatology. 2015;12:572–579.

[12] West J. Celiac disease and its complications: a time traveller's perspective. Gastroenterology. 2009;136:32–34.

[13] Roshan B, Leffler DA, Jamma S, et al. The incidence and clinical spectrum of refractory celiac disease in a North American referral center. Am J Gastroenterol. 2011;106: 923–928.

[14] Rubio-Tapia A, Kelly DG, Lahr BD, et al. Clinical staging and survival in refractory celiac disease: a single center experience. Gastroenterology. 2009;136:99–107.

[15] Daum S, Ipczynski R, Schumann M, et al. High rates of complications and substantial mortality in both types of refractory sprue. Eur J Gastroenterol Hepatol. 2009;21:66–70.
[16] Al-Toma A, Verbeek WH, Hadithi M, et al. Survival in refractory coeliac disease and enteropathy-associated T-cell lymphoma: retrospective evaluation of single-centre experience. Gut. 2007;56:1373–1378.
[17] Malamut G, Afchain P, Verkarre V, et al. Presentation and long-term follow-up of refractory celiac disease: comparison of type I with type II. Gastroenterology. 2009;136:81–90.
[18] Daum S, Wahnschaffe U, Glasenapp R, et al. Capsule endoscopy in refractory celiac disease. Endoscopy. 2007;39:455–458.
[19] Hadithi M, Altoma A, Oudejans J, et al. The value of double-balloon enteroscopy in patients with refractory celiac disease. Am J Gastroenterol. 2007;102:987–96.
[20] Akram S, Murray JA, Pardi DS, et al. Adult autoimmune enteropathy: Mayo Clinic Rochester experience. Clin Gastroenterol Hepatol. 2007;5:1282–90.
[21] Mallant M, Hadithi M, Al-Toma AB, et al. Abdominal computed tomography in refractory coeliac disease and enteropathy associated Tcell lymphoma. World J Gastroenterol. 2007;13:1696–700.
[22] Paolantonio P, Tomei E, Rengo M, et al. Adult celiac disease: MRI findings. Abdom Imaging. 2007;32(4):433–440.
[23] Van Weyenberg SJB, Mulder CJJ, Van Waesberghe JHTM. Small bowel imaging in celiac disease. Dig Dis. 2015;33:252–259.
[24] Nijeboer P, Malamut G, Bouma G, et al. Therapy in RCD II: rationale for combination therapy? Dig Dis. 2015;33:227–230.
[25] Nijeboer P, Malamut G, Mulder CJ, et al. Enteropathy-associated T-cell lymphoma: improving treatment strategies. Dig Dis. 2015;33:231–235.
[26] Malamut G, El Machhour R, Montcuquet N et al. IL-15 triggers an antiapoptotic pathway in human intraepithelial lymphocytes that is a potential new target in celiac disease-associated inflammation and lymphomagenesis. J Clin Invest. 2010;120:2131–43.
[27] Meresse B, Korneychuk N, Malamut G, Cerf-Bensussan N. Interleukin-15, a master piece in the immunological jigsaw of celiac disease. Dig Dis. 2015;33:122–130.
[28] Holmes GKT, Thompson H. Malignancy as a complication of coeliac disease. In: Marsh MN, ed. Coeliac Disease. London/Edinburgh/Boston: Blackwell Scientific Publications; 1992. 105–135.
[29] Wright DH. The major complications of coeliac disease. In: Howdle PD, ed. Coeliac Disease. Bailliere's Clinical Gastroenterology. 1995;9:351–369.
[30] Brousse N, Meijer JWR. Malignant complications of celiac disease. Best Practice & Research Clinical Gastroenterology. 2005;19:401–412.
[31] Catassi C, Fabiani E, Corrao G, et al. Risk of non-Hodgkin lymphoma in celiac disease. JAMA. 2002;287:1413–1419.
[32] West J, Logan RFA, Smith CJ, Hubbard RB, Card TR. Malignancy and mortality in people with celiac disease: population based cohort study. BMJ 2004: 329: 716–719.
[33] Card TR, West J, Holmes GKT. Risk of malignancy in diagnosed celiac disease: a 24-year prospective, population-based, cohort study. Aliment Pharmacol Ther. 2004;20:769–775.
[34] Askling J, Linet M, Gridley G, et al. Cancer incidence in a population-based cohort of individuals hospitalized with celiac disease or dermatitis herpetiformis. Gastroenterology. 2002;123:1428–1435.
[35] Mearin LM, Catassi C, Brousse N, et al. European multi-center study on celiac disease and non-Hodgkin lymphoma. Eur J Gastroenterol Hepatol. 2006;18(2):187–194.
[36] Lewis NR, Holmes GKT. Morbidity and mortality associated with celiac disease. In: Rampertab SD, Mullin GE, eds. Celiac Disease. New York: Humana Press, Springer Science + Business Media; 2014. pp. 209–243.

4 Glutenfreie Ernährung

4.1 Indikationen zur glutenfreien Ernährung

Bei welchen Erkrankungen ist der Nutzen einer glutenfreien Ernährung gesichert?

Patienten, bei denen eine **Zöliakie** durch laborchemischen Nachweis positiver Gewebstransglutaminase-Antikörper (IgA-anti-tTG-Ak) (oder positiver Endomysium-Antikörper (EMA)) und endoskopisch-bioptischen Nachweis einer partiellen oder totalen Zottenatrophie (Marsh-Stadium 3a–3c) gesichert ist [1–5], benötigen zwingend eine glutenfreie Ernährung, da dies die einzige Therapieoption darstellt, mit der die Krankheit in Remission gebracht und Langzeitkomplikationen verhindert werden können [6,7]. Während früher ein Marsh-Stadium 3 (siehe 3.8.3 Histologie) zur Diagnosestellung einer Zöliakie gefordert wurde [1–5], wird seit einigen Jahren – auch in den seit 2013 erschienenen Leitlinien zur Zöliakie-Diagnostik [8–11] – ein Marsh-Stadium 2 (in Kombination mit dem Nachweis positiver Gewebstransglutaminase-Antikörper oder EMA) als Indikation zur glutenfreien Ernährung angesehen.

Auch bei Patienten mit einer **Dermatitis herpetiformis** [12–15] ist eine glutenfreie Ernährung indiziert, auch wenn nur ca. 10 % der Patienten mit Dermatitis herpetiformis gastrointestinale Beschwerden aufweisen und sich bei endoskopisch-bioptischen Untersuchungen in ca. 40 % der Fälle nur eine milde Enteropathie (histologisch Marsh-Stadium 1–2) und in ca. 60 % eine partielle oder totale Zottenatrophie findet [12] (siehe Kapitel 5.1 Dermatitis herpetiformis). Der Nutzen einer glutenfreien Ernährung bei Patienten mit Dermatitis herpetiformis ist durch zahlreiche Studien eindeutig belegt [16–21].

Neben der Zöliakie und der Dermatitis herpetiformis gibt es eine dritte Erkrankung, die **Gluten-Ataxie**, in deren Pathogenese ebenfalls Gluten-getriggerte immunologische Prozesse mit Bildung von Autoantigenen eine Rolle spielen [22–25]. Die Gluten-Ataxie wird als eine idiopathische sporadische Ataxie in Assoziation mit dem Nachweis positiver Antigliadin-Antikörper (AGA) mit oder ohne Nachweis einer Enteropathie in Duodenalbiopsien definiert (siehe Kapitel 5.2 Gluten-Ataxie) [22–25]. Wenn die Krankheit noch nicht lange besteht und noch nicht zu irreversiblen Schädigungen des Kleinhirns geführt hat, kann durch eine glutenfreie Ernährung eine Besserung erreicht werden [25].

Wie lange muss eine glutenfreie Ernährung eingehalten werden?

Die glutenfreie Ernährung muss in der Regel lebenslang praktiziert werden. Auch nach jahrzehntelanger glutenfreier Ernährung kann bei Gluten-Belastung ein Rückfall auftreten [26]. In regelmäßigen Nachsorgeuntersuchungen sollte die Einhaltung einer glutenfreien Ernährung durch Interview oder Fragebögen eruiert und

https://doi.org/10.1515/9783110561098-004

die Negativierung der IgA-anti-tTG-Antikörper und Normalisierung der Duodenalschleimhaut überprüft werden [27] (siehe Kapitel 3.9 Verlaufskontrollen), da nur durch Normalisierung der Schleimhaut Langzeitkomplikationen einer Zöliakie verhindert werden können [6,7]. In sehr seltenen Einzelfällen kann nach Jahre- bis Jahrzehnte-langer glutenfreier Ernährung und Normalisierung der Duodenalschleimhaut ein früher als latentes Stadium einer Zöliakie angesehener ‚Normalzustand' persistieren, der auch bei Wiederaufnahme einer glutenhaltigen Ernährung nicht wieder in eine subklinische oder symptomatische Verlaufsform einer Zöliakie übergeht [28,29].

Weizen-freie oder glutenfreie Ernährung bei Weizenallergie?

Auch wenn die Oslo-Definitionen zur Zöliakie von 2012 [30] die Weizenallergie nicht unter den *gluten-related disorders* subsumieren, sehen das andere Autoren anders [9,31,32]. Bei den allergischen, überwiegend IgE-vermittelten Erkrankungen auf Weizen wie der Nahrungsmittelallergie auf Weizen im Kindesalter (z. B. eosinophile Ösophagitis), der Weizen-abhängigen, durch körperliche Aktivität induzierte Anaphylaxie (WDEIA) und dem Bäckerasthma bei Erwachsenen ist therapeutisch eine konsequente Meidung von Weizen erforderlich. Die einzelnen Substanzen, die die allergischen Reaktionen auslösen, sind beim Bäckerasthma andere als bei der WDEIA, wo Omega-5-Gliadine die Hauptallergene darstellen [33–35] (siehe Kapitel 5.3 Weizenallergie). Die Patienten müssen Weizen und weizenhaltige Nahrungsmittel strikt meiden. In der Regel werden Roggen, Gerste und Hafer vertragen. Da zwischen den Prolaminen von Weizen (Gliadine), Roggen (Sekaline) und Gerste (Hordeine) starke Überlappungen mit ähnlichen Aminosäuresequenzen (und ähnlichen allergischen Epitopen) bestehen [32], ist es möglich, dass besonders empfindliche Patienten nicht nur Weizen, sondern auch Roggen und Gerste meiden müssen, d. h. eine glutenfreie Ernährung praktizieren sollten. Da sich verschiedene Weizenarten hinsichtlich ihres allergischen [36] bzw. toxischen [37] Potenzials unterscheiden, könnten in Zukunft Weizenarten mit fehlendem allergischen Potenzial eine therapeutische Alternative darstellen.

Welche Bestandteile von Weizen bei der Kontaktdermatitis involviert sind, ist weitgehend unklar. Der positive Vorhersagewert von Hauttests (Pricktests) und Bestimmungen von IgE-Antikörpern gegen Weizen ist geringer als 75 %. In Einzelfällen ist eine Gluten-Belastung erforderlich (siehe Gluten-Belastung in Kapitel 3.9.2), um den Zusammenhang zwischen Weizenzufuhr und Hautläsionen zu sichern und eine glutenfreie Ernährung zu rechtfertigen.

Ist eine glutenfreie Ernährung auch für Patienten mit milder Enteropathie (Marsh 1) sinnvoll?

Bei Patienten, bei denen endoskopisch-bioptisch lediglich eine Vermehrung intraepithelialer Lymphozyten (IEL) (= Marsh-Stadium 1) oder eine Vermehrung der IEL und eine Kryptenhyperplasie (= Marsh-Stadium 2) festgestellt wurde, besteht – den alten Kriterien der Europäischen Gesellschaft für pädiatrische Gastroenterologie (ESPGAN-Kriterien) [38] und älteren Reviews [1–5] zufolge – keine definitive Zöliakie, jedoch möglicherweise eine potenzielle Zöliakie [39–42]. Ob diese Patienten eine lebenslange glutenfreie Ernährung benötigen, ist nicht eindeutig geklärt. Eine solche milde Enteropathie findet sich zwar gelegentlich bei Patienten mit subklinischer Zöliakie (z. B. Patienten mit chronischer Eisenmangelanämie oder Osteopathie im mittleren Erwachsenenalter) oder bei Angehörigen von Patienten mit Zöliakie [43], sie kann jedoch auch durch andere Erkrankungen wie z. B. Lambliasis, tropische Sprue, Nahrungsmittelallergie (Kuhmilch, Eier, Fisch, Soja) oder einen M. Crohn bedingt sein [42]. Eine Bestimmung der EMA oder anti-tTG-Antikörper hilft nur selten weiter, da die für eine Zöliakie charakteristischen Antikörper in frühen Krankheitsstadien oft negativ sind. So fanden z. B. Tursi und Brandimarte bei 0 von 11 (0 %) bzw. 3 von 24 (12,5 %) Patienten mit Marsh-1- bzw. Marsh-2-Veränderungen positive EMA und nur bei 1 von 11 (9 %) und 5 von 24 (20,8 %) Patienten mit Marsh-1- bzw. Marsh-2-Veränderungen positive anti-tTG-Antikörper [44]. Ob man diesen Patienten eine glutenfreie Ernährung empfehlen sollte, ist unklar. Manche raten – z. B. bei Angehörigen von Zöliakie-Patienten mit Marsh-1-Veränderungen in den Duodenalbiopsien – zu einem abwartendem Verhalten mit klinischen und endoskopisch-bioptischen Kontrollen, ob sich im Verlauf eine subklinische oder symptomatische Zöliakie entwickelt, die dann einer glutenfreien Ernährung bedarf [45]. Wahab et al. [46] empfehlen eine Belastung mit Gluten, um glutensensitive Patienten zu erfassen, die von einer glutenfreien Ernährung profitieren. Unter Gluten-Belastung kam es jedoch nur bei 12 von 38 Patienten mit Marsh-Stadium 1 oder 2 zu einer Verschlechterung der leichtgradigen histologischen Veränderungen, bei 26 Patienten änderte sich das Marsh-Stadium nicht. Andererseits kam es unter glutenfreier Ernährung nicht nur bei den 12 Patienten mit Verschlechterung der histologischen Veränderungen zum Rückgang der Symptome, sondern auch bei weiteren 10 Patienten, die trotz fehlender histologischer Veränderung unter Gluten-Belastung bereit waren, eine glutenfreie Ernährung zu praktizieren [46]. Tursi und Brandimarte [44] empfahlen ihren 35 Patienten mit Marsh 1 oder 2 eine glutenfreie Ernährung, die von 23 Patienten eingehalten wurde. Bei den 8–12 Monate später durchgeführten Kontrollbiopsien zeigten 5 der 7 Patienten mit Vermehrung der IEL (Marsh 1) eine normale Schleimhaut (Marsh 0), bei 2 Patienten persistierten die Marsh-1-Veränderungen. Bei 9 der 16 Patienten mit Marsh 2 normalisierte sich die Schleimhaut unter knapp einjähriger glutenfreier Ernährung, bei 4 Patienten verbesserten sich die histologischen Veränderungen zu einem Marsh-1-Stadium, bei 3 Patienten zeigten sich keine Veränderungen. Die klinische Symptomatik (Gewichtsverlust, Durchfall, Bauchschmerzen, Flatulenz, chronische Müdigkeit, aphthöse Stomatitis) besserte sich bei fast allen Patienten. Bei den Patienten mit Normalisierung der Schleimhaut waren EMA und anti-tTG-Ak-Bestimmungen und der Sorbitol-Atemtest negativ [44].

Bei der Beratung sollte man Patienten mit Marsh-1- oder Marsh-2-Veränderungen die aktuelle Datenlage erläutern, differenzialdiagnostisch andere mögliche Ursachen [42] ausschließen, eine HLA-DQ2-und -DQ8-Bestimmung durchführen (negative Befunde schließen eine potentielle Zöliakie und damit auch die Notwendigkeit einer glutenfreien Ernährung aus), und Patienten mit positivem Nachweis von HLA-DQ2 oder-DQ8 zu einer glutenfreien Ernährung und regelmäßigen klinischen Kontrollen motivieren. Ob Patienten mit milder Enteropathie (Marsh 1 oder Marsh 2) wie Patienten mit symptomatischer Zöliakie ein erhöhtes Risiko für Lymphome oder Malignome haben und ob dieses Risiko auch bei dieser Patientengruppe durch eine glutenfreie Ernährung gesenkt werden kann oder ob eine glutenfreie Ernährung eine ‚Übertherapie' darstellt, ist nicht geklärt [43].

In einer Subgruppe von Patienten mit Diarrhoe-dominantem Reizdarmsyndrom konnte mit einer glutenfreien Ernährung eine Besserung der Symptomatik und Sistieren der Durchfälle erreicht werden [47,48]. Zur Frage, ob Patienten mit Reizdarmbeschwerden zu einer glutenfreien Ernährung geraten werden soll, wird im Kapitel zu Weizensensitivität (siehe 5.4) und Reizdarm (siehe 5.5) Stellung bezogen.

Literatur

[1] Holtmeier W. Diagnostik der Zöliakie/Sprue. Z Gastroenterol. 2005;43:1243–1252.

[2] Mulder CJJ, Cellier C. Coeliac disease: changing views. Best Practice & Research Clinical Gastroenterology. 2005;19:313–321.

[3] van Heel DA, West J. Recent advances in celiac disease. Gut. 2006;55:1037–1046.

[4] Rostom A, Murray JA, Kagnoff MF. American Gastroenterological Association (AGA) Institute Technical review on the diagnosis and management of celiac disease. Gastroenterology. 2006;131:1981–2002.

[5] Green PHR, Cellier C. Medical Progress: Celiac disease. New Engl J Med. 2007;357:1731–1743.

[6] Rubio-Tapia A, Rahim MW, See JA, et al. Mucosal recovery and mortality in adults with celiac disease after treatment with a gluten-free diet. Am J Gastroenterol. 2010;105(6):1412–1420.

[7] Lebwohl B, Granath F, Ekbom A, et al. Mucosal healing and risk for lymphoproliferative malignancy in celiac disease: a population-based cohort study. Ann Intern Med. 2013;159:169–75.

[8] Rubio-Tapia A, Hill ID, Kelly CP, et al. ACG clinical guidelines: diagnosis and management of celiac disease. Am J Gastroenterol. 2013;108:656–677.

[9] Felber J, Aust D, Baas S, et al. Ergebnisse einer S2k-Konsensuskonferenz der Deutschen Gesellschaft für Gastroenterologie, Verdauungs- und Stoffwechselkrankheiten (DGVS) gemeinsam mit der Deutschen Zöliakie-und Weizensensitivität. Z Gastroenterol. 2014;52:711–43.

[10] Ludvigsson JF, Bai JC, Biagi F, et al. Diagnosis and management of adult coeliac disease: guidelines from the British Society of Gastroenterology. Gut. 2014;0:1–20.

[11] Bai JC, Ciacci C, Corazza GR, et al. World Gastroenterology Organisation Global Guidelines Celiac Disease 2016. www.worldgastroenterology.org/UserFiles/file/guidelines/celiac-disease-english-2016.pdf

[12] Fry L. Dermatitis herpetiformis. Baillieres Clin Gastroenterol. 1995;9(2):371–393.

[13] Fry L. Dermatitis herpetiformis: problems, progress and prospects. Eur J Dermatol. 2002;12:523–531.
[14] Bolotin D, Petronic-Rosic V. Dermatitis herpetiformis. Part I. Epidemiology, pathogenesis, and clinical presentation. J Am Acad Dermatol. 2011;64:1017–1026.
[15] Clarindo MV, Possebon AT, Soligo EM, et al. Dermatitis herpetiformis: pathophysiology, clinical presentation, diagnosis and treatment. An Bras Dermatol. 2014;89(6):865–877.
[16] Fry L, Seah PP, Riches DJ, Hoffbrand AV. Clearance of skin lesions in dermatitis herpetiformis after gluten withdrawal. Lancet. 1973;1:288–291.
[17] Reunala T, Blomqvist K, Tarpila S, Halme H, Kangas K. Gluten-free diet in dermatitis herpetiformis. I. Clinical response of skin lesions in 81 patients. Br J Dermatol. 1977;97:473–480.
[18] Kadunce DP, McMurry MP, Avots-Avotins A, et al. The effect of an Elemental diet with and without glúten on disease activity in dermatitis herpetiformis. J Invest Dermatol. 1991;97:175–82.
[19] Garioch JJ, Lewis HM, Sargent SA, Leonard JN, Fry L. 25 years' experience of a gluten-free diet in the treatment of dermatitis herpetiformis. Br J Dermatol. 1994;131(4):541–545.
[20] Lewis HM, Renaula TL, Garioch JJ, et al. Protective effect of gluten-free diet against development of lymphoma in dermatitis herpetiformis. Br J Dermatol. 1996;135:363–7.
[21] Collin P, Pukkala E, Reunala T. Malignancy and survival in dermatitis herpetiformis: a comparison with coeliac disease. Gut. 1996;38:528–530.
[22] Hadjivassiliou M, Grünewald RA, Chattopadhyay AK, et al. Clinical, radiological, neurophysiological, and neuropathological characteristics of gluten ataxia. Lancet. 1998;352(9140):1582–1585.
[23] Luostarinen LK, Collin PO, Paraaho MJ, Mäki MJ, Pirttila TA. Coeliac disease in patients with cerebellar ataxia of unknown origin. Ann Med. 2001;33:445–449.
[24] Hadjivassiliou M, Sanders DS, Grunewald RA, et al. Gluten sensitivity: from gut to brain. Lancet Neurol. 2010;9:318–30.
[25] Hadjivassiliou M, Sanders DD, Aeschlimann DP. Gluten-related disorders: Gluten ataxia. Dig Dis. 2015;33:264–268.
[26] Högberg L, Stenhammar L, Wägermark J. Very late mucosal relapse in a girl with coeliac disease. Acta Paediatr. 1993;82:887–889.
[27] Herman ML, Absah I, Oxentenko AS, Rubio-Tapia A. Monitoring and follow-up of patients with celiac disease. In: Rampertab SD, Mullin GE, eds. Celiac Disease. New York: Humana Press, Springer Science + Business Media; 2014. 161–175.
[28] Matysiak-Butnik T, Malamut G, Patey-Mariaud de Serre N, et al. Long-term follow-up of 61 celiac patients diagnosed in childhood: evolution toward latency is possible on a normal diet. Gut. 2007;56:1379–1386.
[29] Hopman EG, von Blomberg ME, Batstra MR, et al. Gluten tolerance in adult patients with celiac disease 20 years after diagnosis? Eur J Gastroenterol Hepatol. 2008;20(5):423–429.
[30] Ludvigsson JF, Leffler DA, Bai JC, et al. The Oslo definitions for coeliac disease and related terms. Gut. 2013;62:43–52.
[31] Lammers KM, Vasagar B, Fasano A. Definition of celiac disease and gluten sensitivity. In: Rampertab SD, Mullin GE, eds. Celiac Disease. New York: Humana Press, Springer Science + Business Media; 2014. 13–25.
[32] Wieser H, Koehler P, Konitzer K. Celiac Disease and Gluten – Multidisciplinary Challenges and Opportunities. Amsterdam/Boston: Academic Press, Elsevier inc.; 2014. 4.5.3. Wheat Allergy. pp.26.
[33] Tatham AS, Shewry PR. Allergens in wheat and related cereals. Clin Exp Allergy. 2008;38:1712–1726.
[34] Keet CA, Matsui EC, Dhillon G, Lenehan P, Wood RA. The natural history of wheat allergy. Ann Allergy Asthma Immunol. 2009;102(5):410–415.

[35] Morita E, Kunie K, Matsuo H. Food-dependent exercise-induced anaphylaxis. J Dermatol Sci. 2007;47:109–117.
[36] Nakamura A, Tanabe S, Watanabe J, Makino T. Primary screening of relatively less allergenic wheat varieties. J Nutr Sci Vitaminol (Tokyo) 2005;51(3):204–206.
[37] Spaenij-Dekking L, Kooy-Winkelaar Y, van Veelen P et al. Natural variation in toxicity of wheat: potential for selection of nontoxic varieties for celiac disease patients. Gastroenterology. 2005;129:797–806.
[38] Walker-Smith JA, Guandalini S, Shmerling J, et al. Revised criteria for diagnosis of celiac disease. Arch Dis Child. 1990;65:909–911.
[39] Marsh MN. Mucosal pathology in gluten sensitivity. In: Marsh MN, ed. Coeliac Disease. London/Edinburgh/Boston: Blackwell Scientific Publications; 1992. pp. 136–191.
[40] Marsh MN. Gluten, major histocompatibility complex, and the small intestine. A molecular and immunologic approach to the spectrum of gluten sensitivity (celiac sprue). Gastroenterology. 1992;102:330–354.
[41] Marsh MN, Crowe PT. Morphology of the mucosal lesion in gluten sensitivity. In: Howdle PD, ed. Coeliac Disease. Bailliere's Clinical Gastroenterology. 1995;9:273–293.
[42] Lauwers GY, Fasano A, Brown IS. Duodenal lymphocytosis with no or minimal enteropathy: much ado about nothing? Modern Pathology. 2015;28:S22–9.
[43] Collin P, Wahab PJ, Murray JA. Intraepithelial lymphocytes and celiac disease. Best Practice & Research Clinical Gastroenterology. 2005;19:341–350.
[44] Tursi A, Brandimarte G. The symptomatic and histologic response to a gluten-free diet in patients with borderline enteropathy. J Clin Gastroenterol. 2003;36:13–17.
[45] Niveloni S, Pedreira S, Sugai E, et al. The natural history of gluten sensitivity: report of two new celiac disease patients resulting from a long-term follow-up of nonatrophic, first-degree relatives. Am J Gastroenterol. 2000;95:463–468.
[46] Wahab PJ, Crusius BA, Meijer JWR, et al. Gluten challenge in borderline-gluten sensitive enteropathy. Am J Gastroenterol. 2001;96:1464–1469.
[47] Wahnschaffe U, Ullrich R, Riecken EO, Schulzke JD. Celiac disease-like abnormalities in a subgroup of patients with irritable bowel syndrome. Gastroenterology. 2001;121:1329–38.
[48] Wahnschaffe U, Schulzke JD, Zeitz M, Ullrich R. Predictors of clinical response to gluten-free diet in patients diagnosed with diarrhea-predominant irritable bowel syndrome. Clin Gastroenterol Hepatol. 2007;5:844–50.

4.2 Glutenhaltige Nahrungsmittel

Was ist Gluten und in welchen Nahrungsmitteln kommt Gluten vor?

Als Gluten bezeichnet man die eiweißhaltige klebrige Masse, die nach dem Auswaschen von Stärke aus dem Getreidemehl übrigbleibt. Es besteht aus einer Vielzahl unterschiedlcher Eiweiße, die mittels verschiedener biochemischer Methoden in Untergruppen fraktioniert werden können und insgesamt über 100 verschiedene Proteine umfassen [1–3]. Die für die Pathogenese der Zöliakie verantwortlichen Proteine finden sich vorwiegend in der alkohollöslichen Eiweißfraktion und werden beim Weizen als Gliadine, bei Roggen als Sekaline und bei Gerste als Hordeine bezeichnet. Das Aminosäurespektrum der Prolamine zeichnet sich durch einen ungewöhnlich hohen Anteil an den stickstoffhaltigen Aminosäuren Prolin und Glutamin aus [1,2]. Durch die Aminosäure Prolin entsteht eine Knickbildung in der

Tab. 4.2.1: Getreidearten mit hohem Glutengehalt.

Kultursorten	Weizen, Roggen, Gerste
botanisch verwandte (Ur-)Sorten	Kamut, Emmer, Einkorn, Dinkel, Grünkern
Roggen-Weizen-Kreuzung	Triticale

Tab. 4.2.2: Aus Weizen, Roggen, Gerste und Triticale hergestellte glutenhaltige Nahrungsmittel.

Glutengehalt	Beispiele
offensichtlich	Brot, Brötchen, Knäckebrot, Zwieback, etc. Kuchen, Kekse, Torten Teigwaren, z. B. Nudeln, Gnocchi
weniger offensichtlich	Frühstückscerealien wie z. B. Haferflocken, Müsli, Müsliriegel Mehl, Grieß, Graupen, Grütze Getreidestärke, Kleie, Paniermehl
versteckt	Malzkaffee (Getreidekaffee), Maltodextrin Bier, Weizenbier, Hefe-Weizen, Malzbier, Spirituosen aus Getreide

Aminosäurekette, was bei dem hohen Anteil an Prolin eine kompakte Form der Tertiärstruktur der Prolamine ermöglicht. Bei der Keimung eines Getreidekorns werden die Prolamine durch im Getreidekorn enthaltene Endopeptidasen aufgebrochen, die Aminosäuren Prolin und Glutamin können in neue Eiweiße des Keimlings eingebaut werden.

Gliadin-Peptide können von den menschlichen Verdauungsenzymen nicht vollständig abgebaut werden [4] und bei genetisch prädisponierten Patienten (HLA-DQ2- oder HLA-DQ8-positiv) immunologische Reaktionen mit Zerstörung der Zottenarchitektur hervorrufen (siehe Kapitel 3.4 Pathogenese der intestinalen Entzündung).

Bezüglich Stammbaum der Gräserfamilie und der Getreidekörner sei auf Kapitel 1.5 verwiesen. Getreidearten mit hohem Glutengehalt sind tabellarisch in Tabelle 4.2.1 aufgelistet.

Nahrungsmittel, die aus den Getreidearten Weizen, Roggen, Gerste und Triticale hergestellt werden, wie Brot, Gebäck, Nudeln, Pasta und Pizza, müssen von Patienten mit Zöliakie strikt gemieden werden [5–21]. Glutenhaltig sind auch die aus den entsprechenden Getreidearten hergestellten Mehle, Grieß, Graupen, Grütze, Getreidestärke und Kleie. Auch Malzkaffee (Getreidekaffee) ist glutenhaltig. Üblicherweise wird Bier aus Gerste gebraut und ist entsprechend glutenhaltig. Gleiches gilt für Weizenbier und Malzbier. Tabelle 4.2.2 gibt eine Übersicht über glutenhaltige Nahrungsmittel.

Getreideprodukte stellen in den europäischen Ländern die Hauptkalorienquelle und die Hauptquelle für Kohlenhydrate dar; darüber hinaus sind sie eine wichtige Quelle für Proteine und Vitamine. Den FAO *Food Balance Sheets* der EU von 2002 zufolge beruht der Pro-Kopf-Verbrauch an Getreide in 15 europäischen Ländern zu 90 % auf gluten-haltigem Getreide (Weizen, Roggen, Gerste, Hafer), nur 10 % des Pro-Kopf-Verbrauchs ist auf Mais, Reis, Hirse oder Sago zurückzuführen.

Die Ernährung von Zöliakie-Patienten sollte sich an der asiatischen Küche orientieren, in der Reis die Hauptkalorienquelle und die Hauptquelle für Kohlenhydrate darstellt und Brot/Gebäck nur eine untergeordnete Rolle spielt.

Was sind natürlicherweise glutenfreie Nahrungsmittel?

Natürlicherweise glutenfreie Nahrungsmittel sind Fleisch, Fisch, Obst, Gemüse, Kartoffeln, Eier und Milch und Milchprodukte. Diese Nahrungsmittel können ebenso wie die nicht-glutenhaltigen Getreidearten Reis, Mais, Hirse und Sago problemlos von Zöliakie-Patienten verzehrt werden [5–21].

In Abbildung 4.2.1 ist dargestellt, dass Gluten in unverarbeiteten Nahrungsmitteln nur in Weizen, Roggen, Gerste, Dinkel und Grünkern vorkommt. Die übrigen Nahrungsmittel sind natürlicherweise, d. h. wenn sie nicht lebensmitteltechnologisch weiterverarbeitet wurden, glutenfrei (aus Lembcke et al. [5]).

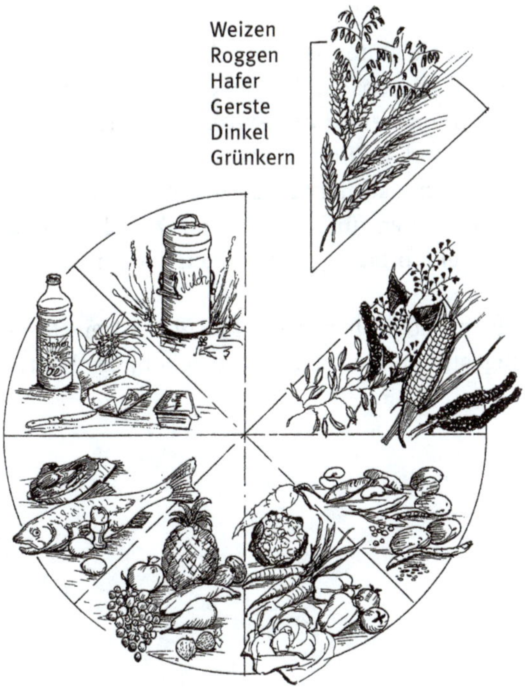

Abb. 4.2.1: Glutenhaltige Getreidesorten und glutenfreie, unverarbeitete Nahrungsmittel (aus Lembcke et al. [5], Nachdruck mit freundlicher Genehmigung der Deutschen Zöliakie-Gesellschaft (DZG)).

Glutenfreie Getreidearten

Anfang der 90er Jahre wurde die alte äthiopische Hirseart Teff als glutenfreie Alternative für Weizen, Roggen und Gerste beschrieben. Seit etlichen Jahren wird Teff als für Zöliakie-Patienten erlaubtes Getreide zum Brotbacken in Reformhäusern und Internet-Adressen für glutenfreie Produkte angeboten. Die Backeigenschaften sind allerdings geringer als die herkömmlicher Getreidearten.

Mais und die dem Mais verwandte Getreideart Sorghum enthalten kein Gluten und können – sofern bei Anbau und Verarbeitung eine Kontamination mit glutenhaltigen Getreidesorten vermieden wird – als sicher angesehen und von Zölakie-Patienten gegessen werden.

Buchweizen ist keine Getreideart, sondern eine Pseudo Cerealie, botanisch ein Knöterichgewächs wie Rhabarber und Sauerampfer. Geerntet werden die dreikantigen spitzen Nüsschen, die dunkelbraun oder silbergrau sind. Nach Trocknung und Schälung wird Buchweizen in Form von Kernen oder nach Mahlvorgang als Mehl verkauft. Wenn Kontaminationen bei Anbau, Vermahlung und beim Backen vermieden werden, ist Buchweizen glutenfrei und kann mit Backwaren, Buchweizennudeln u. a. m. eine glutenfreie Ernährung bereichern [22].

Lebensmitteltechnologisch hergestellte und als glutenfrei deklarierte Nahrungsmittel

Lebensmitteltechnologisch hergestellte und als glutenfrei deklarierte Nahrungsmittel sind vor allem Ersatzprodukte für Brot und Gebäck, die aus Reis und Korn hergestellt werden. Diese Nahrungsmittel sollten besser als **extrem glutenarm** bezeichnet werden, da bei Anbau, Transport und Mahlen dieser Getreidekörner eine Kreuzkontamination mit glutenhaltigen Getreidekörnern nicht zu 100 % vermieden werden kann (s. u.). Diese Nahrungsmittel stellen für Patienten mit Zöliakie einen wichtigen Ersatz für konventionelle Getreideprodukte und einen wichtigen Bestandteil der täglichen Ernährung dar.

In Deutschland sind lebensmitteltechnologisch hergestellte glutenfreie Nahrungsmittel mit dem Symbol der durchgestrichenen Weizenähre gekennzeichnet.

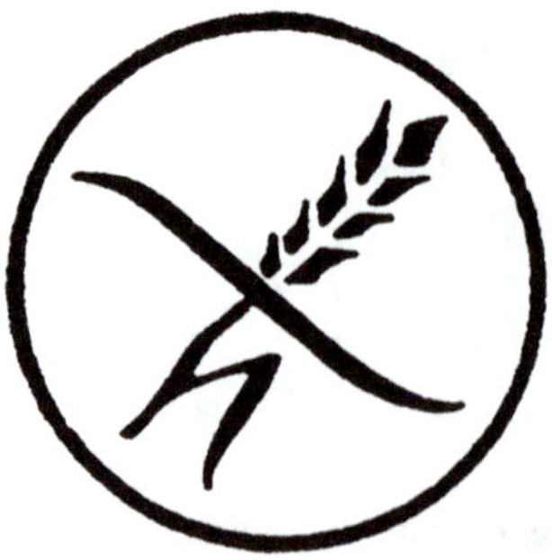

Abb. 4.2.2: Kennzeichnung glutenfreier Nahrungsmittel: Symbol der durchgestrichenen Ähre.

Kennzeichnungspflichtig sind kommerziell verpackte Nahrungsmittel. Für unverpackt verkaufte Nahrungsmittel wie Gebäck und Fleisch- und Wurstwaren besteht seit Dezember 2014 die Pflicht, enthaltene Allergene zu kennzeichnen. Deshalb liegen seitdem beim Bäcker und Metzger Kladden aus, in denen Zusatzstoffe und Allergene nachgesehen werden können.

Deklaration von Nahrungsmitteln als ‚glutenfrei' lt. *Codex Alimentarius* der WHO

In den letzten 10–20 Jahren sind in fast allen westlichen Ländern eine zunehmende Anzahl von als ‚glutenfrei' deklarierten Nahrungsmitteln in Supermärkten, Reformhäusern und Internet-Shops erhältlich. Als glutenfrei dürfen lt. Codex Alimentarius [23] der WHO (*World Health Organization*) solche Nahrungsmittel bezeichnet werden, die weniger als 20 ppm Gluten enthalten (ppm = *parts per million*). Deutschland hatte bezüglich der Deklaration von Nahrungsmitteln als glutenfrei eine Vorreiter- und Vorbildfunktion für andere Länder. Seit Anfang der 90er Jahre sind aufgrund von Regelungen der EU auch in anderen europäischen Ländern entsprechende Regelungen übernommen worden.

Die Zöliakie galt in den USA bis ca. Mitte der 70er Jahre als eine europäische Erkrankung. 2004 wurde ein Gesetz zur Deklaration von Allergen in Nahrungsmitteln zum Schutz der Verbraucher erlassen [24]. Seitdem hat die FDA (*Food and Drug Administration*) Initiativen ergriffen, entsprechende Regelungen zur Deklaration glutenfreier Nahrungsmittel auch für die USA verbindlich zu machen [25]. Die US-amerikanische Definition von glutenfrei unterscheidet sich geringfügig vom Codex-Alimentarius-Standard der WHO [23] für diätetische Nahrungsmittel, die für Personen mit Gluten-Unverträglichkeit geeignet sind. Als glutenfreie Nahrungsmittel gelten in den USA Nahrungsmittel, die als Zutaten weder Weizen-, Roggen-, Gerste- oder Mischbrot-Zubereitungen enthalten mit einem Glutengehalt von weniger als 20 ppm oder Nahrungsmittel, die einen oder mehrere Zutaten aus der Liste des FDA's *Food Allergen Labeling and Consumer Protection Act* [24] enthalten, jedoch Aufbereitungsschritten unterzogen wurden, durch die Gluten entfernt wurde und die im Endprodukt – meßtechnisch überprüft – weniger als 20 ppm Gluten enthalten. Hafer ist zwar in den USA nicht für Zöliakie-Patienten verboten, Zöliakie-Patienten sollten jedoch wegen des Risikos einer Kontamination mit Weizen, Roggen oder Gerste bei Anbau oder Verarbeitung [26,27] nur als glutenfrei deklarierten Hafer essen [28].

Wo findet sich verstecktes Gluten?

Verstecktes Gluten findet sich als Zutat in vielen lebensmitteltechnologisch hergestellten Nahrungsmitteln wie Konserven, Saucen, Dressings, Joghurts u. a. m. ([17–21] Tab. 4.2.3). In einzelnen Nahrungsmitteln dieser Art mag zwar die Menge darin enthaltenen Glutens gering sein, bei Nichtberücksichtigung können sich solche geringe Mengen mitunter zu beträchtlichen Tagesmengen an Gluten summieren, die entsprechende Symptome hervorrufen bzw. unterhalten können.

Tab. 4.2.3: Nahrungsmittel mit möglichem Glutengehalt (modifiziert nach Lembcke et al. [5]).

Bratheringe	Gewürzmischungen
Cornflakes	Käsezubereitungen
Eiscreme/-torten	Kaffeersatz
Feinkostsalat	Kartoffelfertigprodukte
Fertiggerichte	Ketch-up, Senf
Fertigsuppen	Remouladensaucen
Fischkonserven	Salatdressings
Fleischwaren	Schokoladenwaren
Fruchtjoghurt	Tiefkühlgemüse

Tab. 4.2.4: Auf verstecktes Gluten verdächtige Formulierungen der Zutatenliste.

- enthält Weizenprotein (Weizeneiweiß)
- enthält Verdickungs- und/oder Bachtriebmittel
- enthält Zusatzstoffe wie Aroma- oder Farbstoffe
- enthält Austauschstoffe, z. B. als Ersatz für Fett oder Zucker
- enthält Geliermittel

Ob ein Produkt Gluten enthält, lässt sich aus der Zutatenliste ersehen. Die Zutat Gluten kann sich hinter verschiedenen Begriffen wie Pflanzeneiweiß, Getreidemehl, Mehl oder Kleie verbergen ([5–21]; Tab. 4.2.4).

Was muss beim Kauf von Lebensmitteln und Lesen der Zutatenliste beachtet werden?

Bei Nahrungsmitteln, die nicht das Symbol der durchgestrichenen Ähre auf der Verpackung enthalten oder die nicht expressis verbis als glutenfrei deklariert sind, muss ein Zöliakie-Patient sorgfältig die Zutatenliste lesen. Falls in der Zutatenliste Begriffe wie Weizen-, Roggen- oder Gerste-Eiweiß oder -Stärke aufgeführt sind oder von Malz oder Brauereihefe die Rede ist, ist Vorsicht geboten und das entsprechende Nahrungsmittel sollte sicherheitshalber gemieden werden. Während Nahrungsmittel, bei denen auf der Zutatenliste Weizen-, Roggen- oder Gerste-Eiweiß oder Stärke steht, ein ‚no-go' darstellen, ist dies bei Hafer enthaltenden Nahrungsmitteln differenzierter zu sehen. Wie weiter unten genauer erläutert, wird Hafer von über 95 % der Zöliakie-Patienten vertragen. Da Hafer jedoch sowohl beim Anbau als auch bei der Verarbeitung (z. B. Mahlen in Mühlen) mit Weizen, Roggen oder Gerste bzw. deren Mehl kontaminiert sein kann [26,27], sollten von Zöliakie-Patienten nur glutenfreier Hafer und Produkte, die zwar Hafer enthalten, aber als glutenfrei deklariert sind, gekauft und gegessen werden. Nur bei Hafer aus kontrolliertem Anbau und von anderen Getreidearten separater Verarbeitung ist eine Kontamination ausgeschlossen, was durch Gluten-Bestimmungen überprüft und bei Unterschreiten des Grenzwertes von 20 ppm mit dem Vermerk ‚glutenfrei' gekennzeichnet werden darf [28] (siehe Kapitel 4.5 Ist Hafer erlaubt?)

Der Begriff Malz auf der Zutatenliste beinhaltet in der Regel Gerstenmalz [17]. Wird einem lebensmitteltechnologisch zubereiteten Nahrungsmittel Malz aus einer anderen Getreideart beigefügt, wird in der Regel die entsprechende exakte Angabe (z. B. Corn malt) verwendet. Beim Begriff Brauereihefe handelt es sich um ein Produkt zum Brauen von Bier, das mit Malz und Körnern kontaminiert sein kann und von Zöliakie-Patienten gemieden werden sollte.

Literatur

[1] Shewry PR, Tatham AS, Kasarda DD. Cereal proteins and coeliac disease. In: Marsh MN, ed. Coeliac Disease. London: Blackwell Scientific Publikations; 1992. Chapter 11, pp. 305–348.

[2] Wieser H, Koehler P, Konitzer K. Celiac Disease and Gluten – Multidisciplinary Challenges and Opportunities. Amsterdam/Boston: Academic Press, Elsevier inc.; 2014. Chapter 2. Gluten – the precipitating factor, pp. 97–148.

[3] Wieser H, Koehler P, Konitzer K. Celiac Disease and Gluten – Multidisciplinary Challenges and Opportunities. Amsterdam/Boston: Academic Press, Elsevier inc.; 2014. Chapter 1. Celiac disease – a complex disorder, pp.45 ff.

[4] Shan L, Molberg O, Parrot I, et al. Structural basis for gluten intolerance in celiac sprue. Science. 2002;297:2275–2279.

[5] Lembcke B, Wickenkamp B, Engelfried A, Caspary WF. Schulungsprogramm Zöliakie/Sprue. Stuttgart: Deutsche Zöliakie-Gesellschaft e.V.; 1993.

[6] Martin J, Wächtershäuser A, Ulrich S, Stein J. Frankfurter Schulungsprogramm Zöliakie. 3. Aufl. Freiburg: Dr. Falk Pharma GmbH; 2013.

[7] Kupper C. Dietary guidelines and implementation for celiac disease. Gastroenterology. 2005;128 (Suppl 1):S121–127.

[8] Case S. The gluten-free diet: How to provide effective education and resources. Gastroenterology. 2005;128(Suppl 1):S128–134.

[9] Pietzak MM. Follow-up of patients with celiac disease: achieving compliance with treatment. Gastroenterology. 2005;128(Suppl 1):S135–41.

[10] Ciclitira PJ, Ellis HJ, Lundin KEA. Gluten-free diet – what is toxic? Best Practice & Research Clinical Gastroenterology. 2005;19:359–371.

[11] Holtmeier W. Therapie und Management der Zöliakie / einheimischen Sprue. Z Gastroenterol. 2006;44:1167–1175.

[12] Niewinski MM. Advances in celiac disease and gluten-free diet. J Am Diet Assoc. 2008;108(4):661–72.

[13] Haines ML, Anderson RP, Gibson PR. Systematic review: the evidence base for long-term management of coeliac disease. Aliment Pharmacol Ther. 2008;28:1042–66.

[14] Felber J, Aust D, Baas S, et al. Ergebnisse einer S2k-Konsensuskonferenz der Deutschen Gesellschaft für Gastroenterologie, Verdauungs- und Stoffwechselkrankheiten (DGVS) gemeinsam mit der Deutschen Zöliakie-und Weizensensitivität. Z Gastroenterol. 2014;52:711–43.

[15] Mulder CJ, van Wanrooij RL, Bakker SF, Wierdsma N, Bouma G. Gluten-free diet in gluten-related disorders. Dig Dis. 2013;31(1):57–62.

[16] Zarkadas M, Dubois S, MacIsaac K, et al. Living with coeliac disease and a gluten-free diet: a Canadian perspective. J Hum Nutr Diet. 2013;26(1):10–23.
[17] Simpson S, Thompson T. Nutrition in celiac disease. In Rampertab SD, Mullin GE, eds. Celiac Disease. New York: Humana Press, Springer Science + Business Media; 2014. 123–136.
[18] Pietzak MM. Dietary supplements in celiac disease. In Rampertab SD, Mullin GE, eds. Celiac Disease. New York: Humana Press, Springer Science + Business Media; 2014. 137–159.
[19] Wieser H, Koehler P, Konitzer K. Celiac Disease and Gluten – Multidisciplinary Challenges and Opportunities. Amsterdam/Boston: Academic Press, Elsevier inc.; 2014. Chapter 3: Treatment of celiac disease. pp. 149–171.
[20] Theethira TG, Dennis M. Celiac disease and the gluten-free diet: consequences and recommendations for improvement. Dig Dis. 2015;33:175–182.
[21] Reilly NR. The gluten-free diet: recognizing fact, fiction, and fad. J Paediatrics. 2016;175:206–210.
[22] Bersin M. Backen mit Buchweizen. 4. Aufl. Aarau/München: AT-Verlag; 2016.
[23] Codex Alimentarius Commission. Standard for gluten-free foods (Stan 118–1979), Revised 2008. www.fao.org/fao-who-codexalimentarius/sh-proxy/fr/?lnk=1&url=https%253A%252F%252Fworkspace.fao.org%252Fsites%252Fcodex%252FStandards%252FCODEX%2BSTAN%2B118–1979 %252FCXS_118e_2015.pdf
[24] US Food and Drug Administration. Center for Food Safety and Applied Nutrition. Food Allergen Labeling and Consumer Protection Act of 2004 (Title II of Public Law 108–282). www.fda.gov/Food/GuidanceRegulation/GuidanceDocumentsRegulatoryInformation/Allergens/ucm106187.htm
[25] FDA. Guidance for Industry: Gluten-Free Labeling of Foods; Small Entity Compliance Guide. www.fda.gov/food/guidanceregulation/guidancedocumentsregulatoryinformation/ucm402549.htm
[26] Thompson T. Gluten contamination of commercial oat products in the United States. N Engl J Med. 2004;351:2021–2.
[27] Koerner TB, Cleroux C, Poirier C, et al. Gluten contamination in the Canadian commercial oat supply. Food additives and contaminants Part A. Chem Anal Control Expo Risk Assess. 2011;28:705–710.
[28] Rashid M, Butzner D, Burrows V, et al. Consumption of pure oats by individuals with celiac disease: a position statement by the Canadian Celiac Association. Can J Gastroenterol. 2007;21:649–651.

4.3 Beratung zu glutenfreier Ernährung

Bedeutung einer qualifizierten Ernährungsberatung

Basierend auf eingehender Recherche und Analyse der medizinischen Literatur und Meinungen von Experten hat das *National Institutes of Health Consensus Development Panel* [1] sechs Faktoren herausgestellt, die für Beratung und Betreuung von Patienten mit Zöliakie unverzichtbar sind. Diese Faktoren können mit dem Acronym CELIAC zusammengefasst werden und sind in Tabelle 4.3.1 aufgelistet.

Den bedeutendsten Faktor stellt zweifellos eine qualifizierte Beratung durch eine in der Betreuung von Zöliakiepatienten erfahrene Ernährungsberaterin dar [2–15]. Eine Beratung durch eine erfahrene Ernährungsberaterin sollte keine einmalige Sa-

Tab. 4.3.1: Faktoren, die für Beratung und Betreuung von Patienten mit Zöliakie unverzichtbar sind (nach NIH [1]).

C	Consultation with a skilled dietitian
E	Education about celiac disease
L	Lifelong adherence to a gluten-free diet
I	Identification and treatment of nutritional deficiencies
A	Access to an advocacy group
C	Continous long-term follow-up

Tab. 4.3.2: Indikationen für eine Überweisung zu einer Ernährungsberaterin (modifiziert nach Simpson und Thompson [11]).

- nach Diagnosestellung Zöliakie und ggf. weitere 2–3 × im ersten Jahr: Vermittlung von Kenntnissen und Schulung bezüglich einer glutenfreien Ernährung
- jährliche Verlaufskontrolle unter einer glutenfreien Ernährung
- auf eine glutenfreie Ernährung nicht ansprechende Zöliakie / V. a. Diätfehler
- refraktäre Zöliakie Typ I, erneute eingehende Beratung und Schulung

---

- zusätzlich zur Zöliakie vorliegende Laktoseintoleranz, Fruktosemalabsorption oder Nahrungsmittelallergie
- Probleme unter glutenfreier Ernährung (Verstopfung, Blähungen, Refluxbeschwerden)
- Gewichtsprobleme (fehlende Normalisierung eines Untergewichts oder exzessive Gewichtszunahme unter glutenfreier Ernährung)
- Mikronährstoffmangel oder Vitaminmangel
- Diabetes mellitus, Hypercholesterinämie, Übergewicht, ...

che sein, sondern im ersten Jahr nach Beginn einer glutenfreien Ernährung durch 2 bis 3 weitere Beratungen vertieft und gefestigt werden. Die jährlichen Kontrolluntersuchungen unter glutenfreier Ernährung sollten neben der ärztlichen Kontrolle und Kontrollen von Laborparametern (und ggf. Histologie) auch eine Kontrolle durch eine Ernährungsberaterin beinhalten [16–18], bei der die Kenntnisse und die Adhärenz zu einer glutenfreien Ernährung überprüft werden und ggf. ergänzende Beratungen z. B. zu verstecktem Gluten in der Nahrung durchgeführt werden.

Neben der Beratung zur glutenfreien Ernährung kann eine Vermittlung/Überweisung an eine Ernährungsberaterin auch bei begleitenden anderen Erkrankungen wie Laktoseintoleranz, Fruktosemalabsorption oder Nahrungsmittelallergien oder bei Nährstoff- oder Vitaminmangelzuständen sinnvoll sein. Tabelle 4.3.2 fasst Indikationen zur einer Überweisung an eine Ernährungsberaterin zusammen [11].

Die Ernährungsberatung beinhaltet nicht nur die Vermittlung von Kenntnissen zu glutenfreien Nahrungsmitteln, sondern überprüft auch die Zusammensetzung der Ernährung bezüglich ihres Gehalts an Makronährstoffen, Mineralien, Vitaminen und Spurenelementen. Ferner werden Kenntnisse zur Vermeidung möglicher

Tab. 4.3.3: Schulung bezüglich glutenfreier Ernährung.

- Vermittlung von Kenntnissen zu natürlicherweise glutenfreien Nahrungsmitteln
- Vermittlung von Kenntnissen zu lebensmitteltechnologisch hergestellten glutenfreien Nahrungsmitteln und gesundheitsbewusste Auswahl unter diesen Nahrungsmitteln
- Empfehlungen zu Ausgewogenheit und Variabilität der Zufuhr von Makronährstoffen
- Empfehlung zur ausreichenden Aufnahme von Ballaststoffen
- Erörterung des Risikos von Vitamin- und Spurenelementmangelsituationen
- Erörterung eines ggf. erforderlichen Ausgleichs von Mangelsituationen durch Medikamente oder diätetische Maßnahmen
- Erörterung der Einnahme von Probiotika, Nahrungsergänzungsmittel oder freiverkäuflicher Medikamente
- Erörterung der Testung anderer Familienmitglieder auf Zöliakie
- Erörterung der Folgen unbeabsichtigter Aufnahme von Gluten
- Erörterung von Verhaltensmaßnahmen bei Restaurantbesuch, Einladungen von Freunden, Empfängen und sozialen Ereignissen
- Erörterung einer ggf. zusätzlich zur glutenfreien Ernährung erforderlichen weiteren diätetischen Einschränkung (laktosefreie Kost bei Laktoseintoleranz, fruktosearme Kost bei Fruktosemalabsorption)
- Erörterung von Maßnahmen zur Gewichtskontrolle
- Vermittluung von Kenntnissen zum Studium der Zutatenliste
- Vermittlung von Kenntnissen zur Vermeidung von Kreuzkontaminationen bei der häuslichen Nahrungszubereitung

Kontaminationen mit Gluten bei der häuslichen Zubereitung der Nahrung und Kenntnisse zu verstecktem Gluten in lebensmitteltechnologisch zubereiteten Nahrungsmitteln vermittelt. Hierzu werden Tipps beim Einkaufen (z. B. Lesen der Zutatenliste von fertig zubereiteten Nahrungsmitteln) und Verhaltensweisen bei Essen außer Haus (z. B. im Restaurant oder auf Reisen) erläutert.

Auch auf psychologische Schwierigkeiten und/oder soziale Probleme bei der Einhaltung einer glutenfreien Ernährung wird eingegangen und Hilfe und Unterstützung bei nachlassender Motivation angeboten.

Tabelle 4.3.3 listet Details einer umfassenden Beratung zu einer glutenfreien Ernährung auf [11].

Personen, die in Ernährungsfragen nur geringe Kenntnisse haben und sich mit Empfehlungen zur glutenfreien Ernährung schwer tun, sollten zu den Beratungen durch eine Ernährungsberaterin ein in Ernährungsfragen und Fragen der küchentechnischen Zubereitung erfahreneres Familienmitglied mitnehmen, das sie bei der Umsetzung einer glutenfreien Ernährung unterstützt und mit dafür Sorge trägt, dass im Haushalt glutenfreie Nahrungsmittel separat von glutenhaltigen Nahrungsmitteln aufbewahrt werden, dass z. B. für Zöliakie-Patienten ein eigener Toaster zur Verfügung steht, dass Arbeitsflächen und Küchenutensilien vor Zubereitung der Nahrung gereinigt sind und dass zur Vermeidung von Kontaminationen bei der Zubereitung zunächst die glutenfreie Nahrung zubereitet werden sollte und erst danach – oder nach zwischenzeitlicher Reinigung der Arbeitsflächen und Utensilien – die glutenhaltige Nahrung für nicht betroffene Familienmitglieder zubereitet werden sollte [2–15].

Bedeutung von nationalen Zöliakie-Gesellschaften / der Deutschen Zöliakie-Gesellschaft (DZG)

Jeder Gastroenterologe sollte jeden Patienten, bei dem er die Diagnose Zöliakie gesichert hat, bezüglich der Notwendigkeit einer lebenslangen glutenfreien Ernährung eingehend und einfühlsam beraten, ihm Informationsmaterial zur glutenfreien Ernährung übermitteln und ihn zur detaillierten Beratung an eine in der Betreuung von Zöliakie-Patienten erfahrene Ernährungsberaterin überweisen. Darüber hinaus sollte er Zöliakie-Patienten die Mitgliedschaft in der Deutschen Zöliakie-Gesellschaft (DZG) empfehlen und Adresse, Telefonnummer und Webseite der lokalen Selbsthilfegruppe mitteilen [19]. Die DZG bringt jährlich aktualisierte Listen glutenfreier Nahrungsmittel und Listen glutenfreier Arzneimittel und Kosmetika heraus, die für neu diagnostizierte Zöliakie-Patienten eine unentbehrliche Hilfe darstellen. Umfragen unter Patienten mit Zöliakie haben wiederholt ergeben, dass das Informationsmaterial, das von nationalen Zöliakie-Gesellschaften zur Verfügung gestellt wird, als besonders hilfreich angesehen wird. In einer großen Umfrage unter 5.639 Zöliakie-Patienten in Kanada beurteilten 90 % der Befragten die Informationen durch die nationale Zöliakie-Gesellschaft als sehr gut bis exzellent [9]. Andere Informationsquellen, insbesondere die Beratung durch Hausärzte, und Gastroenterologen, wurden als deutlich weniger qualifiziert eingestuft. Tabelle 4.3.4 fasst die Ergebnisse der kanadischen Befragung zusammen.

Neben der der Krankheits- und Therapie-bezogenen Informationsvermittlung und Betreuung Betroffener und ihrer Familien kümmert sich die DZG als Interes-

Tab. 4.3.4: Umfrage unter Mitgliedern der englischsprechenden und französischsprechenden kanadischen Zöliakie-Gesellschaften zur Nützlichkeit von Informationen zur glutenfreien Ernährung (nach Zarkadas et al. [9]).

Quelle der Information	Beurteilung der Information als sehr gut / exzellent (in Prozent der Befragten)	Anzahl der Antworten n
nationale Zöliakie-Gesellschaft	90,4 %	5.639
andere Person mit Zöliakie	66,9 %	3.642
Kochbücher	62,0 %	4.565
Internet	53,2 %	3.467
Beratung durch Ernährungsberaterin	52,1 %	4.705
medizinische Bücher/Zeitschriften	50,7 %	1.605
Beratung durch Alternativmediziner	47,0 %	442
Beratung durch Gastroenterologen	42,9 %	3.611
Zeitungen/Illustrierte	28,4 %	3.150
Beratung durch Hausarzt	25.3 %	1.990

senvertretung betroffener Patienten für eine stärkere Wahrnehmung der Krankheit in Ärzteschaft und Öffentlichkeit und für Verbesserungen der Deklarationspflicht der Zutaten und eine bessere Lebensqualität ihrer Mitglieder. Darüber hinaus initiiert und unterstützt sie Forschungsaktivitäten und kooperiert dabei mit den Zöliakie-Gesellschaften anderer Länder [19].

Rolle lokaler Selbsthilfegruppen

Die DZG vermittelt auch Kontaktadressen lokaler Selbsthilfegruppen, bei denen sich Betroffene im persönlichen Gespräch mit ebenfalls betroffenen Patienten Rat holen können und die mit Tipps zu lokalen Einkaufsmöglichkeiten glutenfreier Nahrungsmittel, zu Restaurants mit glutenfreiem Essen u. a. m. helfen können. Viele Zöliakie-Patienten haben die Erfahrung machen müssen, dass die Kenntnisse der betreuenden Ärzte zur glutenfreien Ernährung oft unzureichend sind und praktische Hilfestellungen meist gänzlich fehlen. In Selbsthilfegruppen trauen sie sich leichter, unter Ihresgleichen offen über Schwierigkeiten mit der glutenfreien Ernährung zu sprechen und Hilfe von ebenfalls Betroffenen anzunehmen. Beliebt sind z. B. in der Vorweihnachtszeit Backkurse der Selbsthilfegruppen, in denen demonstriert wird, wie man lecker schmeckendes glutenfreies Weihnachtsgebäck backen kann.

Internet-Informationsquellen zu einer glutenfreien Ernährung

Zum Erwerb von Kenntnissen zur Krankheit Zöliakie und zu glutenfreien Nahrungsmitteln können betroffenen Patienten auch im Buchhandel erhältliche Patienten-Ratgeber zur Zöliakie [20–24] empfohlen werden oder ihnen Internet-Adressen renommierter Fachgesellschaften mitgeteilt werden, auf denen sie recherchieren und ihre Kenntnisse zu glutenfreien Nahrungsmitteln vertiefen können. Tab. 4.3.5 listet einige Zöliakie-Organisationen und ihre Web-Adressen auf.

Tab. 4.3.5: Hilfreiche Web-Adressen für Patienten mit Zöliakie.

Organisation	Web-Adresse
– The Celiac Disease Foundation	www.celiac.org
– National Celiac Association	www.nationalceliac.org
– Celiac.com	www.celiac.com
– GlutenFree.com	www.glutenfree.com
– World Gastroenterology Association	www.omge.org
– Gluten Intolerance Group	www.gluten.org
– Celiac uk – live well gluten free	www.coeliac.org.uk
– Wheat-Free Zone	www.nowheat.com/grfx/nowheat
– Deutsche Zöliakie-Gesellschaft	www.dzg-online.de
– Österreichische Arbeitsgemeinschaft für Zöliakie	www.zoeliakie.or.at/
– IG Zöliakie der Deutschen Schweiz	www.zoeliakie.ch

Ernährungsmedizinische Beratung zur Qualität einer glutenfreien Ernährung

Die ernährungsmedizinische Qualität einer glutenfreien Ernährung hängt wesentlich davon ab, welche Nahrungsmittel anstelle von Getreideprodukten aus Weizen, Roggen und Gerste bzw. Nahrungsmitteln, die Bestandteile von Weizen, Roggen und Gerste enthalten, verzehrt werden, insbesondere davon, ob vermehrt natürlicherweise glutenfreie Nahrungsmittel gegessen werden oder ob als Ersatz für getreidehaltige Produkte wie Brot und Gebäck vermehrt lebensmitteltechnologisch hergestellter Ersatzprodukte verzehrt werden.

Die Getreidearten Weizen, Roggen, Gerste und Hafer zeichnen sich durch einen hohen Gehalt an Kohlenhydraten, Eisen, Folsäure, Niacin und Vitamin B12 aus (siehe Tabelle 4.3.6). Wenn in der ernährungsmedizinischen Beratung zu einer glutenfreien Ernährung nicht auf eine ausgewogene Zusammensetzung der Hauptnährstoffgruppen, der Mineralien und der Vitamine geachtet wird, kann ein einfaches Weglassen von Getreideprodukten aus Weizen, Roggen und Gerste und von Nahrungsmitteln, die als Zutaten Bestandteile aus Weizen, Roggen oder Gerste enthalten, im Ergebnis zu einer Ernährung führen, die einen höheren Fettanteil, niedrigeren Kohlenhydrat- und Ballaststoffanteil und einen niedrigeren Anteil an Eisen, Kalzium, Phosphor, Zink, Folsäure, Niacin und Vitamin B12 hat [11,25–28]. Auch der Gehalt an Thiamin kann unzureichend sein. Unter einer glutenfreien Ernährung sollte daher als Ersatz für den Wegfall von Getreideprodukten aus Weizen, Roggen und Gerste vermehrt andere Getreidearten wie Hirse (z.B. Teff) oder Quinoa als Ballaststoff- und Mineralienlieferanten und Nahrungsmittel mit hohem Vita-

Tab. 4.3.6: Hauptnährstoffgruppen in verschiedenen Getreidearten (nach Lieberei und Reisdorff [29]).

Bestandteile	Weizen	Roggen	Triticale	Gerste	Hafer	Reis	Mais	Sorghum-Hirse
Wasser (g)	13,2	13,7	12,31	11,7	13,0	13,1	12,5	11,4
Eiweiß (g)	11,73	8,82	12,93	9,84	11,69	7,22	8,54	10,3
Fett (g)	2,0	1,7	2,48	2,1	7,09	2,20	3,80	3,20
Kohlenhydrate (g)	60,97	60,73	63,69	64,31	59,8	74,06	64,06	69,65
davon Stärke (g)	58,16	52,42	–	64,31	56,58	72,7	61,45	–
Ballaststoffe (g)	10,3	13,15	6,74	9,80	5,57	2,22	9,2	3,70
Mineralstoffe (g)	1,8	1,9	1,87	2,25	2,85	1,20	1,30	1,75
Vitamin B1 (mg)	0,46	0,35	0,36	0,43	0,52	0,41	0,36	0,43
Vitamin B2 (mg)	0,11	0,17	0,32	0,18	0,17	0,09	0,20	0,15
Nikotinamid (mg)	5,1	1,81	2,10	4,80	2,37	5,20	1,50	3,30
Pantothensäure (mg)	1,18	1,5	0,67	0,68	0,71	1,70	0,65	–
Vitamin B6 (mg)	0,27	0,23	–	0,56	0,96	0,275	0,40	–
Biotin (mg)	6,0	5,0	–	–	13,0	12,0	6,0	–
Folsäure (mg)	87,0	143,0	17,0	65,0	33,0	16,0	26,0	–

Anmerkung: Bei Weizen, Roggen, Mais und Sorghum-Hirse jeweils ganzes Korn; bei Triticale, Gerste, Hafer jeweils ganzes Korn, entspelzt; bei Reis unpoliert, entspelzt.

min-B-Gehalt zugeführt werden [25–28]. Zur Frage, ob Hafer bei Zöliakie-Patienten erlaubt ist, wird unter 4.5 ausführlich eingegangen.

Der Eiweißgehalt der Getreidesorten Weizen, Roggen und Gerste ist vergleichsweise gering (siehe Tabelle 4.3.6). Die biologische Qualität der Eiweißzusammensetzung, speziell der Zusammensetzung der Speichereiweiße in Weizen, Roggen und Gerste, ist eher schlecht aufgrund des hohen Anteils der Aminosäuren Prolin, Glutamin und Phenylalanin und des relativen Mangels an essentiellen Aminosäuren [13]. Bei vermehrter Zufuhr anderer Eiweißquellen in der Ernährung ist das Spektrum der Aminosäuren unter glutenfreier Ernährung eher weniger einseitig und ausgewogener.

Ernährungsmedizinische Beurteilung lebensmitteltechnologisch hergestellter glutenfreier Nahrungsmittel

Viele der lebensmitteltechnologisch hergestellten glutenfreien Nahrungsmittel enthalten einen höheren Fettanteil als entsprechende glutenhaltige Nahrungsmittel. Dies ist darauf zurückzuführen, dass Nahrungsmittel-Hersteller Zutaten, incl. Fett, hinzufügen, um Aussehen, Textur und Geschmack dem eines glutenhaltigen Nahrungsmittels anzugleichen (11, 25–28).

Als Ersatz für Nahrungsmittel aus Weizen, Roggen und Gerste konsumieren Zöliakie-Patienten im Rahmen einer glutenfreien Ernährung vermehrt Nahrungsmittel aus Reis, Hirse, Reisstärke und Maisstärke. Thompson fand, dass bei 268 amerikanischen glutenfreien Broten, Nudeln und Frühstückscerealien 73 % als Hauptzutat nicht-Gluten-haltige Körner und Stärke enthielten [30]. Von den aufbereiteten Getreidearten waren nur 16 % mit Vitamin B und Eisen angereichert.

Als Ersatz für Brot, Gebäck und Nudeln aus glutenhaltigem Getreide (Weizen, Roggen und Gerste) bieten sich selbst gebackene oder in Reformhäusern erhältliche diätetische Nahrungsmittel aus anderen Getreidearten wie Hirse, Teff, Sorghum, Amaranth oder Ersatzkörnern wie Buchweizen und Quinoa an.

Literatur

[1] National Institutes of Health. Statement. NIH Concensus Development Conference on Celiac Disease, June 28–30, 2004. Gastroenterology. 2005;128(suppl 1):S1.

[2] Case S. The gluten-free diet: How to provide effective education and resources. Gastroenterology. 2005;128(4 Suppl 1):S128–134.

[3] Pietzak MM. Follow-up of patients with celiac disease: achieving compliance with treatment. Gastroenterology. 2005;128(4 Suppl 1):S135–41.

[4] Ciclitira PJ, Ellis HJ, Lundin KEA. Gluten-free diet – what is toxic? Best Practice & Research Clinical Gastroenterology. 2005;19:359–371.

[5] Niewinski MM. Advances in celiac disease and gluten-free diet. J Am Diet Assoc. 2008;108(4):661–72.

[6] Haines ML, Anderson RP, Gibson PR. Systematic review: the evidence base for long-term management of coeliac disease. Aliment Pharmacol Ther. 2008;28:1042–66.

[7] García-Manzanares A, Lucendo AJ. Nutritional and dietary aspects of celiac disease. Nutr Clin Pract. 2011;26(2):163–73.
[8] Mulder CJ, van Wanrooij RL, Bakker SF, Wierdsma N, Bouma G. Gluten-free diet in gluten-related disorders. Dig Dis. 2013;31(1):57–62.
[9] Zarkadas M, Dubois S, MacIsaac K, et al. Living with coeliac disease and a gluten-free diet: a Canadian perspective. J Hum Nutr Diet. 2013;26(1):10–23.
[10] Farage P, Zandonadi R. The gluten-free diet: difficulties celiac patients have to face daily. Austin J Nutr Food Sci 2014: 2(5):id1027
[11] Simpson S, Thompson T. Nutrition in celiac disease. In Rampertab SD, Mullin GE, eds. Celiac Disease. New York: Humana Press, Springer Science + Business Media; 2014. 123–136.
[12] Pietzak MM. Dietary supplements in celiac disease. In Rampertab SD, Mullin GE, eds. Celiac Disease. New York: Humana Press, Springer Science + Business Media; 2014. 137–159.
[13] Wieser H, Koehler P, Konitzer K. Celiac Disease and Gluten – Multidisciplinary Challenges and Opportunities. Amsterdam/Boston: Academic Press, Elsevier inc.; 2014. Chapter 3 Treatment of celiac disease. pp.149–171.
[14] Theethira TG, Dennis M. Celiac disease and the gluten-free diet: consequences and recommendations for improvement. Dig Dis. 2015;33:175–182.
[15] Reilly NR. The gluten-free diet: recognizing fact, fiction, and fad. J Paediatrics. 2016;175:206–210.
[16] Ludvigsson JF, Bai JC, Biagi F, et al. Diagnosis and management of adult coeliac disease: guidelines from the British Society of Gastroenterology. Gut. 2014;0:1–20.
[17] Felber J, Aust D, Baas S, et al. Ergebnisse einer S2k-Konsensuskonferenz der Deutschen Gesellschaft für Gastroenterologie, Verdauungs- und Stoffwechselkrankheiten (DGVS) gemeinsam mit der Deutschen Zöliakie-und Weizensensitivität. Z Gastroenterol. 2014;52:711–43.
[18] Herman ML, Absah I, Oxentenko AS, Rubio-Tapia A. Monitoring and follow-up of patients with celiac disease. In: Rampertab SD, Mullin GE, eds. Celiac Disease. New York: Humana Press, Springer Science + Business Media; 2014. 161–175.
[19] Deutsche Zöliakie-Gesellschaft, Filderhauptstraße 61, 70599 Stuttgart, www.dzg-online.de
[20] Fasano A, Flaherty S.Die ganze Wahrheit über Gluten: Südwest Verlag; 2015.
[21] Hiller A. Richtig einkaufen glutenfrei: Für Sie bewertet: Über 600 Lebensmittel bei Zöliakie und Gluten-Unverträglichkeit. 3. Aufl. Stuttgart: TRIAS-Verlag; 2015.
[22] Ledochowski M. Wenn Brot & Getreide krank machen: Gluten-Intoleranz, Zöliakie – oder was sonst? Stuttgart: TRIAS-Verlag; 2011.
[23] Frej J, Blohm M. Glutenfreies Brot – Rezepte für gesunden Genuss. 3. Aufl. Ostfieldern: Verlag Thorbecke; 2016.
[24] Celiac Disease Foundation. What can I eat? https://celiac.org/live-gluten-free/glutenfreediet/food-options/
[25] Saturni L, Ferretti G, Bacchetti T. The gluten-free diet: safety and nutritional quality. Nutrients. 2010;2:16–34.
[26] Shepherd SJ, Gibson PR. Nutritional inadequacies of the gluten-free diet in both recently-diagnosed and long-term patients with coeliac disease. J Hum Nutr Diet. 2013;26(4):349–358.
[27] Dessi M, Noce A, Vergovich S, Noce G, Di Daniele N. Safety food in celiac disease patients: a systematic review. Food and Nutrition Sciences. 2013;4:55–74.
[28] Vici G, Belli L, Biondi M, Polzonetti V. Gluten free diet and nutrient deficiencies: a review. Clin Nutr. 2016;35:1236–1241.
[29] Lieberei R, Reisdorff C. Nutzpflanzen. 8. Aufl. Stuttgart: Georg Thieme Verlag; 2012. Seite 73.
[30] Thompson T. Thiamin, riboflavin, and niacin contents of the gluten-free diet: is there cause for concern? J Am Diet Assoc. 1999;99:858–862.

4.4 Adhärenz zu einer glutenfreien Ernährung

Welche Probleme bestehen bei der Konfrontation mit der Diagnose Zöliakie?

Die psychische und psychosoziale Belastung einer chronischen Erkrankung, die eine lebenslange Diät erfordert, darf für die Betroffenen und die mit betroffene Familie nicht unterschätzt werden. Die glutenfreie Ernährung ist teurer als eine normale Ernährung [1,2] und bringt Einschränkungen im sozialen Leben mit sich [2–5].

Ein großes Problem für Patienten, die mit der Diagnose Zöliakie konfrontiert werden, stellt die **Suche nach einer(m) in der Betreuung von Zöliakie-Patienten erfahrenen Ernährungsberater(in)** dar. Ernährungsberater(innen) haben unterschiedliche Schwerpunkte und Erfahrungen, die einen sind versierter und kompetenter in der Beratung von Patienten mit Übergewicht oder Diabetes mellitus, die anderen eher in der Beratung von Patienten mit Nahrungsmittelallergien. Eine differenzierte und profunde Ernährungsberatung ist das A und O einer glutenfreien Ernährung [6–11]. Bei Umfragen unter Patienten wird die Beratung durch eine(n) Ernährungsberater(in) als wichtigste Informationsquelle bezüglich der Vermittlung von Kenntnissen zu einer glutenfreien Ernährung angesehen [4]. Die Informationen durch eine(n) Ernährungsberater(in) wurden in einer kanadischen Umfrage unter Zöliakie-Patienten in 90,4 % als ‚sehr gut – exzellent' beurteilt [4], in einer amerikanischen Studie nur in 63 % [3].

In der Studie von Leffler et al. aus den USA schnitten die die Diagnose Zöliakie stellenden **Gastroenterologen** im Urteil der Patienten relativ schlecht ab, bezüglich der Gewährleistung profunder Informationen zur glutenfreien Ernährung. Nur gut die Hälfte (57 %) der Patienten war mit der Informationsvermittlung durch die Gastroenterologen zufrieden [3], in einer kanadischen Umfrage gar nur 42,9 % [4]. Die Zufriedenheit mit der Informationsvermittlung durch Hausärzte wurde in der amerikanischen Studie mit 35,7 % [3] und in der kanadischen Studie mit nur 25,3 % [4] angegeben. Eine wichtige erste Informationsquelle für betroffene Patienten stellen das Internet und die Webseiten nationaler Zöliakie-Gesellschaften, hierzulande vor allem die Webseite der Deutschen Zöliakie-Gesellschaft [12] dar, gefolgt von Informationen durch betroffene Bekannte oder Freunde [3,4].

Ist erst einmal das anfängliche Problem der Informationsbeschaffung und Schulung bezüglich einer glutenfreien Ernährung halbwegs gelöst, geht es um die Umsetzung der Kenntnisse in die tägliche Ernährungspraxis.

Probleme im Alltag mit der Einhaltung einer glutenfreien Ernährung

Im Alltag ist es nicht immer einfach, eine strikt glutenfreie Ernährung einzuhalten. Von den meisten berufstätigen Zöliakie-Patienten wird heutzutage keine weitgehend naturbelassene Ernährung unter Verwendung natürlicherweise glutenfreier Nahrungsmittel praktiziert, aus Zeitmangel und Bequemlichkeit wird oft auf glutenfreie Fertig- oder Halbfertigprodukte für die Zubereitung der Mahlzeiten zurückgegriffen. Die Verfügbarkeit als glutenfrei deklarierter Fertigprodukte in Supermärkten hat in den letzten Jahren in Europa und den USA erheblich zugenommen, was die Auswahl unter Fertignahrungsmitteln erleichtert hat. Bei lebensmitteltechnologisch hergestellten Produkten, die nicht das Symbol der durchgestrichenen Weizenähre tragen, muss die Deklaration der Zutaten genau gelesen werden. Steht in der Zutatenliste Gluten oder Pflanzeneiweiß, Getreidemehl, Mehl oder Kleie, sollte das Lebensmittel gemieden werden. Auch kann es z. B. möglich sein, dass ein Produkt einer Größe oder Verpackungseinheit glutenfrei ist, das gleich aussehende Produkt in einer anderen Angebotsform aber Gluten enthält. Wichtig zu wissen ist, dass bei Produkten, die offen, d. h. ohne Verpackung verkauft werden, keine Deklaration der Zutaten vorgeschrieben ist und z. B. bestimmte Wurstsorten durchaus Gluten enthalten können (siehe oben unter 4.2 Glutenhaltige Nahrungsmittel).

Leben im Haushalt auch andere Personen, die nicht an einer Zöliakie leiden und die keine glutenfreie Ernährung praktizieren, sind organisatorische Regelungen erforderlich, um eine Kontamination glutenfreier Nahrungsmittel mit glutenhaltigen Nahrungsmitteln bei Lagerung und Zubereitung der Nahrungsmittel zu vermeiden. Von erfahrenen Ernährungsberaterinnen werden hierzu konkrete Ratschläge und Tipps erteilt, so sollten z. B. zur Vermeidung einer Kontamination glutenfreie Nahrungsmittel in einer separaten Plastikkiste gelagert werden, bei der Essenszubereitung sollten zuerst glutenfreie und erst danach glutenhaltige Nahrungsmittel zubereitet werden. In entsprechenden Patientenratgebern [11] wird z. B. auf die Wichtigkeit eines separaten Toasters für Zöliakie-Patienten und die Notwendigkeit getrennter Lagerung von glutenfreien und glutenhaltigen Nahrungsmitteln in Schränken und im Kühlschrank hingewiesen.

Ein mitunter beträchtliches Problem ist die glutenfreie Ernährung auf Reisen oder im Urlaub [3–5]. Nur wenige Restaurants oder Hotels bieten glutenfreies Essen an. Die Kellner wissen meist nicht, ob das Essen oder die Sauce Gluten enthält. Panierter Fisch oder paniertes Fleisch müssen gemieden werden, ebenso Gerichte mit Saucen [11]. Viele Patienten mit Zöliakie nehmen auf die Urlaubsreise größere Mengen an glutenfreiem Brot oder Gebäck bzw. glutenfreien Fertignahrungsmitteln mit.

Soziale Probleme ergeben sich oft dadurch, dass Freunde Schwierigkeiten bei der Bewirtung von Zöliakie-Patienten sehen und Einladungen seltener aussprechen bzw. die Betroffenen selbst aus Sorge vor Problemen Einladungen und auswärtiges Essen meiden [3–5]. Auch religiöse Praktiken (Kommunion) können aus Sorge vor ungewollter Glutenzufuhr beeinträchtigt sein.

Welche Faktoren bestimmen die Adhärenz mit einer glutenfreien Ernährung?

Generell ist die Adhärenz mit einer glutenfreien Ernährung suboptimal und liegt in der Größenordnung von 40–90 % [7,13–19]. Einzelnen Studien zufolge ist die Adhärenz mit einer glutenfreien Ernährung bei Patienten, bei denen die Zöliakie im Kindesalter festgestellt wurde, besser als bei Patienten, bei denen im Erwachse-

Tab. 4.4.1: Faktoren, die die Adhärenz zu einer glutenfreien Ernährung beeinflussen (modifiziert nach Hall et al. [20] und Lerner [21] / Diskussion im Text).

- soziale und kulturelle Faktoren
- Einflüsse der Peergruppe in der Jugend / jungem Erwachsenenalter
- finanzielle Aspekte / hohe Kosten glutenfreier Nahrungsmittel
- Verfügbarkeit glutenfreier Nahrungsmittel
- schlechter Geschmack glutenfreier Brote und Backprodukte
- unzureichende Beratung / fehlende Kenntnisse zur glutenfreien Diät
- falsche / verwirrende Informationen im Internet oder in den Medien
- Variabilität bei der Kennzeichnung von Nahrungsmitteln
- Kontamination bei der küchentechnischen Zubereitung
- fehlende Symptomatik bei bewussten Diätfehlern
- unzureichende ärztliche und ernährungsmedizinische Betreuung
- Essen außer Haus bei Einladungen / Essen im Restaurant
- glutenfreie Ernährung auf Reisen und im Urlaub
- Angst, Niedergeschlagenheit, Verzweiflung, Depression
- fehlender Konsens über die minimal verträgliche Menge an Gluten
- individuelle Variation in der Verträglichkeit von Gluten

nenalter eine Zöliakie diagnostiziert wurde [7]. Problematisch ist die Adhärenz insbesondere im Jugend- und jungen Erwachsenenalter, wenn Einflüsse der Peer-Gruppe, Wochenendaktivitäten und Reisen das konsequente Einhalten einer glutenfreien Ernährung erschweren. Einigen Studien zufolge ist die Adhärenz mit einer glutenfreien Ernährung bei asymptomatischen Personen, bei denen die Zöliakie im Rahmen von Screeninguntersuchungen festgestellt wurde, schlechter als bei Personen mit klinischer Symptomatik [13–19]; andere Studien fanden jedoch keinen Unterschied in der Adhärenz [7].

Unter den Faktoren, die eine gute Adhärenz mit einer glutenfreien Ernährung sicherstellen, spielen solide Kenntnisse einer glutenfreien Ernährung und entsprechende Schulung der Betroffenen eine besonders wichtige Rolle [3,4]. Auch die Mitgliedschaft in einer Zöliakie-Selbsthilfegruppe, die Einsicht, dass ein Meiden von Gluten für die Gesundheit wichtig ist, und Sorgen bezüglich negativer Auswirkungen von versehentlicher Glutenzufuhr korrelieren positiv mit der Einhaltung einer glutenfreien Ernährung [3–5]. In einer Fragebogen-Befragung von 154 Patienten mit Zöliakie empfanden 40,9 % das Einhalten einer glutenfreien Ernährung als Erhöhung ihres Stresslevels. 33,8 % gaben an, dass eine glutenfreie Ernährung ihr Sozialleben negativ beeinflusst, 51,3 % empfanden die erhöhten Lebensmittelkosten als wichtiges Problem [3]. Das Finden qualitativ hochwertiger glutenfreier Nahrungsmittel empfanden 83 % als größeres Hindernis für eine Einhaltung einer glutenfreien Ernährung. Verheiratete Zöliakie-Patienten hielten eine glutenfreie Ernährung besser ein als nicht-verheiratete Patienten. Über ein Drittel der befragten Patienten gaben zusätzliche Nahrungsmittelintoleranzen an. Auch bei diesen Patienten war die Adhärenz mit einer glutenfreien Ernährung besser. Schulungsprogramme zur Vermittlung von Kenntnissen zur glutenfreien Ernährung und zur Stärkung der individuellen Fähigkeiten im Umgang mit einer glutenfreien Ernährung bei sozialen Ereignissen oder auf Reisen sind wünschenswert [3,4].

Anderen Studien zufolge scheint eine Depression, eine häufige neuropsychiatrische Komplikation bei Zöliakie-Patienten, negative Auswirkungen auf die Adhärenz mit einer glutenfreien Ernährung zu haben [7]. Tabelle 4.4.1 gibt eine Übersicht über Faktoren, die die Adhärenz zu einer glutenfreien Ernährung beeinflussen [20,21].

Wie kann die Adhärenz zu einer glutenfreien Ernährung überprüft werden?

Die wichtigste Methode zur Überprüfung der Adhärenz zu einer glutenfreien Ernährung stellt ein Interview durch eine in der Betreuung von Zöliakie-Patienten erfahrene Ernährungsberaterin dar [5–10]. Beim Vergleich verschiedener serologischer Verfahren (IgA-anti-tTG-Antikörper, IgA- und IgG-DGP-Antikörper) mit einem standardisierten Interview durch eine Ernährungsberaterin schnitt letzteres deutlich besser ab [22]. Mit zunehmender Dauer der glutenfreien Ernährung waren jedoch auch negative serologische Marker ein geeigneter Indikator für eine gute Adhärenz zu einer glutenfreien Ernährung [22]. Die Titer der Antikörper gegen Gewebstransglutaminase (IgA-anti-tTG-Antikörper), der EMA-Antikörper und der Antikörper gegen deaminierte Gluten-Peptide (DGP) fallen 3 Monate nach Beginn einer glutenfreien Ernährung deutlich ab, bei denen, die eine strikte glutenfreie Ernährung einhalten, stärker als bei denen, die noch Schwierigkeiten mit der Einhaltung einer glutenfreien Ernährung haben [23,24]. Nach einjähriger glutenfreier Ernährung waren Negativierung von EMA und IgA-anti-tTG-Antikörpern ein guter Prädiktor für die Compliance mit der glutenfreien Diät [23,24].

Wie unter 3.7.7 (Künftige serologische Marker) ausführlicher erläutert, könnte die Bestimmung des intestinalen *fatty acid-binding proteins* (I-FABP) ein sensitiver Marker für eine noch bestehende Schädigung der Dünndarmschleimhaut darstellen [25,26]. Bei Verwandten ersten Grades von Zöliakie-Patienten, bei denen die IgA-anti-tTG-Antikörper oder EMA-Antikörper oft noch negativ sind, können damit auch diskrete Schleimhautläsionen festgestellt werden [27]. Wie Adriaanse et al. kürzlich gezeigt haben, können mittels Bestimmung der I-FABP auch Schleimhautläsionen unter Gluten-Belastung von Zöliakie-Patienten, die eine glutenfreie Ernährung einhielten, detektiert werden [28]. Ob sich dieser neue Marker in der Überwachung der Adhärenz zur glutenfreien Diät etablieren wird, bleibt abzuwarten.

Moreno et al. haben kürzlich einen empfindlichen Test beschrieben, mit dem mittels monoklonalem Antikörper immunogene Gluten-Peptide im Urin festgestellt werden können [29]. Nach einmaliger Gluten-Belastung können 4–6 Stunden später immunogene Gluten-Peptide im Urin festgestellt werden. Sie bleiben für 1–2 Tage nachweisbar. Der Test ist so empfindlich, dass selbst 25 mg Gluten in der Nahrung, was als untere Grenze für eine von den meisten Zöliakie-Patienten tolerierte Glutenmenge gilt, entdeckt werden können. Bei 58 untersuchten Zöliakie-Patienten unter glutenfreier Ernährung könnten bei den 89 %, bei denen keine Zottenatrophie vorlag, auch keine immunogenen Gluten-Peptide im Urin nachgewiesen werden, während alle Patienten mit messbaren Spiegeln an immunogenen Gluten-Peptiden im Urin eine inkomplette Mukosaheilung hatten [29]. Auch dieser Test könnte bei Kontrolluntersuchungen von Zöliakie-Patienten unter glutenfreier Ernährung künftig eine Rolle spielen.

Ob das Ziel einer glutenfreien Ernährung, die Ausheilung der Schleimhautschädigung, tatsächlich erreicht wird, kann bisher am besten durch wiederholte endoskopisch-bioptische Kontrollen objektiviert werden. Wie aus vielen Studien bekannt ist, verläuft die Heilung der Dünndarmschleimhaut bei Kindern mit Zöliakie schneller als bei Erwachsenen, wo mitunter erst nach mehrjähriger glutenfreier Ernährung eine weitgehende Normalisierung der Schleimhaut erreicht werden kann (siehe Kapitel 3.9 Verlaufskontrollen).

Literatur

[1] Lee AR, Ng DL, Zivin J, Green PH. Economic burden of a gluten-free diet. J Hum Nutr Diet. 2007;20:423–430.

[2] Shah S, Akbari M, Vanga R, et al. Patient perception of treatment burden is high in celiac disease compared to other common conditions. Am J Gastroenterol. 2014;109:1304–1311.

[3] Leffler DA, Edwards-George J, Dennis M, et al. Factors that influence adherence to a gluten-free diet in adults with celiac disease. Dig Dis Sci. 2008;53:1573–1581.

[4] Zarkadas M, Dubois S, MacIsaac K, et al. Living with coeliac disease and a gluten-free diet: a Canadian perspective. J Hum Nutr Diet. 2013;26(1):10–23.

[5] Farage P, Zandonadi R. The gluten-free diet: difficulties celiac patients have to face daily. Austin J Nutr Food Sci 2014: 2(5):id1027

[6] Case S. The gluten-free diet: How to provide effective education and resources. Gastroenterology. 2005;128(4 Suppl 1):S128–134.

[7] Pietzak MM. Follow-up of patients with celiac disease: achieving compliance with treatment. Gastroenterology. 2005;128(4 Suppl 1):S135–41.

[8] Niewinski MM. Advances in celiac disease and gluten-free diet. J Am Diet Assoc. 2008;108(4):661–72.

[9] Haines ML, Anderson RP, Gibson PR. Systematic review: the evidence base for long-term management of coeliac disease. Aliment Pharmacol Ther. 2008;28:1042–66.

[10] García-Manzanares A, Lucendo AJ. Nutritional and dietary aspects of celiac disease. Nutr Clin Pract. 2011;26(2):163–73.

[11] Fasano A, Flaherty S. Gluten freedom. Turner Publishing, 2014. Deutsch: Die ganze Wahrheit über Gluten. München: Südwest-Verlag; 2015.

[12] Deutsche Zöliakie-Gesellschaft, Filderhauptstraße 61, 70599 Stuttgart, www.dzg-online.de

[13] Mayer M, Greco L, Troncone R, Auricchio S, Marsh MN. Compliance of adolescents with coeliac disease with a gluten free diet. Gut. 1991;32:881–885.

[14] Ljungman G, Myrdal U. Compliance in teenagers with coeliac disease – a Swedish follow-up study. Acta Paediatr. 1993;82:235–238.

[15] Fabiani E, Catassi C, Villari A, et al. Dietary compliance in screening-detected celiac disease adolescents. Acta Paediatr Suppl 1996; 412; 65–67.

[16] Greco L, Mayer M, Ciaccarelli G et al. Compliance to a gluten-free diet in adolescent, or 'What do 300 coeliac adolescents eat every day?'. Ital J Gastroenterol Hepatol. 1997;29:305–311.
[17] Kumar P. Dietary compliance and coeliac disease. In: Changing Features of Coeliac Disease, edited by S. Lohiniemi, P. Collin, M. Mäki. Tampere (Finnland): The Finnish Coeliac Society; 1998. pp. 45–49.
[18] Fabiani E, Taccari L, Rätsch IM et al. Compliance with gluten-free diet in adolescents with screening-detected celiac disease: a 5-year follow-up study. J Pediatr. 2000;136:841–843.
[19] Viljamaa M, Collin P, Huhtala H, et al.: Is coeliac disease screening in risk groups justified? A fourteen-year follow-up with special focus on compliance and quality of life. Aliment Pharmacol Ther. 2005;22:317–324.
[20] Hall NJ, Rubin G, Charnock A. Systematic review: adherence to a gluten-free diet in adult patients with coeliac disease. Aliment Pharmacol Ther. 2009;30:315–330.
[21] Lerner A. The enigma of oats in nutritional therapy for celiac disease. Internat. J Celiac Disease. 2014;2:110–114.
[22] Leffler DA, Edwards George JB, Dennis M, et al. A prospective comparative study of five measures of gluten-free diet adherence in adults with coeliac disease. Aliment Pharmacol Ther. 2007;26(9):1227–35.
[23] Sugai E, Nachman F, Váquez H, et al. Dynamics of celiac disease-specific serology after initiation of a gluten-free diet and use in the assessment of compliance with treatment. Dig Liver Dis. 2010;42(5):352–8.
[24] Nachman F, Sugai E, Vazquez H, et al. Serological tests for celiac disease as indicators of long-term compliance with the gluten-free diet. Eur J Gastroenterol Hepatol. 2011;23(6):473–480.
[25] Adriaanse MP, Tack GJ, Passos VL, et al. Serum I-FABP as marker for enterocyte damage in coeliac disease and its relation to villous atrophy and circulating autoantibodies. Aliment Pharmacol Ther. 2013;37(4):482–90.
[26] Hoffmanová I, Sánchez D, Hábová V, et al. Serological markers of enterocyte damage and apoptosis in patients with celiac disease, autoimmune diabetes mellitus and diabetes mellitus type 2. Physiol Res. 2015;64(4):537–46.
[27] Rodríguez-Martín L, Vaquero L, Vivas S. Letter: serum I-FABP as marker for enterocyte damage in first-degree relatives of patients with coeliac disease. Aliment Pharmacol Ther. 2015;42(1):121–2.
[28] Adriaanse MP, Leffler DA, Kelly CP, et al. Serum I-FABP detects gluten responsiveness in adult celiac disease patients on a short-term gluten challenge. Am J Gastroenterol. 2016;111(7):1014–22.
[29] Moreno M de L, Cebolla Á, Muñoz-Suano A, et al. Detection of gluten immunogenic peptides in the urine of patients with coeliac disease reveals transgressions in the gluten-free diet and incomplete mucosal healing. Gut. 2015;0:1–8.

4.5 *Low gluten* oder *no gluten*? Ist Hafer erlaubt?

Deklaration ‚glutenfrei': Regelungen im *Codex Alimentarius*, in der EU und den USA

Im Codex Alimentarius der Weltgesundheitsorganisation (WHO) werden Standards für unterschiedliche Aspekte der Ernährung festgelegt, u. a. auch Regelungen zum Glutengehalt von Nahrungsmitteln für Patienten, die an einer Zöliakie leiden (Standard 118–1.979) [1]. Entsprechend den wissenschaftlichen Erkenntnissen wird er in größeren zeitlichen Abständen aktualisiert, zuletzt 2008 [1]. Der Codex Alimentarius hat keine Gesetzeskraft, die Einhaltung der Standards ist freiwillig. In Europa hatten in den 80er Jahren einige Länder, u. a. auch Deutschland, die Empfehlungen des Codex Alimentarius in nationales Recht umgesetzt. Seit Gründung der Europäischen Union Anfang der 90er Jahre werden Standards für die Kennzeichnung von Zutaten zu Nahrungsmitteln oder Allergengehalt von Nahrungsmitteln einheitlich für alle europäischen Länder von der EU geregelt. Sie basieren auf wissenschaftlichen Daten und sollen – bezüglich der Zöliakie – gewährleisten, dass Verbraucher nicht durch auf unterschiedlichen Grundlagen beruhenden Informationen über das Nichtvorhandensein oder das reduzierte Vorhandensein von Gluten in einem Lebensmittel irregeführt oder verwirrt werden. Die letzten Regelungen zur Deklaration von Nahrungsmitteln als ‚glutenfrei' datieren vom 30. 7. 2014 [2]:

- ‚Der Hinweis „glutenfrei" darf nur verwendet werden, wenn ein Lebensmittel beim Verkauf an den Endverbraucher einen Glutengehalt von höchstens 20 mg/kg aufweist'.
- ‚Der Hinweis „sehr geringer Glutengehalt" darf nur verwendet werden, wenn ein Lebensmittel, das aus einer oder mehreren — zur Reduzierung ihres Glutengehalts in spezieller Weise verarbeiteten — Zutaten aus Weizen, Roggen, Gerste, Hafer oder Kreuzungen dieser Getreidearten besteht oder diese enthält, beim Verkauf an den Endverbraucher einen Glutengehalt von höchstens 100 mg/kg aufweist.'
- ‚Der Hafer in einem Lebensmittel, das mit dem Hinweis „glutenfrei" oder „sehr niedriger Glutengehalt" versehen ist, muss so hergestellt, zubereitet und/oder verarbeitet sein, dass eine Kontamination durch Weizen, Roggen, Gerste oder Kreuzungen dieser Getreidearten ausgeschlossen ist; der Glutengehalt dieses Hafers darf höchstens 20 mg/kg betragen'. [2]

In den USA wurde nach Verabschiedung des *Food Allergen Labeling and Consumer Protection Acts* 2004 [3] die *Food and Drug Administration* (FDA) beauftragt, entsprechende Kennzeichnungsregelungen für Nahrungsmittel zu erarbeiten und zu erlassen. Die zwischenzeitlich in Kraft getretenen Regelungen [4] stimmen weitgehend mit dem Codex Alimentarius und den Europäischen Regelungen überein.

Gibt es einen Schwellenwert für akzeptable Mengen an Gluten in der Ernährung?

Eine normale Ernährung in westlichen Ländern enthält durchschnittlich 15–20 g Gluten am Tag, kann aber – je nach Ernährungsweise – auch 8–10 g oder bis zu 40 g tgl. enthalten. Für eine Scheibe Brot werden in der Literatur für eine 40 g wiegende Scheibe ein Glutengehalt von etwa 2,5 g Gluten [1,2] bzw. für eine 25 g wiegende Scheibe ein Glutengehalt von ca. 1,6 g angegeben [6,7]. Die Frage, welcher Schwellenwert von Gluten in der Nahrung Symptome und/oder histologische Veränderungen der Duodenalschleimhaut auslösen kann, war lange Zeit nicht eindeutig geklärt. Während frühere Untersuchungen eine Zufuhr von etwa 1 g Gluten tgl. als harmlos ansahen und hierunter keine histologischen Veränderungen feststellen konnten [8], wurde in Untersuchungen aus jüngerer Zeit und mit differenzierteren Methoden ein niedrigerer Grenzwert beschrieben.

Montgomery et al. [8] fanden unter durchschnittlich 6-monatiger Belastung mit 2,5–5 g Gluten tgl. kein Auftreten von anti-Gliadin-Antikörpern (AGA) und keine Veränderungen der Zottenmorphologie, allerdings nahm die Zahl der intraepithelialen Lymphozyten zu. Catassi et al. [9] fanden unter 4-wöchiger Belastung mit 100 mg Gliadin (200 mg Gluten) oder 500 mg Gliadin (1.000 mg Gluten) Erhöhungen der Permeabität der Dünndarmschleimhaut und histologische Veränderungen des Verhältnisses Zottenhöhe zu Kryptentiefe. In nachfolgenden Untersuchungen der gleichen Autoren führte eine tägliche Dosis von 50 mg Gluten über 3 Monate bei 11 von 13 Patienten zu signifikanten Veränderungen des Verhältnisses Zottenhöhe zu Kryptentiefe [7]. In einer finnischen Studie kam es bei 7 von 13 Patienten, die 10 mg Gluten tgl. einnahmen, zu Veränderungen des Verhältnisses Zottenhöhe zu Kryptentiefe [10]. Demnach scheint die individuelle Empfindlichkeit für Gluten sehr unterschiedlich zu sein [10]. Anderen Untersuchungen zufolge sind Spuren von Gluten bis 10 mg tgl. jedoch harmlos [11]. Glutendosen von mehr als 100 mg tgl. führen jedoch schon nach mehrwöchiger Einnahme zu morphologischen Veränderungen der Dünndarmschleimhaut und sollten gemieden werden [10,12]. Mikrobelastungen mit täglichen Dosen von 10–50 mg Gliadin tgl. wurden auch von Ciclitira et al. getestet [11]. Unter einwöchiger Belastung mit diesen geringen Dosen konnten keine signifikanten morphologischen Veränderungen festgestellt werden.

Kaukinen et al. [12] fanden, dass Patienten, die eine glutenfreie Ernährung mit 5–150 mg Gluten tgl. (Durchschnitt 34 mg) über fast 8 Jahre einnahmen, keine histologischen Auffälligkeiten aufwiesen, einige Patienten jedoch, die zusätzlich zur glutenfreien Ernährung 1–2 g Gluten pro Woche aufnahmen, eine Zottenatrophie entwickelten. Auch einer anderen Studie zufolge hatten Patienten, die durchschnittlich 36 mg Gluten in ihrer glutenfreien Ernährung zu sich nahmen, keine histologischen Auffälligkeiten [10]. Skandinavische Autoren [13,14] fanden nicht nur unter nach Codex Alimentarius erlaubten glutenfreien Nahrungsmitteln (*low gluten diet*), sondern auch unter absolut glutenfreier Ernährung (*no gluten diet*) persistierende histologische Veränderungen.

Zwar sind die o. a. Studien aufgrund ihrer Heterogenität bezüglich verwendeter Glutenmenge und Dauer der Gluten-Belastung nicht vergleichbar, sie ließen jedoch unter Berücksichtigung der Mengen der täglich verzehrten glutenfreien Nahrungsmittel [15] den Schluss zu, dass die damaligen Codex-Alimentarius-Empfehlungen der WHO/FAO nicht alle Patienten mit Zöliakie vor toxischen Effekten auch geringer Glutenmengen schützten, sodass Forderungen nach einer Senkung des Grenzwertes z. B. für den Glutengehalt in Weizenmehl erhoben wurden. Collin et al. [16] argumentieren, dass unter täglicher Einnahme von ca. 300 g lebensmitteltechnologisch modifizierten glutenfreien Nahrungsmitteln ein Schwellenwert von 100 ppm

Gluten in Mehl sicherstellt, dass Zöliakie-Patienten nicht mehr aus 30 mg Gluten tgl. zu sich nehmen – ein Wert, der 8-jährigen skandinavischen Untersuchungen zufolge als sicher anzusehen ist [12] –, auch wenn Catassi et al. bei einzelnen Patienten schon unter geringeren Dosen von 10 mg tgl. geringe histologische Veränderungen nachweisen konnten [9].

Die Studie von Catassi et al. [7] gilt als methodisch besonders gute Studie, weil sie die einzige Studie ist, in der die Einflüsse niedriger Glutenmengen (10 mg tgl. und 50 mg tgl.) randomisiert und prospektiv untersucht wurden. Dies wird auch in einem kritischen Review zu tolerablen Mengen an Gluten in der täglichen Ernährung von Zöliakie-Patienten betont [17]. Die Studie von Catassi et al. [7] hat maßgeblich zu den internationalen Festlegungen auf einen Grenzwert von ≤ 20 ppm für die Deklaration von ‚glutenfrei' (auch bei Weizenprodukten wie Mehl) beigetragen [1,2,4]. In einzelnen Ländern wurden in nationalen Regelungen niedrigere Grenzwerte für die Deklaration ‚glutenfrei' festgeschrieben, z. B. in Argentinien 10 ppm und in Australien, Neuseeland und Chile 3 ppm [18].

Methodik und Zuverlässigkeit der Bestimmung von Gluten in Nahrungsmitteln waren lange Zeit nicht eindeutig geklärt. Während man früher davon ausging, dass nur die alkohollösliche Prolaminfraktion – d. h. die Gliadine (bei Weizen) bzw. Hordeine und Secaline (bei Gerste und Roggen) – die toxischen Peptide enthält, weiß man heute, dass auch die alkoholunlösliche Gluteninfraktion toxische Peptide enthalten kann. Die bis Anfang 2000 erhältlichen Tests wiesen eine Nachweisgrenze von 20 ppm Gliadin auf. In den letzten Jahren wurde ein ELISA-Test entwickelt, der mithilfe von monoklonalen Antikörpern die toxische Gliadinsequenz GGPFP nachweisen kann (R5-Antikörper-Test) und eine untere Nachweisgrenze von bis zu 1,5 mg Gliadin/kg bzw. 3,2 mg Gluten/kg aufweist [19,20]. Allerdings werden hiermit toxische Glutenine nicht erfasst.

Sind Weizenstärke oder Malz problematisch?

Die oben angeführten Überlegungen zu einem Schwellenwert für Gluten unterstreichen, dass aus glutenhaltigen Getreideprodukten wie Weizen und Gerste hergestellte Nahrungsmittel wie z. B. Weizenstärke oder Malz nicht unproblematisch sind und statt glutenfrei besser als extrem glutenarm bezeichnet werden sollten. Früher waren in einigen europäischen Ländern sowie in Kanada und den USA auf Weizenstärke basierende Nahrungsmittel in der diätetischen Behandlung von Patienten mit Zöliakie nicht empfohlen worden [5]. In den USA hatte die damals zuständige National Food Authority entschieden, dass das Label ‚glutenfrei' nur für natürlicherweise glutenfreie Nahrungsmittel verwendet werden darf und dass Nahrungsmittel, die z. B. Weizenstärke enthalten, als glutenarm bezeichnet werden sollen [5] – ein Vorschlag, der in der aktuellen europäischen Regelung [2] zur Deklaration eines sehr niedrigen Glutengehalts aufgegriffen wurde. Skandinavische Untersuchungen hatten schon Ende der 90er Jahre ergeben, dass unter Verwendung von lebensmitteltechnologisch modifizierten, Weizenstärke-enthaltenden Nahrungsmitteln durchschnittlich 34 bzw. 36 mg Gluten tgl. verzehrt werden und dass es hie-

Tab. 4.5.1: Täglich aufgenommene Menge an Gluten bei Zufuhr unterschiedlicher Mengen von als ‚glutenfrei' deklarierten Nahrungsmitteln (aus [22]).

Grenzwert ‚glutenfrei'	50 g glutenfreie Produkte	100 g glutenfreie Produkte	200 g glutenfreie Produkte	300 g glutenfreie Produkte
200 ppm	10 mg	40 mg	40 mg	60 mg
100 ppm	5 mg	10 mg	20 mg	30 mg
50 ppm	2,5 mg	5 mg	10 mg	15 mg
20 ppm	1 mg	2 mg	4 mg	6 mg

runter nicht zu histologischen Veränderungen der Schleimhaut oder zum Auftreten von Symptomen kommt [10,12].

Bei der Abschätzung eines sicheren Grenzwertes für die tägliche Glutenaufnahme müssen beide Einflussgrößen, der tatsächliche Glutengehalt des als glutenfrei bezeichneten Nahrungsmittels und die Menge des verzehrten Nahrungsmittels berücksichtigt werden. Die Glutenmengen in aktuell als glutenfrei bezeichneten lebensmitteltechnologisch modifizierten Nahrungsmitteln sind sehr gering und überschreiten bei Zufuhr durchschnittlicher Mengen solcher Nahrungsmittel nicht den sicher kritischen Schwellenwert von > 50 mg Gluten tgl. [15]. Nach neueren Berechnungen wird unter Zugrundelegung des ≤ 20 ppm-Wertes für glutenfreie Nahrungsmittel bei Verzehr üblicher Mengen lebensmitteltechnologisch hergestellter Nahrungsmittel ein Schwellenwert von 20 mg Gluten tgl. nicht überschritten [21]. Tabelle 4.5.1 gibt eine Übersicht darüber, wieviel mg Gluten täglich bei Zufuhr unterschiedlicher Mengen von als glutenfrei deklarierten prozessierten Nahrungsmitteln zugeführt werden [21,22]. Bei ausschließlicher Zufuhr von industriell hergestellten und als glutenfrei deklarierten Nahrungsmitteln wird ein als sicher angesehener Grenzwert von < 10 mg Gluten tgl. [7] auch bei Verzehr von 300 g entsprechender Nahrungsmittel nicht überschritten.

Malz wird aus gequollener und gekeimter Gerste gewonnen und enthält Gluten. Malzextrakt, ein Auszug aus Malz, besteht hauptsächlich aus verschiedenen Zuckerarten. Da in Bier und Malz Gliadin-ähnliche Epitope nachgewiesen wurden, sollten Bier, Malz und Frühstücksgetränke auf der Basis von Malz von Patienten mit Zöliakie gemieden werden. Bei Verwendung von Malzextrakt zur Geschmacksverstärkung, z. B. in Frühstückscerealien, ist die zugeführte Glutenmenge gering, die betreffenden als glutenfrei deklarierten Cerealien können von Zöliakie-Patienten verzehrt werden.

Ist Hafer bei Zöliakie erlaubt?

Schon vom makroskopischen Aspekt unterscheidet sich Hafer deutlich von den übrigen Getreidearten (siehe Abb. 1.5.1, Kapitel 1.5, Stammbaum der Gräser- und Getreidearten). Im Stammbaum der Getreidearten zweigt Hafer vor der Triticum species Weizen, Roggen und Gerste ab und ist von diesen Getreidearten ähnlich weit entfernt wie Reis [23,24] (siehe Abb. 1.5.2, Kapitel 1.5, Stammbaum der Gräser- und Getreidearten).

Hafer enthält kein Gliadin, das entsprechende Prolamin im Hafer wird als Avenin bezeichnet. Während der Anteil der Prolamine am Gesamteiweiß bei Weizen (40–50 %), Roggen (30–50 %) und Gerste (35–45 %) recht hoch ist, beträgt der Anteil der Avenine am Gesamteiweißgehalt des Hafers 10–15 %. Darüber hinaus unterscheidet sich die chemische Zusammensetzung der Prolamine des Hafers von denen des Weizens, Roggens und der Gerste [24]. Bei in-vitro Versuchen führten Prolaminfraktionen aus Hafer nicht zu einer Stimulation von T-Zellen [25].

Bezüglich der Studien, die zur Verträglichkeit von Hafer durchgeführt wurden, sei auf Übersichtsarbeiten [26–30] verwiesen. In einer großen finnischen Studie wurden 92 Patienten mit Zöliakie randomisiert einer üblichen glutenfreien Ernährung bzw. einer ähnlichen Ernährung mit Zusatz von bis zu 70 g Hafer tgl. zugeteilt. Unter der Hafer-enthaltenden glutenfreien Ernährung kam es nicht zu Veränderungen der Dünndarmschleimhaut oder Veränderungen der Antikörper [31]. Ein Teil der Patienten wurde nach 5 Jahren nachuntersucht [32]. Auch hierbei fand sich eine gute Verträglichkeit von Hafer ohne morphologische Veränderungen der Duodenalschleimhaut oder Änderungen der IEL. In einer schwedischen Studie wurden 116 Kinder zum Zeitpunkt der Diagnosestellung Zöliakie doppelblind randomisiert einer üblichen glutenfreien-Ernährung mit oder ohne Hafer zugeteilt. Es ergaben sich keine Hinweise für Toxizität von Hafer, allerdings schieden 16 Kinder in der Hafergruppe versus 7 in der Kontrollgruppe aus der Studie aus [33].

Andere Studien lassen vermuten, dass eine kleine Untergruppe von Patienten mit Zöliakie Hafer nicht toleriert. In einer norwegischen Studie kam es unter Belastung mit Hafer bei einem der 19 Zöliakie-Patienten zu einer Zottenatrophie mit Auftreten einer Dermatitis herpetiformis und typischen Zöliakie-Symptomen [34]. Nach Freigabe von Hafer durch die norwegische Zöliakie-Gesellschaft trat bei 2 Patienten eine Verschlechterung der klinischen Symptomatik unter Zufuhr von Hafer zur glutenfreien Ernährung auf [35]. Bei diesen Hafer-intoleranten Patienten fanden sich Hafer-reaktive T-Zellen. Die Peptid-Epitope der Haferpeptide waren ähnlich, jedoch nicht identisch mit bekannten Peptid-Epitopen von Weizenpeptiden [35]. Zwischenzeitlich sind verschiedene Haferarten mit unterschiedlicher Immunogenität charakterisiert worden [36–40]. Auch wenn bisher nur wenige Patienten mit einer Intoleranz gegenüber Hafer beschrieben sind, ist es ratsam, die Einführung von Hafer in eine glutenfreie Ernährung klinisch engmaschig zu überwachen.

In weiteren, in den letzten Jahren publizierten Langzeitstudien konnten Sicherheit und Verträglichkeit von Hafer bestätigt werden. Holm et al. [41] beobachteten bei 32 Kindern mit Zöliakie unter einer 2-jährigen Einnahme von Hafer keine histologischen Veränderungen der Duodenalschleimhaut (keine Veränderungen des Verhältnisses Zottenhöhe zu Kryptentiefe, keine Veränderung der alpha-beta- und gamma-/delta-intraepithelialen Lymphozyten), während es bei 10 Kindern in

Remission unter Belastung mit Gluten innerhalb von 3–12 Monaten zu Schleimhautveränderungen und positivem Nachweis von EMA-Antikörpern und IgA-anti-tTG-Antikörpern kam. Unter einer Hafer enthaltenden glutenfreien Ernährung fielen die erhöhten Antikörpertiter wieder ab [41]. Alle 29 Kinder, die die Studie nach zwei Jahren beendeten, behielten auch danach eine Hafer enthaltende glutenfreie Ernährung bei und wurden bis zu 7 Jahre lang (Median 5 Jahre) nachbeobachtet, wobei die Antikörper während der gesamten Zeit negativ blieben. Von den 22 nachbeobachteten Kindern wollten 19 (86 %) die Hafer enthaltende glutenfreie Kost auf Dauer beibehalten, 3 Kinder hatten den Hafer wieder weggelassen, weil er ihnen nicht schmeckte. Kaukinen et al. [42] haben 106 Zöliakie-Patienten, die im Durchschnitt 20 g Hafer tgl. (Bereich 1–100 g tgl.) zu ihrer glutenfreien Ernährung einnahmen, über bis zu 8 Jahre nachbeobachtet. Mittels validierten Fragebogen konnte keine Verschlechterung der klinischen Symptomatik festgestellt werden, bei bioptischen Kontrollen fanden sich keine Schleimhautveränderungen unter der Einnahme von Hafer.

Sey et al. [43] haben 15 Patienten, deren bioptisch gesicherte Zöliakie in klinischer Remission war, unter Fortsetzung der glutenfreien Ernährung über 12 Wochen mit täglich 350 g glutenfreien Hafers belastet. Bei allen Patienten traten keine klinischen Symptome auf, die Antikörper gegen die Gewebstransglutaminase blieben negativ und histologisch konnten keine signifikanten Veränderungen festgestellt werden. Ein Patient, der die glutenfreie Ernährung nicht korrekt einhielt, bekam einen Rückfall [5]. Für diese Studie wurde Hafer verwendet, der nach strengen Regeln der kanadischen Zöliakie-Gesellschaft angebaut und verarbeitet wurde, um Kontaminationen mit anderen Getreidearten zu vermeiden [44].

Aufgrund der aktuellen Datenlage und neuerer Reviews zur Sicherheit von Hafer bei Zöliakie-Patienten [45–49] haben die Zöliakie-Gesellschaften der meisten Länder inzwischen die Zufuhr von Hafer in moderaten Mengen (50–70 g tgl.) bei erwachsenen Patienten mit Zöliakie in klinischer Remission freigegeben. Einige Zöliakie-Gesellschaften halten noch nicht alle Zweifel bezüglich möglicher Kontaminationen des Hafers mit Weizen, Roggen oder Gerste für ausgeräumt [27,50,51] und verlangen von den Hafer-Herstellern Garantien, dass bei Anbau und Verarbeitung keine Kontamination mit Weizen-, Roggen- und Gerstenkörnern erfolgte, dass der Hafer glutenfrei ist und entsprechende Vorschriften für eine Deklaration als glutenfrei erfüllt. Thompson hat 2004 verschiedene, in den USA erhältliche Sorten von Hafer bezüglich ihres Glutengehalts analysiert und fand bei 75 % der Produkte einen Glutengehalt, der mit 23–1.807 ppm teils erheblich oberhalb des Grenzwertes von < 20 ppm lag [27]. Wegen des Kontaminationsrisikos hatte die kanadische Zöliakiegesellschaft 2007 ihre verschärften Regelungen zu Anbau, Verarbeitung und Deklaration von reinem, nicht kontaminiertem und damit glutenfreien Hafer publiziert [44] (siehe Tabelle 4.5.2). Koerner et al. [50] untersuchten 2011 133 Hafer-Proben in Kanada und fanden bei knapp 88 % einen Glutengehalt über 20 ppm. Die gleiche Arbeitsgruppe hat kürzlich ihre Ergebnisse zum Glutengehalt natürlicherweise glutenfreier Mehle und Stärke, die von Zöliakie-Patienten verzehrt werden,

Tab. 4.5.2: Kriterien der Kanadischen Zöliakie-Gesellschaft für die Herstellung von reinem, d. h. nicht mit anderen Getreidearten kontaminiertem Hafer [43,44].

Reinheit des Saatguts	Einhaltung des Foundation #1 Canada Seed Act (≤ 1 Weizen-, Gerste- oder Roggen-Samenkorn pro kg Haferkörner)
Produktionsbedingungen	spezielle Felder nur für den Haferanbau; separate Maschinen für Ernte und Weiterverarbeitung (Mühle); separates, nur für Hafer vorgesehenes Equipment für Lagerung und Transport
Kontrolle des Endprodukts	Überprüfung der Reinheit mittels R5 Enzymimmunoabsorbent-Assay, der in der Lage ist, ≥ 3 parts per million (ppm) Gluten festzustellen; Sicherstellung der Glutenfreiheit (= ≤ 20 ppm Gluten)

publiziert. 61 von 640 untersuchten Proben (9,5 %) waren kontaminiert und wiesen einen Glutengehalt von > 20 ppm auf [51].

Da Getreideprodukte die Hauptquelle für Ballaststoffe in nordeuropäischen Ländern darstellen und da eine glutenfreie Ernährung hierzulande häufig ballaststoffarm ist, kann die Zufuhr von Hafer zur glutenfreien Ernährung die Praktikabilität und Akzeptanz einer glutenfreien Ernährung erhöhen [42,52]. Peräaho et al. fanden, dass Zöliakie-Patienten, die zur glutenfreien Ernährung zusätzlich Hafer einnahmen, häufiger über Bauchbeschwerden klagten als Patienten, die keinen Hafer aßen [53]. Ob dies damals auf Verunreinigungen kommerziell erhältlicher Haferprodukte durch Kontamination mit Weizen, Roggen oder Gerste bei Anbau, Transport oder Mahlen der Getreidekörner zurückzuführen war [27,50,51], muss offen bleiben. In etlichen Langzeitstudien wurde Hafer gut vertragen und verursachte keine Symptome [31,32,41,42]. Der in den Studien von Janutuinen et al. [31,32] verwendete Hafer stammte von einer auf die Herstellung von Haferflocken spezialisierten deutschen Firma, die ähnliche Standards wie von der kanadischen Zöliakie-Gesellschaft gefordert [44] einhält, deren Haferprodukte jedoch deutlich teurer sind als Haferprodukte anderer Hersteller. Aufgrund der seit Anfang 2012 in Europa geltenden Regelungen [2] und bei bewusster Wahl von als glutenfrei deklariertem Hafer scheinen noch vor Jahren geäußerte Bedenken gegen Hafer als weitgehend überholt, Hafer gilt für > 95 % der Zöliakie-Patienten als sicher. Darüber hinaus ist Hafer ein Nahrungsmittel, dem bei regelmäßigem Konsum präventive Effekte gegen Diabetes mellitus, Übergewicht, erhöhten Cholesterinwert und koronarer Herzkrankheit zukommen [54,55].

Literatur

[1] Codex Alimentarius Commission. Standard for gluten-free foods (Stan 118–1979), Revised 2008. www.fao.org/fao-who-codexalimentarius/sh-proxy/fr/?lnk=1&url=https%253A%252F%252Fworkspace.fao.org%252Fsites%252Fcodex%252FStandards%252FCODEX%2BSTAN%2B118–1979 %252FCXS_118e_2015.pdf

[2] COMMISSION IMPLEMENTING REGULATION (EU) No 828/2014 of 30 July 2014 on the requirements for the provision of information to consumers on the absence or reduced presence of gluten in food. http://eur-lex.europa.eu/legal-content/EN/TXT/?uri= CELEX:32014R0828
[3] US Food and Drug Administration. Center for Food Safety and Applied Nutrition. Food Allergen Labeling and Consumer Protection Act of 2004. (Title II of Public Law 108–282) www.fda.gov/Food/GuidanceRegulation/GuidanceDocumentsRegulatoryInformation/ Allergens/ucm106187.htm
[4] FDA. Guidance for Industry: Gluten-Free Labeling of Foods; Small Entity Compliance Guide. www.fda.gov/food/guidanceregulation/guidancedocumentsregulatoryinformation/ ucm402549.htm
[5] Ciclitira PJ, Ellis HJ, Lundin KEA. Gluten-free diet – what is toxic? Best Practice & Research Clinical Gastroenterology. 2005;19:359–371.
[6] Holtmeier W. Therapie und Management der Zöliakie / einheimischen Sprue. Z Gastroenterol. 2006;44:1167–1175.
[7] Catassi C, Fabiani E, Iacono G, et al.: A prospective, double-blind, placebo-controlled trial to establish a safe gluten threshold for patients with celiac disease. Am J Clin Nutr. 2007;85:160 – 166.
[8] Montgomery AMP, Goka AKJ, Kumar PJ, Farthing MJG, Clark ML. Low gluten diet in the treatment of adult coeliac disease: effect on jejunal morphology and serum anti-gluten antibodies. Gut. 1988;29:1564–1568.
[9] Catassi C, Rossini M, Rätsch IM, et al. Dose dependent effects of protracted ingestion of small amounts of gliadin in coeliac disease children: a clinical and jejunal morphometric study. Gut. 1993;34:1515–1519.
[10] Lohiniemi S, Mäki M, Kaukinen K, Laippala P, Collin P: Gastrointestinal symptoms rating scale in celiac disease patients on wheat starch-based gluten-free diets. Scand J Gastroenterol. 2000;35:947–949.
[11] Ciclitira PJ, Ellis HJ, Fagg NLK. Evaluation of a gluten free product containing wheat gliadin in patients with coeliac disease. BMJ. 1984;289:83.
[12] Kaukinen K, Collin P, Holm K, et al.: Wheat starch-containing gluten-free flour products in the treatment of celiac disease and dermatitis herpetiformis. A long-term follow-up study. Scand J Gastroenterol. 1999;34:163–169.
[13] Faulkner-Hogg K, Selby W, Loblay R. Dietary analysis in symptomatic patients with coeliac disease on a gluten-free diet: the role of trace amounts of gluten and non-gluten food intolerances. Scand J Gastroenterol. 1999;34:784–789.
[14] Selby W, Painter D, Collins A, Faulkner-Hogg K, Loblay R. Persistent mucosal abnormalities in coeliac disease are not related to the ingestion of trace amounts of gluten. Scand J Gastroenterol. 1999;34:909–914.
[15] Gibert A, Espadaler M, Angel Canela M, et al. Consumption of gluten-free products: should the threshold value for trace amounts of gluten be at 20, 100 or 200 ppm? Eur J Gastroenterol Hepatol. 2006;18:1187–1195.
[16] Collin P, Thorell L, Kaukinen K, Mäki M. The safe threshold of gluten contamination in gluten-free products. Can trace amounts be accepted in treatment of celiac disease? Aliment Pharmacol Ther. 2004;19:1277–1283.
[17] Akobeng AK, Thomas AG. Systematic review: tolerable amount of gluten for people with coeliac disease. Aliment Pharmacol Ther. 2008;27:1044–1052.
[18] Buscunan KA, Vespa MC, Araya M. Celiac disease: understanding the gluten-free diet. Eur J Nutr. 2016; DOI 10.1007/s00394–016–1238–5
[19] Valdes I, Garcia E, Llorente M, et al. Innovative approach to low-level gluten determination in foods using a novel sandwich enzyme-linked immunosorbent assay protocol. Eur J Gastroenetrol Hepatol. 2003;15:465–474.

[20] Vader W, Kooy Y, van Veelen P, et al. The gluten response in children with celiac disease is directed toward multiple gliadin and glutenin peptides. Gastroenterology. 2002;122:1729–1737.

[21] Gilbert A, Kruizinga AG, Neuhold S, et al. Might gluten traces in wheat substitutes pose a risk in patients with celiac disease? A population-based probabilistic approach to risk estimation. Am J Clin Nutr. 2013;97:109–116.

[22] Fasano A, Flaherty S. Gluten freedom. Turner Publishing, 2014. Deutsch: Die ganze Wahrheit über Gluten. München: Südwest-Verlag; 2015, Seite 191.

[23] Shewry PR, Tatham AS, Kasarda DD. Cereal proteins and coeliac disease. In: Marsh MN, ed. Coeliac Disease. London: Blackwell Scientific Publikations; 1992. Chapter 11, pp. 305–348.

[24] Wieser H, Koehler P, Konitzer K. Celiac Disease and Gluten – Multidisciplinary Challenges and Opportunities. Amsterdam/Boston: Academic Press, Elsevier inc.; 2014. Chapter 2. Gluten – the precipitating factor, pp. 97–148.

[25] Kilmartin C, Lynch S, Abuzakouk M, Wieser H, Feighery C. Avenin fails to induce a Th1 response in celiac tissue following in vitro culture. Gut. 2003;52:47–52.

[26] Mäki M, Kaukinen K, Holm K, Collin P. Treatment of coeliac patients with oats and wheat starch. In: Lohiniemi S, Collin P, MäkiChanging M. eds. Features of Coeliac Disease. Tampere (Finnland): The Finnish Coeliac Society; 1998. pp. 93–96.

[27] Thompson T. Gluten contamination of commercial oat products in the United States. N Engl J Med. 2004;351:2021–2022.

[28] Leiß O. Glutenfreie Ernährung bei Zöliakie: Ist Hafer erlaubt? Aktuelle Ernährungsmedizin. 2003;28:385–395.

[29] Haboubi NY, Taylor S, Jones S. Coeliac disease and oats: a systematic review. Postgrad Med J. 2006;82:672–678.

[30] Garsed K, Scott BB. Can oats be taken in a gluten-free diet? A systematic review. Scand J Gastroenterol. 2007;42:171–178.

[31] Janutuinen E, Kemppainen T, Pikkarainen P, et al. Lack of cellular and humoral immunological responses to oats in adults with coeliac disease. Gut. 2000;46:327–331.

[32] Janatuinen EK, Kemppainen TA, Julkunen RJK, et al. No harm from five year ingestion of oats in coeliac disease. Gut. 2002;50:332–335

[33] Högberg L, Laurin P, Falth-Magnussen K, et al. Oats to children with newly diagnosed coeliac disease: a randomized double blind study. Gut. 2004;53:649–654.

[34] Lundin KEA, Nilsen EM, Scott HG, et al. Oats induced villous atrophy in coeliac disease. Gut. 2003;52:1649–1652.

[35] Arentz-Hansen H, Fleckenstein B, Molberg O, et al. The molecular basis for oat intolerance in patients with celiac disease. PloS Med 2004; I: 84–92.

[36] Maglio M, Mazzarella G, Barone MV, et al. Immunogenicity of two oat varieties, in relation to their safety for celiac patients. Scand J Gastroenterol. 2011;46(10):1194–1205.

[37] Ballabio C, Uberti F, Manferdelli S, et al. Molecular characte-risation of 36 oat varieties and in vitro assessment of their suitability for coeliacs' diet. Journal of Cereal Science. 2011;54:110–115.

[38] Comino I, Real A, de Laurenzo L, et al. Diversity in oat potential immunogenicity: basis for the selection of oat varieties with no toxicity in coeliac disease. Gut. 2011;60:915–922.

[39] Real A, Comino I, de Lorenzo L, et al. Molecular and immunological characterization of gluten proteins isolated from oat cultivars that differ in toxicity for celiac disease. PLoS ONE. 2012; 7(12): e48365

[40] Londono DM, van't Westende WPC, Goryunova S, et al. Avenin diversity analysis of the genus Avena (oat). Relevance for people with celiac disease. Journal of Cereal Science. 2013;58:170–177.

[41] Holm K, Mäki M, Vuolteenaho N, et al. Oats in the treatment of childhood coeliac disease: a 2-year controlled trial and a long-term clinical follow-up study. Aliment Pharmacol Ther. 2006;23:1463–1472.
[42] Kaukinen K, Collin P, Huhtala H, Mäki M. Long-term consumption of oats in adult celiac disease patients. Nutrients. 2013;5:4380–4389.
[43] Sey M, Parfitt J, Gregor J. Prospective study of clinical and histological safety of pure and uncontaminated Canadian oats in the management of celiac disease. JPEN J Parenter Enteral Nutr. 2011;35:459–464.
[44] Rashid M, Butzner D, Burrows V, et al. Consumption of pure oats by individuals with celiac disease: a position statement by the Canadian Celiac Association. Can J Gastroenterol. 2007;21:649–651.
[45] Pulido OM, Gillespie Z, Zarkadas M, et al. Introduction of oats in the diet of individuals with celiac disease: a systematic review. Adv Food Nutr Res. 2009;57:235–85.
[46] Butzner JD. Pure oats and the gluten-free diet. Are they safe? JPEN. 2011;35:447–448.
[47] Dessì M, Noce A, Vergovich S, Noce G, Di Daniele N. Safety food in celiac disease patients: A systematic review. Food and Nutrition Sciences, 2013;4:55–74.
[48] Comino I, de Lourdes Moreno M, Sousa C. Role of oats in celiac disease. World J Gastroenterol. 2015;21:11825–11831.
[49] Buscunan KA, Vespa MC, Araya M. Celiac disease: understanding the gluten-free diet. Eur J Nutr. 2016; DOI 10.1007/s00394-016-1238-5
[50] Koerner TB, Cleroux C, Poirier C, et al. Gluten contamination in the Canadian commercial oat supply. Food additives and contaminants Part A. Chem Anal Control Expo Risk Assess. 2011;28:705–10.
[51] Koerner TB, Cleroux C, Poirier C, et al. Gluten contamination of naturally gluten-free flours and starches used by Canadian with celiac disease. Food Additives & contaminations: Part A.Chem Anal Control Expo Risk Assess. 2013;30:2017–21.
[52] Peräaho M, Collin P, Kaukinen K, et al. Oats can diversify a gluten-free diet in celiac disease and dermatitis herpetiformis. J Am Diet Assoc. 2004;104(7):1148–1150.
[53] Peräaho M, Kaukinen K, Mustalathi K, et al. Effect of oats-containing gluten-free diet on symptoms and quality of life in celiac disease. A randomized study. Scand J Gastroenterol. 2004;39:27–31.
[54] Butt MS, Tahir-Nadeem M, Kashif Iqbal Khan M, Shabir R, Butt MS. Oat: unique among the cereals. Eur J Nutr. 2008;47:68–79.
[55] Sangwan S, Singh R, Tomar SK. Nutritional and functional properties of oats: An update. Journal of Innovative Biology. 2014;1:003–014.

4.6 Nebenwirkungen einer glutenfreien Ernährung

Kommt es unter glutenfreier Ernährung zur Verstopfung?

Getreideprodukte sind in Europa eine Hauptquelle von Ballaststoffen in der Ernährung [1]. Der Anteil der Getreideprodukte an der Ballaststoffzufuhr variiert in den europäischen Ländern z. T. beträchtlich. In den südeuropäischen Ländern stellen Obst und Früchte die Hauptgruppe unter den Ballaststofflieferanten dar, in Deutschland und den nördlichen Ländern Europas dominieren Getreideprodukte. Eine glutenfreie Ernährung ist infolge Wegfalls der traditionellen Getreideprodukte (aus Weizen, Roggen und Gerste) tendenziell eine ballaststoffarme Ernährung [2,3], sofern nicht in der ernährungsmedizinischen Beratung darauf geachtet wird, die

Tab. 4.6.1: Ernährungsmedizinische Beurteilung von Pseudo-Cerealien (Amaranth, Buchweizen und Quinoa) (modifiziert nach Penagini et al. [4]).

hoher Ballaststoffgehalt, 7–10 g/100 g, annähernd der gleiche wie von Weizen 9,5 g/100 g
hoher Proteingehalt, 10,9 %–15,2 % der Trockenmasse vs. 11,7 % der Trockenmasse in Weizen
hohe biologische Wertigkeit des Eiweißes, hoher Anteil an Lysin, Arginin, Histidin, Methionin u. Cystein
enthält ungesättigte Fettsäuren, insbesondere alpha-Linolensäure
hoher Gehalt an Folsäure: Quinoa 78,1 µg/100 g und Amaranth 102 µg/100 g vs. 40 µg/100 g in Weizen
enthält Vitamin B2, Vitamin B6, Riboflavin, Vitamin C und Vitamin E
enthält einen doppelt so hohen Anteil an Mineralien gegenüber anderen Cerealien

durch Wegfall von Getreideprodukten aus Weizen, Roggen und Gerste entstandene Reduktion der Ballaststoffzufuhr durch vermehrten Konsum glutenfreier Getreidearten wie Hirse (z.B. Teff) oder Pseudo-Cerealien (Amaranth, Buchweizen, Quinoa), vermehrten Konsum glutenfreien Hafers oder durch vermehrten Konsum anderer Nahrungsmittel mit hohem Ballaststoffgehalt (wie Obst und Früchte) auszugleichen.

Klinisch ist häufig zu beobachten, dass Zöliakie-Patienten sich nach Beginn einer glutenfreien Ernährung häufig darüber freuen, dass der früher breiige bis durchfällige Stuhl eine festere und geformte Konsistenz angenommen hat, im weiteren Verlauf jedoch über eine zunehmende Verstopfungstendenz klagen. In der diätetischen Beratung muss auf die o. a. kompensatorische Erhöhung anderer Nahrungsmittel mit hohem Ballaststoffgehalt hingewiesen werden. In Rücksprache mit dem Zöliakie-Patienten und unter Kontrolle der Gewebstransglutaminase-Antikörper (IgA-anti-tTG-Ak) kann eine tägliche Einnahme von Hafer (z. B. in Form eines morgendlichen Müslis) praktiziert werden (siehe oben unter 4.5 Ist Hafer erlaubt?). Wichtige andere Quellen für einen vermehrten Konsum von Ballaststoffen sind Obst und Früchte sowie Pseudo-Cerealien (Amaranth, Buchweizen, Quinoa) [4] (siehe Tabelle 4.6.1). Alternativ können durch zusätzliche Einnahme eines Quellmittels (Planto-ovata-Samenschalenpräparates [5]) die Stuhlkonsistenz verbessert und Stuhlfrequenz normalisiert werden.

Führt eine glutenfreie Ernährung zur Abnahme oder Zunahme des Körpergewichts?

An der epidemieartigen Zunahme des Übergewichts in den USA und anderen westlichen Ländern trägt – einem viel gelesenen Bestseller zufolge [6] – der vermehrte Konsum von Weizen und Weizenprodukten eine Mitschuld. Entsprechend wird eine weizenfreie Ernährung als entscheidende Maßnahme zur Gewichtsreduktion empfohlen. Laut Erfahrung des Bestsellerautors Dr. Davis führt eine glutenfreie Ernährung zu einer z. T. drastischen Gewichtsreduktion und zur Vermeidung bzw. Besserung Übergewicht-bedingter Folgekrankheiten [6].

Wissenschaftlichen Studien zufolge ist jedoch eine differenziertere Betrachtungsweise angebracht. Zur klassischen Verlaufsform einer Zöliakie gehören Durchfälle, Malabsorption und Gewichtsverlust. Das Erscheinungsbild der Zöliakie hat sich jedoch in den letzten 20–30 Jahren verändert, heute liegt in westlichen Ländern meist eine nicht-symptomatische subklinische Verlaufsform der Zöliakie vor (siehe Kapitel 3.5 Klinische Symptomatik). Bei Diagnosestellung einer Zöliakie sind viele Patienten asymptomatisch, haben nur unspezifische Bauchbeschwerden oder die Zöliakie wurde bei sich gesund fühlenden Menschen im Rahmen von Screening-Untersuchungen festgestellt. Ein zunehmender Anteil dieser Patienten ist zum Zeitpunkt der Diagnosestellung übergewichtig [7–13].

Reilly et al. [14] untersuchten 142 Kinder mit neu festgestellter Zöliakie. Fast 19 % hatten bei Diagnosestellung einen erhöhten *body mass index* (BMI) (12,6 % ein Übergewicht und 6 % eine Adipositas), 74,5 % hatten einen normalen BMI. Der BMI von 75 % der Kinder mit erhöhtem BMI bei Diagnosestellung fiel unter einer glutenfreien Ernährung ab, während er bei Kindern mit normalem BMI unter glutenfreier Kost anstieg und 13 % der Kinder übergewichtig wurden. Brambilla et al. [15] verglichen 150 Kinder mit Zöliakie (Alter 2–16 Jahre) mit 288 alters- und geschlechtskontrollierten gesunden Kindern. Der BMI der Zöliakie-Kinder war signifikant niedriger als der der gesunden Kinder. Kinder mit Zöliakie waren seltener übergewichtig als gesunde Kontrollkinder (12 % vs. 23,3 %) und häufiger untergewichtig (16 % vs. 4,5 %). Unter einer über 4-jährigen glutenfreien Ernährung nahm die Zahl der untergewichtigen Zöliakie-Kinder von 27 auf 13 ab und die Zahl der übergewichtigen Kinder stieg geringfügig von 6 auf 9 an [15]. Auch einer aktuellen Studie mit 445 Kindern zufolge war der Anteil übergewichtiger Kinder bei Diagnosestellung mit 7,8 % eher gering und stieg unter glutenfreier Ernährung nicht nennenswert an (9,8 %) [16].

Im Vergleich zu Kindern mit Zöliakie sind erwachsene Zöliakie-Patienten häufiger übergewichtig. Dickey und Kearny [8] stellten bei ihren innerhalb von 10 Jahren diagnostizierten 371 Zöliakie-Patienten fest, dass 143 (39 %) bei Diagnosestellung übergewichtig waren, einschließlich 48, die einen BMI > 30 hatten. Nur 17 Patienten (5 %) hatten ein Untergewicht. Unter 2-jähriger glutenfreier Ernährung nahmen 81 % der Patienten zu, einschließlich 82 % der initial übergewichtigen Patienten. Ähnlich hoch war der Anteil der übergewichtigen Zöliakie-Patienten in der britischen Studie von Tucker et al. [12]. 83 der 127 Patienten (44 %) hatten zum Zeitpunkt der Diagnosestellung ein Übergewicht, davon 25 (13 %) einen BMI > 30. Nur 5 Patienten (3 %) hatten einen BMI von < 18,5 [12]. In der amerikanischen Studie von Kabbani et al. [11] waren von den 679 Zöliakie-Patienten bei Diagnosestellung 32 % übergewichtig oder adipös verglichen mit 59 % einer regionalen Kontrollpopulation. Unter glutenfreier Ernährung stieg der mittlere BMI geringfügig, aber signifikant von 24,0 auf 24,6 an. 15,8 % der Patienten, die vorher unter- oder normalgewichtig waren, wurden übergewichtig. Auch 22 % der übergewichtigen Zöliakie-Patienten nahmen unter glutenfreier Ernährung zu [11]. In der Studie von Cheng et al. [10] waren von den 369 Zöliakie-Patienten (67,2 % weiblich) zum Zeitpunkt der Diagnosestellung 17,3 % untergewichtig, 60,7 % normalgewichtig, 15,2 % übergewichtig und 6,8 % adipös. Faktoren, die mit einem niedrigen BMI assoziiert waren, waren weibliches Geschlecht, Durchfälle und ein Marsh-3b–3c-Stadium bei Diagnosestellung. Unter glutenfreier Ernährung über durchschnittlich 2,8 Jahre Nachbeobachtung nahmen 66 % der untergewichtigen Zöliakie-Patienten an Gewicht zu, während 54 % der übergewichtigen und 47 % der adipösen Patienten an Gewicht abnahmen. Einen ähnlichen Gewichtsverlauf beschrieben finnische Autoren bei ihren 698 Patienten [17]. Von den initial 4 % untergewichtigen Patienten nahmen 69 % unter der einjährigen glutenfreien Ernährung an Gewicht zu. Von den initial 28 % übergewichtigen und 11 % adipösen Patienten nahmen 18 % bzw 42 % an Gewicht ab, bei den übrigen Patienten blieb das Gewicht stabil. In einer kleineren italienischen Studie an 39 Zöliakie-Patienten nahm der BMI der 3 adipösen Patienten unter 2-jähriger glutenfreier Ernährung von 38,0 auf 35,0 ab, der BMI der 9 übergewichtigen blieb bei durchschnittlich 25,2 konstant, 1 Patient wurde normalgewichtig. Der BMI der 23 normalgewichtigen Patienten und 2 der 4 Patienten mit Untergewicht stieg im Mittel von 20,7 auf 22,5 an [18].

Zusammenfassend kann festgehalten werden, dass es bei Zöliakie-Patienten, die zum Zeitpunkt der Diagnosestellung der Zöliakie untergewichtig sind oder deren BMI (*body mass index*) im unteren Normbereich liegt, Wochen bis Monate nach

Tab. 4.6.2: Vermuteter pathogenetischer Zusammenhang zwischen Übergewicht und Zöliakie (modifiziert nach Diamanti et al. [13]).

Zeitpunkt der Diagnose/ Übergewicht bei Zöliakie-Patienten	vermuteter (pathogenetischer) Zusammenhang
Übergewicht bei Diagnosestellung der Zöliakie	– Kompensationshypothese: erhöhte Energieaufnahme bei nur geringer Mukosaschädigung im Duodenum und kompensatorisch überstark erhöhter Aufnahme im Ileum (Adaptation) – globaler Trend zu Übergewicht und Adipositas – Zöliakie-Diagnose nicht aufgrund klinischer Symptome, sondern durch Screening von Risikogruppen
Übergewicht unter glutenfreier Ernährung	– Kompensationshypothese: Normalisierung bzw. Erhöhung der Energiebilanz bei erhöhter Resorptionsoberfläche nach Normalisierung der Zottenatrophie unter glutenfreier Ernährung – schlechte geschmackliche Qualität glutenfreier Produkte mit konsekutiv erhöhter Zufuhr fetthaltiger Nahrungsmittel – erhöhter glykämischer Index glutenarmer Nahrungsmittel? – veränderte Sekretion von Sättigungshormonen?

Einführung einer glutenfreien Ernährung und allmählicher Rückbildung der partiellen oder totalen Zottenatrophie und Zunahme der Resorptionsoberfläche des Dünndarms zu einer Zunahme des Körpergewichts kommt. Bei einem großen Teil der übergewichtigen Zöliakie-Patienten kommt es unter einer glutenfreien Ernährung zu einer Gewichtsabnahme. Dies dürfte damit zusammenhängen, dass in einer qualifizierten ernährungsmedizinischen Beratung auf eine normale Energiezufuhr und eine ausgewogene Nährstoffzusammensetzung der glutenfreien Ernährung Wert gelegt wird, überwiegend naturbelassene glutenfreie Nahrungsmittel empfohlen werden und lebensmitteltechnologisch hergestellte glutenfreie Produkte (mit meist erhöhtem glykämischen Index und hohem Fettgehalt) weniger empfohlen werden. Da in den o. a. Studien Angaben fehlen, ob bei der glutenhaltigen Ernährung Hafer erlaubt war oder nicht, kann zum möglichen Benefit von Hafer bei der Kontrolle des Übergewichts [19,20] keine Stellung bezogen werden.

Diamanti et al. gehen in ihrer Übersichtsarbeit zu Zöliakie und Übergewicht bei Kindern [13] auf mögliche pathogenetische Zusammenhänge näher ein, auf die hier nur summarisch verwiesen werden kann (Tabelle 4.6.2).

Erhöht eine glutenfreie Ernährung langfristig das Risiko für ein metabolisches Syndrom oder eine koronare Herzkrankheit?

Bei erwachsenen Zöliakie-Patienten untersuchten Tortora et al. [21] den Einfluss einer einjährigen glutenfreien Ernährung auf kardiovaskuläre Risikofaktoren und Parameter eines metabolischen Syndroms. Von den 98 untersuchten Zöliakie-Patienten erfüllten 2 Patienten (2 %) bei Beginn der Studie die Kriterien eines metabolischen Syndroms und 29 Patienten (29,5 %) nach einjähriger glutenfreier Ernährung. Während die Lipidparameter unter glutenfreier Ernährung keine signifikanten Veränderungen aufwiesen, nahmen der Bauchumfang (waist circumference), BMI und Glucosespiegel leicht zu. 4 Patienten hatten zu Beginn der Studie einen erhöhten Blutdruck und 18 Patienten nach einjähriger glutenfreier Ernährung.

In einer prospektiven Kohortenstudie mit weiblichen Teilnehmern der *Nurses' Health Study* und männlichen der *Health-Professionals' Follow-up Study* sind Lebwohl et al. [22] der Frage nachgegangen, ob der Konsum von Getreidekörnern oder Gluten über einen Zeitraum von 26 Jahren einen Einfluss auf die Inzidenzrate an koronarer Herzkrankheit (KHK) hat. Im Vergleich zu Teilnehmern im niedrigsten Quintel der Glutenaufnahme, deren Inzidenzrate an koronarer Herzkrankheit 352 per 100.000 Personenjahre betrug, lag die Inzidenzrate bei Teilnehmern im höchsten Quintel der Glutenaufnahme bei 277 per 100.000 Personenjahre. Nach Adjustierung für bekannte koronare Risikofaktoren und Adjustierung für die Aufnahme von ganzen Getreidekörnern war die *hazard ratio* 1,0, d. h. es fand sich kein Unterschied. Die Autoren schlussfolgern, dass eine glutenfreie Ernährung über eine Reduktion der Aufnahme gesundheitsfördernder ganzer Getreidekörner das Risiko für kardiovaskuläre Erkrankungen erhöhen könnte. Sie halten eine Propagierung einer glutenfreien Ernährung für Personen, die nicht an einer Zöliakie leiden, für nicht gerechtfertigt. Eine regelmäßige Zufuhr ganzer Getreidekörner hat – einer aktuellen Metaanalyse prospektiver Studien zufolge [23] – einen protektiven Effekt hinsichtlich des Auftretens von Diabetes mellitus, kardiovaskulären Erkrankungen, Krebserkrankungen und der Gesamtmortalität – ein Aspekt, der bei langjähriger glutenfreier Ernährung eine Rolle spielen könnte.

Ist eine glutenfreie Ernährung bezüglich der Zufuhr von Vitaminen, Spurenelementen und Ballaststoffen langfristig adäquat?

Bei Diagnosestellung weisen 20–38 % der Patienten mit Zöliakie [24–27] einen Mangel an Kalorien- bzw. Proteinmangel [28], einen Mangel an Ballaststoffen [29–31], einen Mangel an Mineralien und Spurenelementen (Zink, Magnesium) [32–41] und einen Mangel an Vitaminen (Folsäure, Vitamin B12, Vitamin D) [26,33,38,42–44] auf. Eine Malabsorption von Eisen, Folsäure und Kalzium ist häufig, da diese Nährstoffe im bei Zöliakie überwiegend betroffenen proximalen Dünndarm resorbiert werden. Die Häufigkeit eines Eisenmangels bei Zöliakie-Patienten variiert von 12 % bis 69 % [42,43], mitunter ist ein rezidivierender Eisenmangel der einzige auffällige Laborbefund einer ansonsten nicht-symptomatischen Verlaufsform einer Zöliakie. Auch ein Kalziummangel und ein Vitamin-D-Mangel sind häufig und entweder auf eine Malabsorption oder eine reduzierte Aufnahme von Milch und Milchprodukten infolge sekundärer Laktoseintoleranz bei partieller oder totaler Zottenatrophie. Die Häufigkeit eines Vitamin-B12-Mangels wird in der Literatur mit 8 % bis 41 % [42,44] angegeben. Letztere Angabe ist insofern verwunderlich, da das terminale Ileum, wo Vitamin B12 resorbiert wird, nur in einem sehr geringen Prozentsatz der Zöliakie-Patienten von Schleimhautschädigungen oder einer partiellen Zottenatrophie betroffen ist. Das Ausmaß verschiedener Nährstoffmangelsituationen hängt vom Ausmaß der betroffenen Schleimhautfläche, von der Dauer der Schleimhautschädigungen und der Art der Ernährung des betreffenden Patienten ab.

Die meisten Nährstoffmängel bessern sich spontan, wenn sich die geschädigte Dünndarmschleimhaut unter glutenfreier Ernährung im Laufe von Monaten allmählich normalisiert hat [28,32,38]. Bei besonders ausgeprägten Mangelsituationen kann es jedoch in einzelnen Fällen sinnvoll sein, für 2–3 Monate Vitamin D und Kalzium, Kalium, Magnesium, Eisen und Folsäure zu substituieren [45]. Bei bis zu 40 % der Patienten findet sich ein Vitamin-B12-Mangel, der – nach Ausschluss eines Folsäuremangels – über 6 Monate substituiert werden sollte [26]. Bestand zum Zeitpunkt der Diagnosestellung eine partielle oder totale Zottenatrophie, liegt immer auch ein sekundärer Laktasemangel mit Laktoseintoleranz vor, entsprechend sollten zusätzlich zur glutenfreien Ernährung initial über 2–3 Monate auch Milch und Milchprodukte gemieden bzw. auf laktosefreie Milch und Milchprodukte (Minus-L-Käse) ausgewichen werden.

Einige Untersuchungen fanden bei Zöliakie-Patienten unter längerfristiger glutenfreier Ernährung keine Unterschiede in den Konzentrationen an Vitaminen und Spurenelementen gegenüber gesunden Kontrollen, andere fanden auch unter

Tab. 4.6.3: Nährstoffmangel bei Diagnosestellung und unter glutenfreier Ernährung (GFD).

bei Diagnose	unter GFD	GFD-Produkte	GFD Langzeittherapie
Kalorien / Protein			
Ballaststoffe	Ballaststoffe	Ballaststoffe	Ballaststoffe
Eisen	Eisen	Eisen	Eisen
Kalzium	Kalzium		
Vitamin D	Vitamin D		
Magnesium	Magnesium		
Zink			
Folsäure, Niacin	Folsäure, Niacin	Folsäure, Niacin	Folsäure, Niacin
Vitamin B-12	Vitamin B-12	Vitamin B-12	Vitamin B-12
Riboflavin	Riboflavin	Riboflavin	Riboflavin

Langzeittherapie mit glutenfreier Ernährung gewisse Unterschiede [31,38], insbesondere eine niedrigere Konzentrationen an Folsäure [38]. In der Langzeitbetreuung von Patienten mit Zöliakie werden daher jährliche Kontrollen zum Ausschluss von Mangelerscheinungen, Komplikationen oder erneuter Aktivität der Krankheit empfohlen [46,47]. Bei Versagen der glutenfreien Ernährung müssen die Adhärenz mit der Diät überprüft und Differenzialdiagnosen bzw. Komplikationen der Zöliakie ausgeschlossen werden (siehe 4.7 Auf eine gluteinfreie Ernährung nicht ansprechende Zöliakie).

Während noch vor 20–30 Jahren bei einer glutenfreien Ernährung überwiegend auf natürlicherweise glutenfreie Nahrungsmittel zurückgegriffen werden musste (siehe Kapitel 4 Glutenfreie Ernährung), sind in den letzten Jahren in westlichen Ländern zahlreiche lebensmitteltechnologisch hergestellte oder modifizierte Nahrungsmittel auf den Markt gekommen, die sich bei betroffenen Zöliakie-Patienten zwar zunehmender Beliebtheit erfreuen, von der ernährungsmedizinischen Qualität her jedoch z. T. kritisch gesehen werden müssen. Einige lebensmitteltechnologisch hergestellte glutenfreie Produkte weisen einen erhöhten Gehalt an Fett, Zucker oder Salz gegenüber ihren entsprechenden glutenhaltigen Produkten auf [48–51]. Mariani et al. [48] fanden, dass die Diät jugendlicher Zöliakie-Patienten einen hohen Protein- und Fettgehalt und einen niedrigen Gehalt an Ballaststoffen, Kohlenhydraten, Eisen und Kalzium aufwies. Auch Polito et al. [49] und Rea et al. [50] beschrieben einen zu hohen Gehalt an Kalorien, tierischem Eiweiß und Fett. Bei einem hohen Konsum prozessierter glutenfreier Nahrungsmittel wie Snacks und Biscuits [51] bestehe daher langfristig eine Risiko für Übergewicht, Diabetes und Herzkrankheiten.

Die generelle Empfehlung, auf eine normale Energiezufuhr und eine ausgewogene Nährstoffzusammensetzung der Ernährung Wert zu legen, überwiegend naturbelassene qualitativ hochwertige Nahrungsmittel zu sich zu nehmen und lebensmitteltechnologisch hergestellte oder stark modifizierte Nahrungsmittel zu meiden [52], gilt auch für eine glutenfreie Ernährung, auch wenn im Alltag berufstätiger Zöliakie-Patienten auf lebensmitteltechnologisch hergestellte glutenfreie Nahrungsmittel nicht komplett verzichtet werden kann.

Ist eine glutenfreie Ernährung in der Schwangerschaft problematisch?

Bezüglich Schwangerschaft und Zöliakie [53] ist es wichtig, ein paar Dinge auseinander zu halten. Zum einen scheinen – einigen Studien zufolge – Frauen mit unerklärlicher Unfruchtbarkeit eine im Verhältnis zur Gesamtbevölkerung höhere Zöliakie-Rate zu haben [54–56], in anderen Studien fand sich jedoch kein Unterschied in der Fruchtbarkeit gegenüber gesunden Frauen [57,58]. In der großen Studie von Zugna et al. [58] war allerdings die Fruchtbarkeit in den 2 Jahren vor Diagnosestellung der Zöliakie erniedrigt. Bei Unfruchtbarkeit ist ein serologisches Screening auf Zöliakie bei dem betroffenen Paar bei Mann und Frau ratsam, um eine bis dahin unerkannte Zöliakie sicher erkennen und entsprechend behandeln zu können. Bei Frauen ist erwiesen, dass eine Unfruchtbarkeit vor Diagnosestellung Zöliakie sich unter glutenfreier Ernährung wieder normalisiert [58]. In älteren Fallstudien fand sich zwar auch bei unfruchtbaren Männern mit Zöliakie eine Normalisierung der Fruchtbarkeit unter glutenfreier Ernährung [59], neuere epidemiologische Studien ergaben jedoch keine erhöhte Rate an Unfruchtbarkeit bei männlichen Zöliakie-Patienten [60].

Des weiteren kann eine Schwangerschaft eine bis dahin unerkannte Zöliakie ‚demaskieren', d. h. eine vorher ohne Symptome verlaufende Zöliakie kann z. B. über einen unklaren Eisenmangel oder eine Eisenmangelanämie, die nicht auf entsprechende Eisengaben anspricht, symptomatisch werden und zu weiteren Untersuchungen Anlass geben. Auch ein verspätetes Einsetzen der Regelblutung, eine reduzierte Fruchtbarkeit, eine erhöhte Zahl von Fehlgeburten oder intrauterine Wachstumsstörungen [61], starke Erschöpfungszustände oder anamnestische Angaben zu Verwandten mit bekannter Zöliakie können Hinweise auf eine zugrunde liegende Zöliakie sein. Wird bei einer schwangeren Frau eine Zöliakie festgestellt, stellt dies für die betroffene Frau eine erhebliche psychische Belastung dar. Zwar ist grundsätzlich eine Endoskopie auch in der Schwangerschaft möglich, auch wenn auf eine Sedierung im Rahmen der Gastroskopie und auf Gewebsentnahmen in der Schwangerschaft nach Möglichkeit verzichtet werden sollte. Sind die Gewebstransglutaminase-Antikörper stark erhöht und lässt sich bei der HLA-Bestimmung HLA-DQ2 oder HLA-DQ8 nachweisen, kann unter der hochgradigen Verdachtsdiagnose Zöliakie ein glutenfreie Ernährung begonnen werden und eine bioptische Sicherung der Diagnose auf einen Zeitpunkt nach der Entbindung verschoben werden. Wichtig sind zusätzliche Bestimmungen von Mineralien, Spurenelementen und Vitaminen, um eventuelle Mangelsituationen erkennen und korrigieren zu können [62]. Ein niedriger Folsäurespiegel in der Frühschwangerschaft kann ein erhöhtes Risiko für Neuralrohrdefekte bei schwangeren Frauen beinhalten und muss verhindert werden, um Fehlbildungen durch unvollständige Schließung des Neuralrohrs (spina bifida) zu vermeiden. Die ernährungsmedizinische Beratung und Betreuung erfordert zum einen eine schnelle Vermittlung von Kenntnissen zur glutenfreien Ernährung und eingehende Schulung zu Tipps im Alltag, zum andern eine gute Beratung zu diätetischen Möglichkeiten einer ausgeglichenen Nährstoffbilanz einschließlich eventueller diätetischer Korrektur / Vorbeugung von Mangelsituationen [62].

Ist eine Zöliakie bekannt und hält die Patientin konsequent eine glutenfreie Ernährung ein, sind vor Beginn einer Schwangerschaft und während der Schwangerschaft Untersuchungen zum Ausschluss einer Mangelsituation an Vitaminen oder Spurenelementen ratsam, um diese ggf. medikamentös und/oder diätetisch auszugleichen. Sofern vor Beginn der Schwangerschaft oder im weiteren Verlauf keine Mangelsituation eines Vitamins oder eines Spurenelements festgestellt wurde, ist eine Schwangerschaft ohne erhöhtes Risiko für Mutter oder Kind möglich. Die glutenfreie Ernährung muss während der Schwangerschaft und Entbindung konsequent beibehalten werden. Bei der Planung der Entbindung sollte frühzeitig geklärt werden, dass im gewünschten Krankenhaus eine glutenfreie Ernährung gewährleistet ist, sicherheitshalber sollten in den Koffer für den Krankenhausaufenthalt auch glutenfreie Snacks u. ä. eingepackt werden. Hilfreich kann auch sein, während der Schwangerschaft selbst zubereitete glutenfreie Mahlzeiten im Tiefkühlschrank einzufrieren, um nach der Entbindung und Entlassung aus dem Krankenhaus zuhause darauf zurückgreifen zu können [46].

Pädiatrische Fachgesellschaften und Zöliakie-Gesellschaften empfehlen, dass Mütter mit Zöliakie ihre Kinder bis zum 6. Lebensmonat stillen sollten. Bezüglich des Zeitpunkts der Einführung von glutenhaltigen Nahrungsmitteln in die Breikost des Kleinkinds wird auf die Diskussion des Themas in Kapitel 3.3 verwiesen.

Literatur

[1] Lieberei R, Reisdorff C. Nutzpflanzen. 8.Aufl. Stuttgart: Georg Thieme Verlag; 2012. Kapitel 4.1. Kohlenhydratliefernde Pflanzen. Seite 69–118.

[2] Thompson T, Dennis M, Higgins LA, Lee AR, Sharrett MK. Gluten-free diet survey: Are Americans with celiac disease consuming recommended amounts of fibre, iron, calcium and grain food? J. Hum. Nutr. Diet. 2005;18:163–169.

[3] Wild D, Robins GG, Burley VJ, Howdle PD. Evidence of high sugar intake and low fiber and mineral intake in the gluten-free diet. Aliment Pharmacol Ther. 2010;32:573–581.

[4] Penagini F, Dilillo D, Meneghin F, et al. Gluten-free diet in children: an approach to a nutritionally adequate and balanced diet. Nutrients. 2013;18;5(11):4553–4565.

[5] Dewar DH, Donnelly SC, McLaughlin SD, et al. Celiac disease: Management of persistent symptoms in patients on a gluten-free diet. World J Gastroenterol. 2012;18:1348–1356.

[6] Davis W. Wheat belly: lose the wheat, lose the weight and find your path back to health. New York: Rodale; 2011. Deutsch: Davis W. Weizenwampe – Warum Weizen dick und krank macht. München: Wilhelm Goldmann Verlag; 2013.

[7] Murray JA, Watson T, Clearman B, Mitros F. Effect of a gluten-free diet on gastrointestinal symptoms in celiac disease. Am J Clin Nutr. 2004;79:669–673.

[8] Dickey W, Kearney N. Overweight in celiac disease: Prevalence, clinical characteristics, and effect of a gluten-free diet. Am J Gastroenterol. 2006;101:2356–2359.
[9] Olén O, Montgomery SM, Marcus C, Ekbom A, Ludvigsson JF. Coeliac disease and body mass index: a study of two Swedish general population-based registers. Scand J Gastroenterol. 2009;44:1198–1206.
[10] Cheng J, Brar PS, Lee AR, Green PH. Body mass index in celiac disease: Beneficial effect of a gluten-free diet. J Clin Gastroenterol. 2010;44:267–271.
[11] Kabbani TA, Goldberg A, Kelly CP, et al. Body mass index and the risk of obesity in coeliac disease treated with the gluten-free diet. Aliment Pharmacol Ther. 2012;35:723–729.
[12] Tucker E, Rostami K, Prabhakaran S, Al Dulaimi D. Patients with celiac disease are increasingly overweight or obese on presentation. J Gastrointest Liver Dis. 2012;21:11–15.
[13] Diamanti A, Capriati T, Basso MS, et al. Celiac disease and overweight in children: an update. Nutrients. 2014;6:207–220.
[14] Reilly NR, Aguilar K, Hassid BG, et al. Celiac disease in normal-weight and overweight children: Clinical features and growth outcomes following a gluten-free diet. J. Pediatr. Gastroenterol. Nutr. 2011;53:528–531.
[15] Brambilla P, Picca M, Dilillo D, et al. Changes of body mass index in celiac children on a gluten-free diet. Nutr Metab Cardiovasc Dis. 2013;23:177–182.
[16] Capriati T, Francavilla R, Ferretti F, et al. The overweight: a rare presentation of celiac disease. European Journal of Clinical Nutrition. 2016;70:282–284.
[17] Ukkola A, Mäki M, Kurppa K, et al. Changes in body mass index on a gluten-free diet in coeliac disease: a nationwide study. Eur J Intern Med. 2012;23:384–388.
[18] Barone M, Della Valle N, Rosania R, et. al. a comparison of the nutritional status between adult celiac patients on a long-term, strictly gluten-free diet and healthy subjects. European Journal of Clinical Nutrition. 2016;70:23–27.
[19] Butt MS, Tahir-Nadeem M, Kashif Iqbal Khan M, Shabir R, Butt MS. Oat: unique among the cereals. Eur J Nutr. 2008;47:68–79.
[20] Sangwan S, Singh R, Tomar SK. Nutritional and functional properties of oats: An update Journal of Innovative Biology. 2014;1:003–014.
[21] Tortora R, Capone P, De Stefano G, et al. Metabolic syndrome in patients with coeliac disease on a gluten-free diet. Aliment Pharmacol Ther. 2015;41(4):352–359.
[22] Lebwohl B, Cao Y, Zong G, et al. Long term consumption in adults without celiac disease and risk of coronary heart disease. prospective cohort study. BMJ. 2017;357:j1892.
[23] Aune D, Keum N, Giovannucci E, et al. Whole grain consumption and risk of cardiovascular disease, cancer, and all cause and cause specific mortality: systematic review and dose-response metaanalysis of prospective studies. BMJ. 2016;353:i2716.
[24] Kemppainen T, Uusitupa M, Janatuinen E, Järvinen R, Julkunen R, Pikkarainen P. Intakes of nutrients and nutritional status in coeliac patients. Scand J Gastroenterol. 1995;30:575–579.
[25] Kinsey L, Burden ST, Bannerman E. a dietary survey to determine if patients with celiac disease are meeting current healthy eating quidelines and how their diet compares to that of British general population. Eur J Clin Nutr. 2008;62:1333–1342.
[26] Bode S, Gudmand-Hoyer E. Symptoms and haemotological features in consecutive adult coeliac patients. Scand J Gastroenterol. 1996;31:54–60.
[27] Kemppainen T. Oat meal as a component of a gluten-free diet, nutrient intakes, nutritional status and osteopenia in coeliac patients; Kuopio (Finnland): Kuopio University publications D, Medical Sciences; 1997. p. 188.
[28] Bardella MT, Fredella C, Prampolini L, et al. Body composition and dietary intakes in adult celiac disease patients consuming a strict gluten-free diet. Am J Clin Nutr. 2000;72:937–939.
[29] Thompson T. Folate, iron, and dietary fiber contents of the gluten free diet. J Am Dietetic Assoc. 2000;100:1389–1396.

[30] Thompson T. Thiamin, riboflavin, and niacin contents of the gluten-free diet: Is there cause for concern? J Am Dietetic Assoc. 1999;99:858–862.
[31] Thompson T, Dennis M, Higgins LA, Lee AR, Sharrett MK. Gluten-free diet survey: are Americans with coeliac disease consuming recommended amounts of fibre, iron, calcium and grain foods? J Hum Nutr Diet. 2005;18:163–169.
[32] Annibale B, Severi C, Chistolini A, et al. Efficacy of gluten-free diet alone on recovery from iron deficiency anemia in adult celiac patients. Am J Gastroenterol. 2001;96:132–137.
[33] Barton SH, Kelly DG, Murray JA. Nutritional deficiencies in celiac disease. Gastroenterol Clin North Am. 2007;36:93–108
[34] See J, Murray JA. Gluten-free diet: The medical and nutrition management of celiac disease. Nutr Clin Pract. 2006;21:1–15.
[35] Halfdanarson TR, Litzow MR, Murray JA. Hematological manifestations of celiac disease. Blood. 2006;109:412–421.
[36] Jameson S. Coeliac disease, insulin-like growth factor, bone mineral density, and zinc. Scand J Gastroenterol. 2000;35:894–896.
[37] Mautalen D, Gonzalez R, Mazure H, et al. Effect of treat-ment on bone mass, mineral metabolism, and body composition in untreated celiac disease patients. Am J Gastroenterol. 1997;92:313–318.
[38] Hallert C, Grant C, Grehn S, et al. Evidence of poor vitamin status in coeliac patients on a gluten-free diet for 10 years. Aliment Pharmacol Ther. 2002;16:1333–9.
[39] Farrell RJ, Kelly CP. Celiac sprue. N Engl J Med. 2002;346:180–188.
[40] Scott EM, Gaywood I, Scott BB. Guidelines for osteoporosis in celiac disease and inflammatory bowel disease: British Society of Gastroenterology. Gut. 2000;46:1–8.
[41] Rude RK, Olerich M. Magnesium deficiency: possible role in osteoporosis associated with gluten-sensitive enteropathy. Osteoporos Int. 1996;6:453–61.
[42] Halfdanarson TR, Litzow MR, Murray JA. Hematological manifestations of celiac disease. Blood. 2006;109:412–421.
[43] Tikkakoski S, Savilahti E, Kolho KL. Undiagnosed celiac disease and nutritional deficiencies in adults screened in primary health care. Scand J Gastroenterol. 2007;42:60–65.
[44] Dahele B, Ghosh S. Vitamin B12 deficiency in untreated celiac disease. Am J Gastroenterol. 2001;96:745–750.
[45] Pietzak MM. Dietary supplements in celiac disease. In: Rampertab SD, Mullin GE, eds. Celiac Disease. New York: Humana Press, Springer Science + Business Media; 2014. Chapter 11, pp. 137–159.
[46] Fasano A, Flaherty S. Gluten freedom. Turner Publishing, 2014. Deutsch: Die ganze Wahrheit über Gluten. München: Südwest-Verlag; 2015.
[47] Pietzak MM. Follow-up of patients with celiac disease: achieving compliance with treatment. Gastroenterology. 2005;128:S135– S141.
[48] Mariani P, Viti MG, Montuori M, et al. The gluten-free diet: a nutritional risk factor for adolescents with celiac disease? J Pediatr Gastroenterol Nutr. 1998;27:519–23.
[49] Polito C, Olivieri AC, Marchese L, et al. Weight overgrowth of coeliac children on gluten-free diet. Nutr Res. 1992;12:353–358.
[50] Rea F, Polito C, Marotta A, et al. Restoration of body composition in celiac children after one year of gluten-free diet. J Pediatr Gastroenterol Nutr. 1996;23:408–412.
[51] Caponio F, Summo C, Clodoveo ML, Pasqualone A. Evaluation of the nutritional quality of the lipid fraction of gluten-free biscuits. Euro Food Res Technol. 2008;223:135–139.
[52] Scrinis G. Nutritionism – The Science and Politics of dietary advice. New York: Columbia University Press; 2013.
[53] Hancock R, Koren G. Celiac disease during pregnancy. Can Fam Physician. 2004;50:1361–1363.

[54] Choi JM, Lebwohl B, Wang J, et al. Increased prevalence of celiac disease in patients with unexplained infertility in the United States: a prospective study. J Reprod Med. 2011;56:199–203.
[55] Lasa JS, Zubiaurre I, Soifer LO. Risk of infertility in patients with celiac disease: a meta-analysis of observational studies. Arg Gastroenterol. 2014;51:144–150.
[56] Kumar A, Meena M, Begum N, et al. Latent celiac disease in reproductive perfomance of women. Fertil Steril. 2011;95:922–927.
[57] Tata LJ, Card TR, Logan RFA, et al. Fertility and pregnancy-related events in women with celiac disease: a population-based cohort study. Gastroenterology. 2005;128:849–55.
[58] Zugna D, Richiardi L, Akre O, Stephansson O, Ludvigsson JF. a nationwide population-based to determine whether coeliac disease is associated with infertility. Gut. 2010;59:1471–1475.
[59] Baker PG, Read AE. Reversible infertility in male coeliac patients. Br Med J 1975;(5966):316–7.
[60] Zugna D, Richiardi L, Akre O, Stephansson O, Ludvigsson JF. Celiac disease is not a risk factor for infertility in men. Fertil Steril. 2011;95:1709–13.e1–3.
[61] Gasbarrini A, Torre ES, Trivellini C, et al. Recurrent spontaneous abortion and intrauterine fetal growth retardation as symptoms of coeliac disease. Lancet. 2000;356:399–400.
[62] Saturni L, Ferretti G, Bacchetti T. The gluten-free diet: safety and nutritional quality. Nutrients. 2010;2:16–34;

4.7 Auf eine glutenfreie Ernährung nicht ansprechende Zöliakie

Wie schnell bessern sich gastrointestinale Symptome unter einer glutenfreien Ernährung?

Zöliakie-Patienten mit klassischer Verlaufsform einer Zöliakie haben zahlreiche gastrointestinale Symptome wie Blähungen, Bauchschmerzen, Übelkeit, Sodbrennen, Bauchkrämpfe, Durchfälle und übelriechende Stühle, die sich unter glutenfreier Ernährung schon nach Tagen bessern können und oft nach 2–4 Wochen normalisiert sind [1–10]. Meist kommt es bei Patienten, die an Gewicht abgenommen hatten oder zum Zeitpunkt der Diagnosestellung untergewichtig waren, innerhalb von 4 Wochen zu einer Gewichtszunahme von 3–5 kg, die im weiteren Verlauf zwar noch leicht zunehmen kann, sich aber dann stabilisiert.

Viele Patienten mit subklinischer Verlaufsform einer Zöliakie, die bei Diagnosestellung nicht über gastrointestinale Beschwerden klagten, stellen Wochen nach Beginn einer glutenfreien Ernährung fest, dass es ihnen vom Allgemeinbefinden, von Stimmung und ‚Drive', vom Bauchgefühl und vom Stuhlgang her besser geht, und dass früher als normal angesehene Blähungen, breiige Stühle oder Sodbrennen unter glutenfreier Ernährung gebessert sind und die Lethargie verschwunden ist.

Was versteht man unter einer auf eine glutenfreie Ernährung nicht ansprechenden Zöliakie (*non-responsive celiac disease*)?

Die Mehrzahl der Zöliakie-Patienten spricht nach Umstellung auf eine glutenfreie Ernährung relativ schnell mit einer Besserung der Symptome an (s. o.). Das Ansprechen auf eine glutenfreie Ernährung gilt als eines von 5 Kriterien zur Definition einer Zöliakie [10].

Als *non-responsive celiac disease* (NRCD) wird das Weiterbestehen von Symptomen (einschließlich Lethargie, Bauchschmerzen und Durchfall) verstanden bei Patienten, bei denen eine Zöliakie diagnostiziert wurde und die ihre Ernährung auf eine glutenfreie Ernährung umgestellt haben. Der Begriff *non-responsive celiac disease* (NRCD), d. h. auf eine glutenfreie Ernährung nicht ansprechende Zöliakie, ist eine klinische Beschreibung für das Ausbleiben einer erwarteten Besserung. Auch wenn es keine epidemiologischen Daten zur Häufigkeit einer auf eine glutenfreie Ernährung nicht ansprechenden Zöliakie gibt, kommt sie eigenen Erfahrungen und Literaturangaben zufolge gar nicht so selten vor [11–14]. Einzelne Studien haben sich mit möglichen Ursachen und weiterem Procedere beschäftigt [15,16].

Aus histologischen Untersuchungen ist bekannt, dass die Ausheilung der geschädigten Schleimhaut bei Zöliakie-Patienten Zeit braucht und dass auch nach einjähriger glutenfreier Ernährung in 30 % der Fälle eine inkomplette Heilung mit weiterbestehender milder Enteropathie (Marsh-Läsion Typ 1–2) oder partieller Zottenatrophie (Marsh-Läsion Typ 3a) vorliegt [17]. Die häufigsten Ursachen für eine auf eine glutenfreie Ernährung nicht ansprechende Zöliakie sind Diätfehler [15,16] aufgrund unzureichender Kenntnisse hinsichtlich einer glutenfreien Ernährung und/oder Schwierigkeiten bei der Umsetzung der Diätkenntnisse in die tägliche Praxis. Der Lernprozess bezüglich der Kenntnisse zu glutenfreien Nahrungsmitteln und versteckten Quellen von Gluten incl. der Umsetzung einer glutenfreien Ernährung im Alltag, im Berufsleben und auf Reisen braucht Zeit, Rückschläge gehören dazu. Die Lernkurven verlaufen je nach Motivation und je nach ernährungsmedizinischen und küchentechnischen Kenntnissen unterschiedlich schnell.

Was sind mögliche Ursachen für ein Nichtansprechen auf eine glutenfreie Ernährung?

Auch wenn Diätfehler die häufigste Ursache für ein Nichtansprechen auf eine glutenfreie Ernährung darstellen, müssen differenzialdiagnostisch andere, bisher übersehene zusätzliche Erkrankungen (Komorbiditäten) und andere – als Zöliakie fehlinterpretierte – Krankheiten durch ergänzende Untersuchungen ausgeschlossen werden. Insbesondere muss auch ein Übergang der Zöliakie in eine refraktäre Zöliakie (RCD) erwogen und ggf. durch erneute Biopsien und histologische Untersuchungen ausgeschlossen werden (siehe Kapitel 3.11 Komplikationen / refraktäre Zöliakie). Tabelle 4.7.1 stellt die Ergebnisse aus der Studie von Dewar et al. [16] zu Ursachen persistierender Symptome bei Patienten unter glutenfreier Ernährung dar.

Was tun bei Nichtansprechen auf eine glutenfreie Ernährung?

Da in der Mehrzahl der Fälle Diätfehler die Ursache für ein Nichtansprechen auf eine glutenfreie Ernähung darstellen, ist eine erneute diätetische Beratung durch eine(n) erfahrene(n) Ernährungsberater(in) erforderlich. Hierbei müssen die Kenntnisse zu glutenfreien Nahrungsmitteln vertieft und die Erkennung von verstecktem

Tab. 4.7.1: Ursachen einer auf eine glutenfreie Ernährung nicht ansprechenden Zöliakie bei 112 Patienten (aus Dewar et al. [16]).

Diagnose	Zahl
Diätfehler	45
mikroskopische Kolitis	11
bakterielle Überwucherung	9
Laktoseintoleranz	7
entzündliche Kolitis	7
Reizdarmsyndrom	10
Refraktäre Zöliakie (RCD)	9
RCD Typ I	2
RCD Typ II	7
Anorexia nervosa	2
Pankreasinsuffizienz	2
Divertikelkrankheit des Darms	2
Medikamenten-bedingte Durchfälle	2
HIV	1
Darmkrebs	1
anorektale Dysfunktion	1
nicht zutreffende Zöliakie-Diagnose	12

Tab. 4.7.2: Mögliche Ursachen eines Nichtansprechens auf eine glutenfreie Ernährung und weiteres Procedere.

mögliche Ursache	weiteres Procedere
keine oder unzureichende Einhaltung einer glutenfreien Diät	eingehende Ernährungsberatung und Klärung, ob weiterhin Spuren von Gluten in der Ernährung Schulung des Patienten zur glutenfreien Diät
begleitende zusätzliche Erkrankung	DD mikrosopische Kolitis DD Laktoseintoleranz, Fruktosemalabsorption DD Reizmagen/Reizdarm DD exokrine Pankreasinsuffizienz, Pankreatitis DD bakterielle Überwucherung DD Nahrungsmittelallergie
Zöliakie-Komplikationen: refraktäre Zöliakie, Dünndarm-Lymphom, Malignom	Diagnostik mit Doppelballon-Enteroskopie + PE; Dünndarm-MRT; CT oder MRT des Abdomens bei refraktärer Zöliakie: immunsuppressive Therapie, Antikörper gegen IL-15, u. a. m.
Diagnose nicht korrekt	Überprüfung der Diagnose, ggf. erneute Histologie, HLA-DQ2 und -DQ8-Bestimmung Differenzialdiagnosen überprüfen

Gluten und die Umsetzung der Maßnahmen in den Alltag geschult werden (siehe oben unter 4.3 Beratung zu einer glutenfreien Ernährung). Bei Patienten, die scheinbar auf eine glutenfreie Ernährung nicht ansprechen, liegt oft eine besondere Empfindlicheit auf Gluten vor, die Anlass sein kann, für 3 Monate eine besonders strenge glutenfreie Ernährung, in den ersten 4 Wochen inklusive zusätzlicher laktosefreier Ernährung (‚Fasano-Diät' [18]) zu praktizieren. In 70–80 % der Fälle kommt es hierunter zu einer allmählichen Besserung [18,19].

Sind klinischer Gesamtzustand zu schlecht und der Leidensdruck des Patienten zu hoch oder bestehen Zweifel an der Diagnose oder Verdachtsmomente auf zusätzliche Erkrankungen, sind – in Abhängigkeit vom individuellen Fall – weitergehende Untersuchungen ratsam. Diese können initial nicht-invasive Atemtests zum Ausschluss/Nachweis einer zusätzlichen Laktoseintoleranz oder Fruktosemalabsorption beinhalten und/oder eine Koloskopie zum Ausschluss/Nachweis einer (häufig mit einer Zöliakie assoziierten) mikroskopischen Kolitis oder entzündlicher Darmerkrankungen (siehe Kapitel 3.5 und 3.6). Ferner muss eine mögliche bakterielle Überwucherung des Dünndarms mit entsprechender Diagnostik [20] objektiviert und ggf. antibiotisch therapiert werden [21]. Differenzialdiagnostisch ist auch an eine zusätzlich bestehende exokrine Pankreasinsuffizienz zu denken [22]. Bei Malabsorptionssymptomatik und Gewichtsverlust muss zum Ausschluss/Nachweis einer refraktären Zöliakie eine Ösophagogastroduodenoskopie mit erneuten Biopsieentnahmen und/oder eine Kapselendoskopie oder Doppelballonendoskopie durchgeführt werden (siehe Kapitel 3.8 Endoskopisch-bioptische Diagnostik).

Tabelle 4.7.2 fasst differenzialdiagnostische Überlegungen und weiteres Procedere bei Nichtansprechen auf eine glutenfreie Ernährung zusammen. Auf häufige weiterbestehende oder nach initialer Besserung wieder auftretende Symptome wird weiter unten eingegangen.

Weiterbestehende oder wieder neu auftretende Blähungen und Bauchschmerzen unter glutenfreier Ernährung

Zum Zeitpunkt der Diagnosestellung einer Zöliakie sind Blähungen meist auf eine sekundäre Laktoseintoleranz infolge partieller oder totaler Zottenatrophie zurückzuführen. Bei klassischer Verlaufsform einer Zöliakie mit Durchfällen, Malabsoption und Gewichtsabnahme kann auch eine begleitende exokrine Pankreasinsuffizienz Mitursache eines Blähbauchs sein [22]. Bei Vorliegen typischer Fettstühle und starker Gewichtsabnahme können initial zusätzlich zur glutenfreien Ernährung eine fettmodifizierte Kost (reich an mittelkettigen Triglyceriden / MCT) und eine Substitution von Pankreasenzymen erforderlich sein. Ist die Gewichtsabnahme gering und beruht die Verdachtsdiagnose exokrine Pankreasinsuffizienz auf einem erniedrigten Wert der Pankreaselastase im Stuhl, muss differenzialdiagnostisch an ein falsch negatives Untersuchungsergebnis infolge Verdünnungseffekt durch breiig-wässrige Stühle gedacht werden. Mit Normalisierung von Stuhlkonsistenz und

Stuhlfrequenz unter glutenfreier Ernährung ist die Pankreaselastase im Stuhl meist normal, eine fettmodifizierte Kost ist nicht erforderlich.

Klagt ein Zöliakie-Patient nach gebessertem Allgemeinbefinden, Normalisierung von Stuhlkonsistenz und ggf. leichter Gewichtszunahme unter 3–6-monatiger glutenfreier Ernährung über intermittierende Blähungen kombiniert mit weicheren Stühlen sind meist unbeabsichtige Diätfehler infolge mangelnder Kenntnisse zur glutenfreien Ernährung oder nicht vermeidbare Diätfehler infolge fehlender Verfügbarkeit glutenfreier Nahrungsmittel z. B. auf Reisen oder bewusste, aber für nicht gravierend gehaltene Diätfehler (z. B. gelegentliches Glas Bier) die Ursache [15,16] und sollten Anlass für eine erneute diätetische Beratung sein. Schulung und Erwerb von Kenntnissen zu einer glutenfreien Ernährung und die Umsetzung in die tägliche Praxis sind ein Lernprozess, der Zeit benötigt und bei dem Rückschläge dazu gehören. In einer verständnisvollen, erneuten ernährungsmedizinischen Beratung müssen die Kenntnisse bezüglich glutenfreier Nahrungsmittel vertieft, die Probleme bei der Umsetzung im Alltag besprochen und die Motivation des Patienten zur Adhärenz mit der glutenfreien Ernährung gestärkt werden.

Klagt ein gut geschulter Zöliakie-Patient nach anfänglicher Besserung des Allgemeinbefindens und der Bauchbeschwerden, Normalisierung der Stuhlkonsistenz und leichter Gewichtszunahme unter 3–6-monatiger glutenfreier Ernährung über anhaltende starke Blähungen und intermittierende Stuhlveränderungen, sollte – vor allem, wenn bei Diagnosestellung der Zöliakie eine totale Zottenatrophie vorlag – an eine weiterbestehende sekundäre Laktoseintoleranz oder nach über 6-monatiger glutenfreier Ernährung auch an einen zusätzlich zur Zöliakie bestehenden Laktasemangel gedacht werden, eine entsprechende Diagnostik durchgeführt und bei Bestätigung zusätzlich zur glutenfreien Ernährung eine laktosearme Ernährung (mit oder ohne Einnahme von Laktase-haltigen Enzympräparaten) praktiziert werden [23].

Neben Diätfehlern können auch Folgen der Ernährungsumstellung auf eine glutenfreie Ernährung Ursache für persistierende oder neu auftretende Blähungen unter glutenfreier Ernährung sein. So kann z. B. der Wegfall ballaststoffreicher Getreideprodukte aus Weizen, Roggen und Gerste und die kompensatorische Mehraufnahme von Früchten und Obst zu einer vermehrten Zufuhr FODMAP-reicher Nahrungsmittel (FODMAP = fermentierbare Oligo-, Di-, Monosaccharide und Polyole) führen, die durch das intestinale Mikrobiom zu Kohlendioxid und Methan vergärt werden und Blähungen, Rumoren, Flatulenz und breiige Stühle verursachen können. Ein Ersatz FODMAP-reicher Nahrungsmittel durch FODMAP-arme Nahrungsmittel kann die Beschwerdesymptomatik bessern [24–27].

Bei jugendlichen Zöliakie-Patienten oder Erwachsenen mit Zöliakie kann der Verzicht auf aus Weizen oder Gerste gebrautem Bier und der Ersatz durch vermehrten Konsum von Obstsäften oder light-Getränken zu einem Überschreiten der intestinalen Resorptionskapaztät für Fruktose und zum Auftreten einer Fruktosemalabsorption oder infolge des erhöhten Sorbitgehalts von light-Produkten zu einer

Sorbitintoleranz führen. Durch entsprechende H2-Atemtests kann die Verdachtsdiagnose gesichert und eine gezielte Beratung zu einer fruktosearmen und/oder sorbitarmen Ernährung durchgeführt werden [27].

Differenzialdiagnostisch sind entzündliche Darmerkrankungen auszuschließen. Durch eine Koloskopie sollten geklärt werden, ob zusätzlich zur Zöliakie eine chronisch-entzündliche Darmerkrankung [28,29] oder eine mikroskopische Kolitis [30,31] besteht, die entsprechende medikamentöse Behandlungen erfordern. Trotz glutenfreier Ernährung persistierende oder nach initialer Besserung wiederauftretende Bauchbeschwerden mit Verstopfungstendenz lassen neben einer Reduktion der Zufuhr von Ballaststoffen (siehe 4.6 Nebenwirkungen einer glutenfreien Ernährung) auch an ein gleichzeitig bestehendes Reizdarmsyndrom denken [32]. Neben einer Reduktion FODMAP-reicher Nahrungsmittel [24–27] kann auch ein gezieltes Weglassen unverträglicher Nahrungsmittel [33–36] hilfreich sein.

Literatur

[1] Chiarioni G, Bassotti G, Germani U, et al. Gluten-free diet normalizes mouth-to-cecum transit of a caloric meal in adult patients with celiac disease. Dig Dis Sci. 1997;42:2100–2105.

[2] Fine KD, Meyer RL, Lee EL. The prevalence and causes of chronic diarrhea in patients with celiac sprue treated with a gluten-free diet. Gastroenterology. 1997;122:1830–1838.

[3] Benini L, Sembenini C, Salandini L, et al. Gastric emptying of realistic meals with and without gluten in patients with celiac disease. Effect of jejunal mucosal recovery. Scand J Gastroenterol. 2001;36:1044–1048.

[4] Cuomo A, Romano M, Rocco A, et al. Reflux oesophagitis in adult coeliac disease: beneficial effect of a gluten free diet. Gut. 2003;52:514–517.

[5] Midhagen G, Hallert C. High rate of gastrointestinal symptoms in celiac patients living on a gluten-free diet: controlled study. Am J Gastroenterol. 2003;98:2023–2026.

[6] Tursi A, Brandimarte G, Giorgetti G. High prevalence od small intestinal bacterial overgrowth in celiac patients with persistence of gastrointestinal symptoms after gluten withdrawal. Am J Gastroenterol. 2003;98:839–843.

[7] Murray JA, Watson T, Clearman B, Mitros F. Effect of a gluten-free diet on gastrointestinal symptoms in celiac disease. Am J Clin Nutr. 2004;79:669–673.

[8] Hopper AD, Leeds JS, Hurlstone DP, et al. Are lower gastrointestinal investigations necessary in patients with coeliac disease? Eur J Gastroenterol Hepatol. 2005;17:617–621.

[9] Viljamaa M, Collin P, Huhtala H, et al. Is coeliac disease screening in risk groups justified? A fourteen-year follow-up with special focus on compliance and quality of life. Aliment Pharmacol Ther. 2005;22:317–324.

[10] Catassi C, Fasano A. Celiac disease diagnosis: simple rules are better than complicated algorithms. Am J Med. 2010;123:691–693.

[11] Cooke WT, Holmes GK. "Non-responsive" coeliac disease. Br Med J. 1977;1:1415

[12] O'Mahony S, Howdle PD, Losowsky MS. Review article: management of patients with non-responsive coeliac disease. Aliment Pharmacol Ther. 1996;10:671–680

[13] Schuppan D, Kelly CP, Krauss N. Monitoring non-responsive patients with celiac disease. Gastrointest Endosc Clin N Am. 2006;16:593–603

[14] Rubio-Tapia A, Murray JA. Classification and management of refractory coeliac disease. Gut. 2010;59:547–557

[15] Abdulkarim AS, Burgart LJ, See J, Murray JA. Etiology of nonresponsive celiac disease: results of a systematic approach. Am J Gastroenterol. 2002;97:2016–2021
[16] Dewar DH, Donnelly SC, McLaughlin SD, et al. Celiac disease: Management of persistent symptoms in patients on a gluten-free diet. World J Gastroenterol. 2012;18:1348–1356.
[17] Wahab PJ, Meijer JW, Mulder CJ. Histologic follow-up of people with celiac disease on a gluten-free diet: slow and incomplete recovery. Am J Clin Pathol. 2002;118:459–463
[18] Fasano A, Flaherty S. Gluten freedom. Turner Publishing, 2014. Deutsch: Die ganze Wahrheit über Gluten. München: Südwest-Verlag; 2015.
[19] Cellier C, Delabesse E, Helmer C, et al. Refractory sprue, coeliac disease, and enteropathy-associated T-cell lymphoma. French Coeliac Disease Study Group. Lancet. 2000;356:203–208.
[20] Rubio-Tapia A, Barton SH, Rosenblatt JE, Murray JA. Prevalence of small intestine bacterial overgrowth diagnosed by quantitative culture of intestinal aspirate in celiac disease: J Clin Gastroenterol. 2009;43(2):157–161.
[21] Maneerattanaporn M, Chey WD. Small intestinal bacterial overgrowth. In: Talley NJ, Kane SV, Wallace MB, eds. Practical Gastroenterology and Hepatology. Small and Large Intestine and Pancreas. Chichester, West Sussex: Wiley-Blackwell; 2010: 244–251.
[22] Regan PT, DiMagno EP. Exocrine pancreatic insufficiency in celiac sprue: a cause of treatment failure. Gastroenterology. 1980;78:484–487.
[23] Leiß O. Diätetische Therapie bei Kohlenhydratmalabsorption und Laktoseintoleranz. Aktuel. Ernähr. Med. 2005;30:75–87.
[24] Shepherd SJ, Gibson PR. Fructose malabsorption and symptoms of irritable bowel syndrome: guidelines for effective dietary management. J Am Diet Assoc. 2006;106:1631–1639.
[25] Gibson P, Shepherd SJ. Evidence-based dietary management of functional gastrointestinal symptoms: The FODMAP approach. J Gastroenterol Hepatol. 2010;25:252–258.
[26] Halmos EP, Power VA, Shepherd SJ, Gibsen PR, Muir JG. A diet low in FODMAPs reduces symptoms of irritable bowel syndrome. Gastroenterology. 2014:146:67–75
[27] Leiß O. FODMAPs, Flatulenz und funktionelle Darmerkrankungen. Verdauungskrankheiten. 2014;32(3):115–126.
[28] Yang A, Chen Y, Scherl E, et al. Inflammatory bowel disease in patients with celiac disease. Inflamm Bowel Dis. 2005;11:528–532.
[29] Tursi A, Giorgetti GM, Brandimarte G, Elisei W. High prevalence of celiac disease among patients affected by Crohn's disease. Inflamm Bowel Dis. 2005;11:662–666.
[30] Stewart M, Andrews CN, Urbanski S, Beck PL, Storr M. The association of coeliac disease and microscopic colitis: a large population-based study. Aliment Pharmacol Ther. 2011;33:1340–1349.
[31] Bouma G, Münch A. Microscopic colitis. Dig Dis. 2015;33:208–214.
[32] Sanders DS, Carter MJ, Hurlstone DP, et al. Association of adult coeliac disease with irritable bowel syndrome: a case-control study in patients fulfilling ROME II criteria referred to secondary care. Lancet. 2001;358:1504–1508
[33] Monsbakken KW, Vandvik PO, Farup PG. Perceived food intolerance in subjects with irritable bowel syndrome – etiology, prevalence and consequences. Eur J Clin Nutr. 2006;60:667–672.
[34] El-Salhy M, Ostgaard H, Gundersen D, Hatlebakk JG, Hausken T. The role of diet in the pathogenesis and management of irritable bowel syndrome (Review). Int J Mol Med. 2012;29:723–731.
[35] Leiß O. Fiber, Food Intolerances, FODMAPs, Gluten und funktionelle Darmerkrankungen – Update 2014. Z Gastroenterol. 2014;52:1277–1298.
[36] El-Salhy M, Gundersen D. Diet in irritable bowel syndrome. Nutrition Journal. 2015;14:36

4.8 Zukünftige Therapieoptionen

Das lebenslange Meiden glutenhaltiger Nahrungsmittel stellt unverändert die entscheidende Therapiemaßnahme in der Behandlung von Zöliakie-Patienten dar. Infolge der Schwierigkeiten und Probleme mit der Einhaltung einer glutenfreien Ernährung, infolge Nebenwirkungen wie Obstipationsneigung und aufgrund der zusätzlichen Kosten, die mit der Einhaltung einer glutenfreien Ernährung einhergehen, sowie aufgrund der Tatsache, dass manche Zöliakie-Patienten bereits auf kleinste Mengen von Gluten reagieren, die auch bei gewissenhaftem Einhalten einer glutenfreien Ernährung nicht immer vermeidbar sind [1], besteht Interesse an neuen Therapieoptionen.

Aufgrund der derzeitigen Kenntnisse zur Pathophysiologie (siehe Kapitel 3.4) zeichnen sich folgende Ansatzpunkte für zukünftige Therapien ab [2–6]:

1. Reduktion des Glutengehalts der Nahrung
   a) durch Auswahl glutenarmer Getreidesorten [7] wie z. B. tetraploider Weizensorten (z. B. Emmer, Kamut) oder der Hirseart Teff. (Langfristig: Züchtung von prolaminarmen Getreidearten),
   b) durch Einnahme von vorbehandeltem und modifiziertem Gluten.
2. Abbau von Gliadin-Peptiden zu Aminosäuren durch Einnahme von Enzympräparaten aus Endopeptidasen und Glutenasen.
3. Modifikation des intestinalen Mikrobioms.
4. Verminderte Aufnahme von Gliadin-Peptiden im Dünndarm durch
   a) Komplexbildung mit gleichzeitig eingenommenen Antikörpern gegen Gliadin-Peptide;
   b) Hemmung der intestinalen Permeabilität durch Modifikation der Konsistenz des Schleims;
   c) Hemmung der intestinalen Permeabilität durch Blockade der parazellulären Aufnahme via *tight junctions*.
5. Blockade der Gewebstransglutaminase und Verhinderung der Steigerung der Immunogenität von Gliadin-Peptiden.
6. Verhinderung der Bindung von Gliadin-Peptiden an HLA-Epitope von Antigenpräsentierenden T-Zellen.
7. Blockierung proentzündlicher Zytokine durch entsprechende Antikörper.
8. Therapie mit Antikörpern gegen Adhäsionsmoleküle.
9. Erzeugung einer Glutentoleranz durch Impfung.

Sind andere Getreidearten eine Zukunftsoption?

Die Arbeitsgruppe um Koning in Leiden, Holland, hat verschiedene diploide, tetraploide und hexaploide Weizenarten hinsichtlich ihres Gehalts an toxischen Gluten-Peptiden analysiert [7] und eine beträchtliche Variation festgestellt. Die Autoren hoffen, durch Selektion und Züchtung von Weizensorten mit geringem Gehalt an toxischen Glutenpeptiden künftig Weizensorten entwickeln zu können, die von Patienten mit Zöliakie verzehrt werden können. Eine in Äthiopien vorkommende Hirseart, Teff, scheint hierfür geeignet sein [8], wird inzwischen z. B. in den Broschüren der Deutschen Zöliakie-Gesellschaft empfohlen und ist in Reformhäusern und Internet-Shops zu glutenfreien Nahrungsmitteln erhältlich.

Verzehr von Gluten mit niedrigerer Immunogenität

Wie erwähnt konnten in aufwendigen biochemischen Untersuchungen Weizensorten und andere Getreidesorten mit niedrigem Gehalt an Gluten charakterisiert werden [7,8]. So wurden unter den hexaploiden Weizensorten, die wegen ihrer besonders guten Backeigenschaften präferiert werden, 2 Sorten mit geringerer Toxizität charakterisiert, eine mit einem alpha- und beta-Gliadin, eine andere mit einem alpha-, beta-, gamma- und omega-Gliadin [9]. Das besonders immunogene 33mer Gliadin-Bruchstück aus alpha-Gliadin aus hexaploidem Weizen fehlt bei der diploiden Weizensorte Einkorn (Triticum monoccum) (Gen AA) und beim tetraploiden Triticum turgicum (Gen AABB) [10].

Einnahme von vorbehandeltem und modifiziertem Gluten

Fügt man dem Sauerteig aus Weizen, Roggen oder Gerste zur Fermentierung bestimmte Lactobazillen hinzu, können Gluten-Peptide hydrolisiert und die Immunogenität verbleibender Gluten-Peptide verringert werden. Allerdings ist eine verlängerte Gärungszeit erforderlich und die Backeigenschaften des so vorbehandelten Teigs verschlechtern sich.

Durch gentechnische Manipulation wie z. B. Entfernung des Gens für alpha-Gliadin aus Triticum aestivum (Gene AABBDD), das sich auf Chromosom 6 mit den D-Allelen befindet, kann ebenfalls eine Reduktion immunogener T-Zellen stimulierender Epitope erreicht werden [11]. Auch durch gentechnische Modifikation der Aminosäuresequenz von alpha-2-Gliadin (z. B. Ersatz der Aminosäure Prolin durch die Aminosäure Alanin) konnte die Stimulierbarkeit von T-Zellen eliminiert werden [12].

Die einfachste Methode zur Beseitigung immunogener Gluten-Peptide aus Weizen, Roggen oder Gerste ist der Abbau durch die Getreide-spezifischen Endopeptidasen im Rahmen der Keimung [13]. Hierbei werden die stickstoffhaltigen Speichereiweiße (Prolamine) vom keimenden Getreidekorn zu Aminosäuren abgebaut und beim Keimen der Sprossen in neugebildete Eiweiße eingebaut. Ca 2–3 cm lange Sprossen von Weizen-, Roggen- oder Gerstenkörnern sind daher glutenfrei und können von Zöliakie-Patienten z. B. als Bestandteile eines Salats gegessen werden.

Gluten-Abbau durch gleichzeitige Einnahme von Endopeptidasen

Peptide, die die Aminosäuresequenzen Prolin, Glutamin und Phenylalanin enthalten, können von den menschlichen Verdauungsenzymen nicht abgebaut werden [14], sodass niedermolekulare Gluten-Peptide, Eiweißbruchstücke bestehend aus

10–33 Aminosäuren, insbesondere aus der Gliadinfraktion der Speichereiweiße (Prolamine), übrig bleiben und bei genetisch prädisponierten Patienten (HLA-DQ2- oder DQ8-positiv) als körperfremde Substanzen erkannt werden und eine immunologische Reaktion auslösen.

Zahlreiche Mikroorganismen können Propyl-Endopepdidasen (PEP) enthalten, die Verknüpfungen anderer Aminosäuren mit Prolin spalten können [15–19]. Die resultierenden kleineren Tri- oder Dipeptide können von den membranständigen Enzymen der Dünndarmzotten weiter in Aminosäuren gespalten und resorbiert werden. In in-vitro-Studien wurde eine dreistündige Inkubation mit PEP benötigt, um Gluten-Peptide so weitgehend abzubauen, dass von den verbliebenen Gluten-Peptidresten keine immunogenen Reaktionen ausgelöst wurden. Aufgrund der langen Dauer bis zum weitgehenden Abbau scheint eine Einnahme von bakteriellen PEPs zusammen mit glutenhaltiger Nahrung nicht geeignet, Immunreaktionen gegen Gluten-Peptide sicher zu verhindern.

In anderen Untersuchungen wurde das pH-Optimum verschiedener PEPs untersucht oder geprüft, inwieweit PEPs durch die Magensäure inaktiviert werden. PEPs aus Aspergillus niger (AN-PEP) zeichnen sich durch ein breites pH-Optimum und Stabilität im sauren Magenmilieu aus [6,19]. In einer klinischen Studie an 16 Zöliakie-Patienten [20] wurde das Enzympräparat gut vertragen, unter Einnahme von Gluten zusammen mit AN-PEP war der histologische Status bei 14 Patienten stabil, bei 2 Patienten nahm das Marsh-Stadium zu. Bei allen Patienten kam es nicht zum Auftreten positiver Antikörper gegen Gewebstransglutaminase (anti-tTG-Antikörper) [20]. Eine aktuelle Studie mit aufwendiger Analytik (massenspektroskopische Analyse der Peptid-Bruchstücke) zeigte jedoch, dass 5 verschiedene Enzympräparate mit Propyl-Endopepdidasen immunogene Epitope aus dem 26-mer Bruchstück aus gamma-Gliadin nicht vollständig beseitigen konnten [21].

ALV003 ist eine Mischung aus zwei verschiedenen Gluten-spaltenden Enzymen, einer Endopeptidase aus Gerstenkeimlingen und einer Propyl-Endopeptidase aus Aspergillus niger (AN-PEP). Erste Pilotstudien ergaben, dass Zöliakie-Patienten mit ALV003 vorbehandeltes Gluten vertragen haben, ohne dass Symptome auftraten [22]. Tye-Din et al. führten bei je 10 Zöliakie-Patienten entweder eine 3-tägige Belastung mit 16 g Gluten oder mit ALV003 vorbehandeltem Gluten durch und bestimmten die Interferon-gamma-Freisetzung aus peripheren T-Zellen im Blut nach Belastung mit Gliadin und dem besonders immunogenen 33-mer-Gliadin-Bruchstück [23]. In beiden Gruppen traten unter der kurzen Belastung mit einer Glutendosis, die der üblichen Glutenaufnahme in westlichen Ländern entspricht, Symptome auf. In der mit nativem Gluten belasteten Gruppe kam es bei 6 der 10 Patienten zur vermehrten Interferon-gamma-Freisetzung, jedoch bei keinem der 10 Patienten, die mit ALV003-vorbehandeltem Gluten belastet worden waren. Eine Vorbehandlung mit ALV003 scheint demnach die Immunogenität von Gluten reduzieren zu können [23]. Lähdeado et al. belasteten 20 Zöliakie-Patienten in Remission über 6 Wochen mit einer niedrigen Glutendosis von 2 g tgl. (ca. ½–1 Scheibe Brot tgl.) in

Kombination mit ALV003 und 21 Patienten nur mit 2 g Gluten tgl. [24]. Die Biopsien von den mit Gluten belasteten Patienten zeigten nach der 6-wöchigen Belastung Veränderungen im Verhältnis Zottenhöhe zu Kryptentiefe und eine Zunahme der intraepithelialen Lymphozyten, während die Biopsien der Patienten, die mit Gluten und ALV003 belastet wurden, keine morphologischen Veränderungen aufwiesen. Bei der niedrigen Glutendosis traten interessanterweise keine Unterschiede in der Symptomatik zwischen den Gruppen auf [24]. Dieser Studie zufolge scheint eine Enzymsubstitution mit ALV003 die Immunogenität auch kleiner Dosen von Gluten abschwächen zu können und könnte insbesondere für Patienten, die auch auf kleinste Mengen Gluten reagieren [1] eine hilfreiche Therapieoption darstellen.

Gluten-Neutralisierung durch Antikörper

Eine andere Möglichkeit, die immunogenen Effekte von Gluten-Peptiden auszuschalten, besteht in der oralen Gabe von Immunglobulin-G-Antikörpern, die die Gluten-Peptide im Darmlumen binden und neutralisieren. Der resultierende Komplex aus Gluten-Peptiden und Antikörpern ist zu groß, um parazellulär via *tight junctions* resorbiert zu werden und immunologische Reaktionen zu triggern. Oral aufgenommenes Immunglobulin G (IgG) wird durch Magensäure nicht inaktiviert und durch Pankreasenzyme nur partiell abgebaut, sodass bei Passage durch das terminale Ileum noch 50 % der neutralisierenden Aktivität vorliegen [25]. Da die Herstellungskosten von Gluten-neutralisierenden IgG-Antikörpern günstig sind und da aufgrund der Komplexbildung im Dünndarm und fehlender Resorption keine systemischen Nebenwirkungen zu erwarten sind, sind klinische Phase I-Studien geplant [2].

Hemmung der intestinalen Permeabilität

Ein wichtiger Faktor in der Pathogenese der Zöliakie ist – neben einer direkten toxischen Schädigung der Mukosa durch Gluten-Peptide – die parazelluläre Aufnahme von Gluten-Peptiden über geöffnete *tight junctions*, ihre Bindung an HLA-Epitope von T-Zellen und die nachfolgende Induktion einer Immunantwort. Die *tight junctions* spielen in der Regulation der intestinalen Permeabilität und der Genese zahlreicher Krankheiten eine wichtige Rolle [26–28]. Wie Untersuchungen der Arbeitsgruppe um A. Fasano gezeigt haben, aktiviert Gluten die Zonulin-Expression in Epithelzellen der Dünndarmmukosa, wodurch die Permeabilität für Makromoleküle erhöht wird [29,30]. *Larazotide* (AT-1001), ein Peptid aus 8 Aminosäuren, blockiert die Öffnung der *tight junctions* und verhindert eine Gluten-induzierte Erhöhung der Permeabilität der Dünndarmschleimhaut [31]. In einer Pilotstudie wurde *Larazotide* zwar gut vertragen, konnte jedoch unter Gluten-Belastung mit 2,4 g tgl. über 14 Tage eine Gluten-induzierte toxische Schädigung der Schleimhaut nicht verhindern. Der Effekt bezüglich einer Verringerung der intestinalen Permeabilität (gemessen über die fraktionierte Ausscheidungsrate von Laktulose/Mannitol) und einer Reduktion immunogener Effekte von Gluten-Peptiden war unzureichend [32]. In einer anderen Studie untersuchten Kelly et al. [33] den Effekt von *Larazodite* auf die intestinale Permeabilität, die Entwicklung von Antikörpern gegen die Gewebstransglutaminase und die klinische Symptomatik von in Remission befindlichen Zöliakie-Patienten unter Belastung mit Gluten. *Larazotide* reduzierte die Symptomatik und die Produktion von anti-tTG-Antikörpern [33].

VSL#3 ist ein Gemisch aus mehreren Mikroorganismen (4 Bakterienstämmen von Lactobacillus, 3 von Bifidobacterium und einem Streptococcusstamm), das als Probiotikum in der Behandlung milder Verlaufsformen einer Colitis ulcerosa [34,35] oder in der Behandlung rezidivierender Pouchitiden eingesetzt wird [36,37]. Mit VSL#3 vorbehandeltes Gliadin zeigte eine geringere Permeabilitätserhöhung der Dünndarmmukosa im Vergleich zu nativem Gliadin, was mit einer geringeren Zonulin-Freisetzung einherging [38].

Blockade der Gewebstransglutaminase

Durch Deaminierung immunogener Gluten-Peptide durch die Dünndarm-spezifische Gewebstransglutaminase (TG2) entstehen negativ geladene Gluten-Peptide, die effektiver an HLA-DQ2- oder HLA-DQ8-Epitope von Antigen-präsentierenden T-Zellen gebunden werden [39,40]. Eine Blockierung der TG2 könnte die Bildung stärker immunogener Gluten-Peptide und Triggerung der T-Zell-Aktivierung verhindern. In-vitro-Studien mit Dünndarmbiopsien von Zöliakie-Patienten ergaben eine kompetative Hemmung der TG2 durch Cystamine und eine nicht-kompetitive Hemmung durch 2-((2-oxopropyl)thio)Imidazol-Hemmer [5].

Blockade von HLA-DQ2-Epitopen der T-Zellen

Die Bindung von Gliadin-Peptiden, deaminierten Gliadin-Peptiden und Gliadin-Peptid-Transglutaminase-Komplexen an HLA-DQ2- oder HLA-DQ8-Epitope von Antigen-präsentierenden T-Zellen ist der entscheidende Schritt in der Auslösung immunologischer Prozesse sowohl der zellvermittelten Immunität als auch der Antikörper-vermittelten Immunität [2,39,40,41].

Eine gentechnische Substitution von Aminosäuren in der Aminosäuresequenz von Gliadinen kann die Bindung von Gliadin-Peptiden an HLA-Epitope verstärken oder abschwächen und damit agonistische oder antagonistische Effekte bezüglich der Triggerung der Immunantwort durch T-Zellen haben [42]. Die gentechnische Substitution von Prolin durch Alanin in Schlüsselpositionen (3, 8 und 10) des besonders immunogenen Peptidrestes 62–75 von alpha-2-Weizen-Gliadin beseitigt die Immunogenität des Peptidrestes und die Stimulierbarkeit von T-Zellen [12]. Substitutionen durch Alanin oder Lysin in der alpha-Gliadin-Peptidsequenz p57–73 QE65 beseitigte die Möglichkeit, die Interferon-gamma-Produktion durch T-Zellen zu stimulieren und zeigte antientzündliche und protektive Effekte in HLA-DQ2-positiven Zöliakie-Patienten [43].

Shift der Immunantwort von Th1 zu Th2

Die Zöliakie ist eine Th1-getriggerte Autoimmunerkrankung, in deren Therapie ein Shift der Immunantwort von Th1 zu Th2 eine Behandlungsoption darstellen könnte. Ein Dekapeptid von Durum-Weizen kann die Gliadin-induzierte Interferon-gamma-Produktion von T-Lymphozyten herunterregulieren und die Interleukin 10 (IL-10)-Produktion hochregulieren, was zu einem Shift der Immunantwort von Th1- zu Th2-Lymphozyten führt [44,45]. Das Dekapeptid kann ferner eine Gliadin-induzierte Apoptose der Dünndarmmukosa von Zöliakie-Patienten verhindern [46].

Auch Wurminfektionen bewirken eine Stimulierung der Th2-Immunantwort. Kürzlich konnte mittels experimenteller Hakenwurminfektion bei 12 Zöliakie-Patienten unter glutenfreier Ernährung eine Toleranz für steigende Dosen an Gluten erzielt werden [47]. Die gleiche Arbeitsgruppe hat nach Hakenwurminfektion ein verändertes Mikrobiom im Duodenum von Zöliakie-Patienten beschrieben [48].

Hemmung proinflammatorischer Zytokine

Das Zytokin, das von Gliadin-spezifischen T-Zellen von Zöliakie-Patienten hauptsächlich produziert wird, ist Interferon-gamma (INF-γ) [49]. Antikörper gegen INF-γ können in vitro die Schädigung einer gesunden Dünndarmschleimhaut von in Remission befindlichen Zöliakie-Patienten durch Gliadin-Peptide verhindern [50]. Klinische Studien an Zöliakie-Patienten mit INF-γ-Antikörpern sind in Vorbereitung [5].

Interleukin-15 (IL-15) ist ein Zytokin, das die Immunantwort des angeborenen Immunsystems stimuliert und in der Genese der Zöliakie [51] sowie der Genese der refraktären Zöliakie II [52–54] eine wichtige Rolle spielt. Therapieversuche mit IL-15-Antikörpern bei Patienten mit refräktärer Zöliakie II ergaben jedoch widersprüchliche Ergebnisse [54].

In der Therapie von Patienten mit refraktärer Zöliakie wurden in Einzelfällen auch Behandlungsversuche mit Tumor-Nekrose-Faktor alpha (TNF-a)-Antikörpern unternommen [55–57], mit unterschiedlichem Effekt. Aufgrund der limitierten Aussagekraft von Fallstudien und fehlenden größeren Studien ist eine belastbare Einschätzung dieser Therapieoption derzeit nicht möglich.

Therapie mit Antikörpern gegen Adhäsionsmoleküle

Bei chronischen Entzündungszuständen regulieren Adhäsionsmoleküle den Einstrom von Leukozyten in das entzündete Gewebe und stimulieren die lokalen Lymphozyten. Bei chronisch-entzündlichen Darmerkrankungen wie dem M. Crohn oder der Colitis ulcerosa ist das Darm-spezifische Adhäsionsmolekül Mad CAM-1 hochreguliert [58]. Eine Blockade von Adhäsionsmolekülen verhindert die Einwanderung von Leukozyten ins entzündete Gewebe und kann Ausmaß und Intensität des chronischen Entzündungsprozesses reduzieren und zur Ausheilung führen. Der humanisierte Antikörper Natalizumab, ein Integrin a4-Antagonist, wurde bei Patienten mit chronisch-entzündlichen Darmerkrankungen und Patienten mit Multipler Sklerose erprobt, jedoch wegen des 0,1%-igen Risikos der Entwicklung einer progressiven multifokalen Leukoenzephalopathie (PML) wieder fallengelassen. Der humanisierte Antikörper Vedolizumab, ein Integrin a4b7-Antagonist, hat sich als sicher und effektiv erwiesen, kann bei Patienten mit chronisch-entzündlichen Darmerkrankungen eine klinische Remission induzieren [59–61] und scheint auch eine (Mit-)Behandlungsoption für klassische Verlaufsformen einer Zöliakie zu sein. Klinische Studien mit Vedolizumab an Patienten mit Zöliakie sind in Vorbereitung.

Induktion einer Immuntoleranz durch nasale Applikation, Desensibilisierung oder Impfung

Tierexperimentell konnte durch intranasale Applikation von Gliadin-Peptiden in transgenen HLA-DQ8-Mäusen eine Reduktion der T-Zell-Antwort auf Gliadin-Peptide und eine Abschwächung der immunologischen Kaskade erreicht werden [5].

Bei Nahrungsmittelallergien wie z. B. einer Allergie gegen Ei oder Erdnuss kann durch Gabe von steigenden Allergenkonzentrationen im frühen Kindesalter eine Toleranz induziert werden [62]. Nahrungsmittelallergien sind meist Immunglobulin E (IgE)-vermittelt, die pathophysiologischen Mechanismen sind bei der Zöliakie ungleich komplexer. Durch frühe Einführung von Gluten in die Ernährung des Kleinkindes (vor der 17. Lebenswoche) – im Vergleich zu einer späten Einführung (nach der 26. Lebenswoche) – konnte weder eine Toleranz von Gluten erreicht werden, noch die Inzidenz der Zöliakie in den ersten 5 Lebensjahren von Kleinkindern gesenkt werden [63].

In tierexperimentellen Untersuchungen wurden Impfstoffe aus 3 immunogenen Peptiden aus alpha-Gliadin, omega-Gliadin und Hordein (Nexvax2) an HLA-DQ2-transgenen Mäusen getestet mit dem Ergebnis einer Suppression der T-Zell-Profiferation und IL-2- und Interferon-gamma-Produktion und einer erhöhten Expression regulatorischer T-Zellen in der Milz nach Belastung mit Gluten [5,6]. Ziel ist es, die Suppressor-Funktion regulatorischer T-Zellen in der Darmmukosa, die durch entzündliche Zytokine wie Interleukin 15 (IL-15) und Interleukin 21 (IL-21) beeinträchtigt ist, über einen Shift der Th1-Immunantwort zur Th2-Antwort wiederherzustellen [64].

Die dem Impfstoff Nexvax2 zugrunde liegende Kombination von 3 Peptiden induziert bei Zöliakie-Patienten, die Träger des HLA-DQ2-Haplotyps sind, eine Immunantwort. In zwei aktuellen Phase 1-Studien an Zöliakie-Patienten wurden unterschiedliche Dosen (wöchentlich über 15 Tage entweder 60 µg, 90 µg oder 150 µg Nexvax2 bzw. 150 µg intradermal 2-mal wöchentlich über einen Zeitraum von 8 Wochen) verabreicht. Hierunter kam es zu einer Modifizierung der Immunantwort auf die Nexvax2-Peptide ohne dass es zu einer Verschlechterung der Histologie der Duodenalmukosa kam [65]. Zwar ist diese Therapieoption auf Träger des HLA-DQ2-Haplotyps zugeschnitten, könnte aber eine vielversprechende Option für personalisierte Therapieansätze darstellen.

Beurteilung zukünftiger Therapieoptionen

Das Problem bei der Entwicklung medikamentöser Therapieoptionen (Tab. 4.8.1) besteht in der komplexen Interaktion zwischen der Vielfalt auslösender Gliadin-Peptide und den genetisch determinierten Epitopen Antigen-präsentierender Immunzellen. Der Ansatz, die toxischen Gliadin-Peptide durch ein Enzympräparat aus zwei unterschiedlichen Enzymen weiter abzubauen und unschädlich zu machen, scheint aktuell recht erfolgversprechend [23,24], auch wenn aufwendigen massenspektroskopischen Untersuchungen zufolge eine vollständige Beseitigung immunogener Epitope noch nicht erreicht werden konnte [21]. Die gentechnische Modifikation von Weizensorten und Entwicklung glutenfreier Weizensorten stellt einen breiten präventivmedizinischen Ansatz dar und ist eher eine Option der ferneren Zukunft.

Die Blockade von HLA-Epitopen der T-Zellen durch Antagonisten, die die Bindungsstellen für Gliadin-Peptide blockieren, hat den Nachteil, dass zum einen je nach dem der Zöliakie zugrunde liegenden HLA-Haplotyp (HLA-DQ2 oder HLA-DQ8) unterschiedliche Antagonisten entwickelt werden müssen und zum anderen je nach Genetik (Homozygotie oder Heterozygotie für z. B. HLA-DQ2) unterschiedli-

Tab. 4.8.1: Künftige Therapieoptionen bei Zöliakie (Diskussion im Text).

Prinzip	Beispiel
Aufnahme toxischer Gluten-Peptide mit der Nahrung reduzieren	– Weizensorten mit geringem Gehalt an toxischen Gluten-Peptiden (z. B. Emmer, Kamut) – gentechnologisch modifizierter Weizen
vollständige Verdauung aller Gluteneiweiße (Detoxifikation)	– Supplementierung von Propylendopeptidasen, die toxische Gluten-Peptide vollständig zu Aminosäuren abbauen
Blockade des Eindringens von Gluten in die Submukosa des Dünndarms (Stärkung der Barrierefunktion)	– Viskositätserhöhung des Schleims – Hemmung der Zonulin-Wirkung mittels AT-1001 und dadurch Verhinderung einer Permeabilitätserhöhung durch Gluten
Inhibition der Biotoxifizierung	– Hemmung der Gewebstransglutaminase
Blockade der Antigen-präsentierenden Zellen	– Entwicklung von HLA-DQ2-/-DQ8-Rezeptor-Antagonisten
Aussschaltung proinflammatorischer Cytokine	– Gabe von Antikörpern gegen Interferon-gamma oder Interleukin-15
Blockade von Adhäsionsmolekülen	– Blockade des Einwanderns von Leukozyten in die entzündete Darmschleimhaut durch Gabe des humanisierten Antikörpers Vedalizumab
Erzeugung einer Immuntoleranz durch Impfung	– Impfung mit einer Mischung aus Gliadin-Peptiden

che Dosierungen getestet werden müssen, um eine vollständige Blockade zu erreichen. Diese personalisierte Therapieoption setzt eine genetische Testung voraus, ist für bestimmte Personengruppen maßgeschneidert und dem aktuellen Forschungsstand zufolge eher eine Option der ferneren Zukunft.

Die Anwendung von Antikörpern gegen proentzündliche Zytokine oder Antikörpern gegen Adhäsionsmoleküle dürfte dagegen aufgrund der klinischen Erfahrung mit diesen Antikörpern in der Therapie chronisch-entzündlicher Darmerkrankungen eher eine Option der näheren Zukunft sein, wenn in multizentrischen Studien an größeren Patientenkollektiven Effektivität und Sicherheit dieser Therapieoptionen belegt werden können.

Literatur

[1] Hollon JR, Cureton PA, Martin ML, Leonard Puppa E, Fasano A. Trace gluten contamination may play a role in mucosal and clinical recovery in a subgroup of diet-adherent non-responsive celiac disease patients. BMC Gastroenterol. 2013;13:40.

[2] Schuppan D, Junker Y, Barisani D. Celiac disease: from pathogenesis to novel therapies. Gastroenterology. 2009;137:1912–33.

[3] Lerner A. New therapeutic strategies for celiac disease. Autoimm Rev. 2010;9:144–147.

[4] Kaukinen K, Lindfors K, Mäki M. Advances in the treatment of coeliac disease: an immunopathogenic perspective. Nat Rev Gastroenterol Hepatol. 2014;11:36–44.

[5] Nasr I, Messing J, Ciclitira P. Novel and experimental therapies on the horizon. In: Rampertab SD, Mullin GE, eds. Celiac Disease. New York: Humana Press, Springer Science + Business Media; 2014. Chapter 14, pp.193–207.

[6] Gottlieb K, Dawson J, Hussain F, Murray JA. Development of drugs for celiac disease: review of endpoints for phase 2 and 3 trials. Gastroenterology Report. 2015;1–12 doi:10.1093/gastro/gov006

[7] Spaenij-Dekking L, Kooy-Winkelaar Y, van Veelen P, et al.: Natural variation in toxicity of wheat: potential for selection of non-toxic varieties for celiac disease patients. Gastroenterology. 2005;129:797–806.

[8] Spaenij-Dekking L, Kooy-Winkelaar Y, Koning F. The Ethiopian cereal tef in celiac disease. N Engl J Med. 2005;353:1748–1749.

[9] Frisoni M, Corazza GR, Lafiandra D, et al. Wheat deficient in gliadins: promising tool for treatment of celiac disease. Gut. 1995;36:375–378.

[10] Molberg O, Uhlen AK, Jensen T, et al. Mapping of gluten T-cell epitopes in the bread wheat ancestors: implications for celiac disease. Gastroenterology. 2005;128:393–401.

[11] van den Broeck HC, van Herpen TW, Schuit C, et al. Removing celiac disease-related gluten proteins from bread wheat while retaining technological properties: a study with Chinese Spring deletion lines. BMC Plant Biol. 2009;9:41

[12] Ellis HJ, Pollock EL, Engel W, et al. Investigation of the putative immunodominant T cell epitopes in celiac disease. Gut. 2003;52:212–217.

[13] Kiyosaki T, Matsumoto I, Asakura T, et al. Gliadain, a gibberellin-inducible cysteine proteinase occurring in germinating seeds of wheat, Triticum aestivum L., specifically digests gliadin and is regulated by intrinsic cystatins. FEBS J. 2007;274(8):1908–1917.

[14] Hausch F, Shan L, Santiago NA, Gray GM, Khosla C. Intestinal digestive resistance of immuno-dominant gliadin peptides. Am J Physiol Gastrointest Liver Physiol. 2002; 283: G996-G1003

[15] Shan L, Marti T, Sollid LM, Gray GM, Khosla C. Comparative biochemical analysis of three bacterial prolyl endopeptidases: implications for coeliac sprue. Biochem J. 2004;383:311–318.
[16] Cornell HJ, Macrae FA, Melny J, et al. Enzyme therapy for management of celiac disease. Scand J Gastroenterol. 2005;40:1304–1312.
[17] Matysiak-Budnik T, Candalh C, Cellier C, et al.: Limited efficiency of propylendopeptidase in the detoxification of gliadin peptides in celiac disease. Gastroenterology. 2005;129:786–796.
[18] Mitea C, Havenaar R, Drijfhout JW, et al. Efficient degradation of gluten by a propyl endoprotease in a gastrointestinal model: implications for celiac disease. Gut. 2007;57:25–32.
[19] Kaukinen K, Lindfors K. Novel treatments for celiac disease: Glutenases and beyond. Dig Dis. 2015;33:277–281.
[20] Tack GJ, van de Water JMW, Bruins MJ, et al. Consumption of gluten with gluten-degrading enzyme by celiac patients: a pilot study. World J Gastroenterol. 2013;19:5837–47.
[21] Janssen G, Christis C, Kooy-Winkelaar Y, et al. Ineffective Degradation of immunogenic gluten epitopes by currently available digestive enzyme supplements. PLoS One. 2015;10(6):e0128065.
[22] Siegel M, Garber M, Spencer A, et al. Safety, tolerability, and activity of ALV003: results from two phase 1 single, escalating-dose clinical trials. Dig Dis Sci. 2012;57:440–450.
[23] Tye-Din JA, Anderson RP, French RA, et al. The effects of ALV003 predigestion of gluten on immune response and symptoms in celiac disease in vivo. Clin Immunol. 2010;134:289–295.
[24] Lähdeaho ML, Kaukinen K, Laurila K et al. Glutenase ALV003 attenuates gluten-induced mucosal injury in patients with celiacdisease. Gastroenterology. 2014;146:1649–58.
[25] Warny M, Fatimi A, Bostwick EF, et al. Bovine immunoglobulin concentrate-clostridium difficile retains C difficile neutralizing activity after passage through the human stomach and small intestine. Gut. 1999;44:212–127.
[26] Assimakopoulos SF, Parageorgiou I, Charonis A. Enterocytes' tight junctions: from molecule to disease. World J Gastrointestol Pathol. 2011;2:123–137.
[27] Bischoff SC, Barbara G, Buurman W, et al. Intestinal permeability – a new target for disease prevention and therapy. BMC Gastroenterology. 2014;14:189
[28] Zihni C, Mills C, Matter K, Balda MS. Tight junctions: from simple barriers to multifocal molecular gates. Nature Reviews Molecular Cell Biology. 2016;17:564–580.
[29] Fasano A. Zonulin and its regulation of intestinal barrier function: the biological door to inflammation, autoimmunity, and cancer. Physiol Rev. 2011;91:151–175.
[30] Fasano A. Intestinal permeability and its regulation by zonulin: diagnostic and therapeutic implications. Clin Gastroenterol Hepatol. 2012;10:1096–1100.
[31] Paterson BM, Lammers KM, Arrienta MC, Fasano A, Meddings JB. The safety, tolerance, pharmacokinetic and pharmacodynamic effects of single doses of AT-1001 in celiac disease subjects: a proof of concept study. Aliment Pharmacol Ther. 2007;26:757–766.
[32] Leffler DA, Kelly CP, Abdallah HZ, et al. A randomized, double blind study of larazotide acetate to prevent the activation of celiac disease during gluten challenge. Am J Gastroenterol. 2012;107:1554–1562.
[33] Kelly CP, Green PHR, Murray JA et al. Larazotide acetate in patients with coeliac disease undergoing a gluten challenge: a randomised placebo-controlled study. Aliment Pharmacol Ther. 2013;37:252–262.
[34] Bibiloni R, Fedorak RN, Tannock GW, et al. VSL#3 probiotic-mixture induces remission in patients with active ulcerative colitis. Am J Gastroenterol 2005; 100;1539–1546.
[35] Sood A, Midha V, Makharia GK, et al. The probiotic preparation, VSL#3 induces remission in patients with mild-to-moderately active ulcerative colitis. Clin Gastroenterol Hepatol. 2009;7:1202–1209.

[36] Gionchetti P, Rizzello F, Venturi A, et al. Oral bacteriotherapy as maintenance treatment in patients with chronic pouchitis: a double-blind, placebo-controlled trial. Gastroenterology. 2000;119:305–309.

[37] Mimura T, Rizzello F, Helwig U, et al. Once daily high dose probiotic therapy (VSL#3) for maintaining remission in recurrent or refractory pouchitis. Gut. 2004;53:108–114.

[38] De Angelis M, Rizzello CG, Fasano A, et al. VSL#3 probiotic preparation has the capacity to hydrolyse gliadin polypeptides responsible for celiac sprue. Biochim Biophys Acta. 2006;1762:80–93.

[39] Sollid LM. Molecular basis of celiac disease. Ann Rev Immunol. 2000;18:53–81.

[40] Sollid LM, Lie BA. Celiac disease genetics: current concepts and practical applications. Clin Gastroenterol Hepatol. 2005;3:843–851.

[41] Sollid LM, Iversen R, Steinsbö Ö, et al. Small bowel, celiac disease and adaptive immunology. Dig Dis. 2015;33:115–121.

[42] Silano M, Vincentini O, Iapello A, Mancini E, De Vincenzi M. Antagonist peptides of the gliadin T-cell stimulatory sequences: a therapeutic strategy for celiac disease. J Clin Gastroenterol. 2008; 42 (Suppl 3 Pt 2):S191–92.

[43] Anderson RP, van Heel DA, Tye-Din JA, et al. Antagonists and non-toxic variants of the dominant wheat gliadin T cell epitope in celiac disease. Gut. 2006;55:485–491.

[44] Silano M, Di Benedetto R, Trecca A, et al. A decapeptide from durum wheat prevents celiac peripheral blood lymphocytes from activation by glaidin peptides. Pediatr Res. 2007;61:67–71.

[45] Silano M, Di Benedotto R, Maialetti F, et al. A 10-residue peptide from durum wheat promotes a shift from a Th1-type response toward a Th2-zype response in celiac disease. Am J Clin Nutr. 2008;87:415–423.

[46] Silano M, Leonardi F, Trecca A, et al.: Prevention by a decapeptide from durum wheat of in-vitro gliadin peptide-induced apoptosis in small bowel mucosa from coeliac patients. Scand J Gastroenterol. 2007;42:786–787.

[47] Croese J, Giacomin P, Navarro S, et al. Experimental hookworm infection and gluten microchallenge promote tolerance in celiac disease. J Allergy Clin Immunol. 2015;135:508–516.

[48] Giacomin P, Zakrzewski M, Jenkins TP, et al. Changes in duodenal tissue-associated microbiota following hokkworm infection and consecutive gluten challenges in humans with coeliac disease. Sci Rep. 2016;6:36797.

[49] Nissen EM, Lundin KE, Krajci P, et al. Gluten specific, HLA-DQ restricted T cells from celiac mucosa produce cytokines with Th1 or Th0 profile dominated by interferon gamma. Gut. 1995;37:766–776.

[50] Przemioslo RT, Lundin KE, Sollid LM, Nelufer J, Ciclitira PJ. Histological changes in small bowel mucosa induced by gliadin sensitive T lymphocytes can by blocked by anti-interferon gamma antibody. Gut. 1995;36:874–879.

[51] Meresse B, Korneychuk N, Malamut G, Cerf-Bensussan N. Interleukin-15, a master piece in the immunological jigsaw of celiac disease. Dig Dis. 2015;33:122–130.

[52] Mention JJ, Ben Ahmed M, Begue B, et al. Interleukin 15: a key to disrupted intraepithelial lymphocyte homeostasis and lympomagenesis in celiac disease. Gastroenterology. 2003;125:730–745.

[53] Malamut G, El Machhour R, MontcuquetN, et al. IL-15 triggers an antiapoptotic pathway in human intraepithelial lymphocytes that is a potential new target in celiac disease-associated inflammation and lymphomagenesis. J Clin Invest. 2010;120:2131–2143.

[54] Nijeboer P, Malamut G, Bouma G, et al. Therapy in RCD II: rationale for combination therapy? Dig Dis. 2015;33:227–230.

[55] Constantino G, della Torra A, Lo Presti MA, et al. Treatment of life-threatening type I refractory celiac disease with long-term infiximab. Dig Liver Dis. 2008;40:74–77.

[56] Malamut G, Afchain P, Verkarre V, et al. Presentation and long-term follow-up of refractory celiac disease: comparison of type I with type II. Gastroenterology. 2009;136:81–90.
[57] Malamut G, Cellier C. Refractory celiac disease. In: Rampertab SD, Mullin GE, eds. Celiac Disease. New York: Humana Press, Springer Science + Business Media; 2014. Chapter 16, pp.245–254.
[58] Van Assche G, Rutgeerts P. Antiadhesion molecule therapy in inflammatory bowel disease. Inflamm Bowel Dis. 2002;8:291–300.
[59] Feagan BG, Greenberg GR, Wild G, et al. Treatment of colitis ulcerosa with a humanized antibody to the alpha4beta7 integrin. N Engl J Med. 2005;352:2499–2507.
[60] Lau MSY, Tsai HH. Review of vedolizumab for the treatment of ulcerative colitis. World J Gastrointest Pharmacol Ther. 2016;7(1):107–111.
[61] Colombel JF, Sands BE, Rutgeerts P, et al. The safety of vedolizumab for ulcerative colitis and Crohn`s disease. Gut. 2016;0:1–13. doi:10.1136/gutjnl-015–311079
[62] Ierodiakonou D, Garcia-Larsen V, Logan A, et al. Timing of allergenic food introduction to the infant diet and risk of allergic or autoimmune disease. A systematic review and meta-analysis. JAMA. 2016;316(11):1181–1192.
[63] Aronsson CA, Lee SH, Liu E, Uusitalo U, Hummel S, Yang J,et al. Age at gluten introduction and risk of celiac disease. Pediatrics. 2015:135:239–245.
[64] Rossi M. Vaccination and other antigen-specific immunomodulatory strategies in celiac disease. Dig Dis. 2015;33:282–289.
[65] Goel G, King T, Daveson AJ, et al. Epitop-specific immunotherapy targeting CD4-positive T cells in coeliac disease: two randomized, double-blind, placebo-controlled phase 1 studies. Lancet Gastroenterology & Hepatology. 2017;2:479–493.

5 Gluten-assoziierte Erkrankungen

5.1 Dermatitis herpetiformis

Klinische Symptomatik

Unter einer Dermatitis herpetiformis versteht man eine stark juckende, mit geröteten Papeln und gruppiert stehenden Herpes-ähnlichen Bläschen und/oder geröteten Hautflecken bis urtikariellen Erythemen und vereinzelt auch Erosionen einhergehende Hauterkrankung [1–6]. Sie manifestiert sich überwiegend an den Streckseiten der Extremitäten, an Ellbogen, Unterarmen, Knien und Unterschenkeln sowie am oberen Rücken bis Nacken und am Gesäß. Bei einigen Patienten finden sich auch Erosionen der Mundschleimhaut [5] oder eine Purpura an den Handflächen und Fußsohlen [7,8]. Eine Dermatitis herpetiformis tritt überwiegend bei Männern auf, meist im Alter von 10 bis 50 Jahren. Eine gleichzeitig bestehende gastrointestinale Symptomatik mit Bauchbeschwerden und Durchfällen besteht nur bei 10 % der Patienten [1–6].

Pathophysiologie

In der Abklärung der gastrointestinalen Symptomatik von Patienten mit Dermatitis herpetiformis fand sich bei einigen Patienten eine partielle oder totale Zottenatrophie. In weiteren Untersuchungen wurde – wie bei der Zöliakie – eine starke Assoziation zu den Histokompatibilitäts-Antigenen HLA-DQ2 und DQ8 festgestellt. Bei einem Teil der Patienten finden sich IgA-Autoantikörper gegen die Gewebstransglutaminase (anti-tTG-Ak/TG2-Ak), bei einem Teil nicht [4]. In der Familie der Transglutaminasen [9] gibt es eine Haut-spezifische Transglutaminase (TG3), die bei der Vernetzung von Eiweißen im Rahmen der Wundheilung eine wichtige Rolle spielt. Bei einem Teil der Patienten mit Zöliakie werden nicht nur IgA-Antikörper gegen die Dünndarm-spezifische Transglutaminase (TG2), sondern auch IgA-Antikörper gegen die Haut-spezifische Transglutaminase (TG3) gebildet. Bei immunhistochemischen Färbungen von Hautbiopsien finden sich Ablagerungen von Gewebstransglutaminase-Antikörpern in der Subcutis, insbesondere in der Nähe der Hautpapillen und an der Basalmembran [10–12]. Diese Ablagerungen induzieren eine Entzündungsantwort mit Infiltration von neutrophilen Leukozyten mit Bildung von Vesikeln und Bläschen der Haut [13]. Da sich Juckreiz und Hautveränderungen einer Dermatitis herpetiformis unter einer glutenfreien Ernährung zurückbilden [14], wird die Erkrankung heutzutage unter die Gruppe der *gluten-related disorders* subsumiert [15–17].

Diagnostik

Aufgrund der starken genetischen Disposition und der Assoziation zu den HLA-Haplotypen HLA-DQ2 und -DQ8 und zur Zöliakie können bei Verdacht auf Dermati-

https://doi.org/10.1515/9783110561098-005

tis herpetiformis serologische Untersuchungen auf Gewebstransglutaminase-Antikörper (anti-tTG-Ak) oder deaminierte Glutenpeptide (DGP-Ak) veranlasst werden. Sind IgA-tTG-Antikörper und IgG-DGP-Antikörper negativ und liegt kein IgA-Mangel vor, kann eine Bestimmung der HLA-Haplotypen HLA-DQ2 und -DQ8 diagnostisch weiterhelfen. Bei fehlendem Nachweis von HLA-DQ2 oder -DQ8 ist eine Dermatitis herpetiformis ausgeschlossen und eine glutenfreie Ernährung nicht erforderlich.

Spezifischer als eine Bestimmung der IgA-Antikörper gegen die Dünndarm-spezifische Gewebstransglutaminase TG2, die nur bei einem Teil der Patienten mit Dermatitis herpetiformis positiv sind, ist eine Bestimmung der Antikörper gegen die Haut-spezifische Gewebstransglutamnase TG3 [18]. Gesichert wird die Diagnose durch Hautbiopsien. Idealerweise sollten die Hautbiopsien unter Beibehaltung einer glutenhaltigen Ernährung entnommen werden, und zwar sowohl aus einem Bereich normal aussehender Haut als auch aus einem Hautbereich in unmittelbarer Nähe der Hautläsionen [19]. Histopathologisch findet man eine neutrophile Infiltration in den Hautpapillen und ein lymphozytäres Infiltrat um die Gefäße in den oberflächlichen Hautarealen [20], was jedoch nicht spezifisch für eine Dermatitis herpetiformis ist, sondern sich auch bei anderen bullösen Hautveränderungen findet. Beweisend für eine Dermatitis herpetiformis sind immunhistochemische Untersuchungen mit Nachweis granulärer IgA-Ablagerungen in den Hautpapillen oder entlang der Basalmembran [19].

Therapie

Die Therapie der Dermatitis herpetiformis besteht in einer glutenfreien Ernährung (siehe 4.1). Hierzu sind eine eingehende Schulung des Patienten durch eine erfahrene Ernährungsberaterin erforderlich, ernährungsmedizinische und ärztliche Kontrollen zur Überprüfung der Compliance mit einer glutenfreien Ernährung incl. Kontrollen des Rückgangs bzw. der Normalisierung der erhöhten IgA-Antikörper gegen die Haut-spezifische Gewebstransglutaminase. Wochen nach Beginn einer glutenfreien Ernährung lässt der starke Juckreiz allmählich nach und Monate nach Beginn einer glutenfreien Ernährung bilden sich die Hautläsionen zurück.

Häufig ist zusätzlich zur glutenfreien Ernährung eine medikamentöse Behandlung mit Dapson erforderlich [21]. Die empfohlene Dosis beträgt initial 100 mg tgl. und kann bei fehlender Besserung des Juckreizes und der Hautläsionen innerhalb weniger Tage und bei guter Verträglichkeit von Dapson auf 200 mg tgl. erhöht werden. Bei weitgehender Normalisierung der Hautläsionen kann die Dapsondosis reduziert werden und Dapson später ganz abgesetzt werden. Nur selten ist eine Langzeitbehandlung mit der niedrigsten noch effektiven Dosis erforderlich [21]. Dapson hat erhebliche Nebenwirkungen, von denen die Methämoglubinämie die häufigste ist und meist bei Dosierungen von 200 mg und mehr auftritt, während eine hämolytische Anämie schon bei Dosierungen von 100 mg tgl. auftreten kann. Da Patienten mit einem Mangel an Glukose-6-Phosphat-Dehydrogenase ein erhöhtes Risiko für eine hämolytische Anämie haben, sollte vor Beginn einer Dapson-Therapie ein Screening auf Glukose-6-Phosphat-Dehydrogenase-Mangel erfolgen. Andere seltene Nebenwirkunen von Dapson beinhalten Agranulozytose, periphere Neuropathie, Psychose, Pankreatitis, cholestatische Lebererkrankung, bullöse und exfoliative Dermatitis, Steven-Johnson-Syndrom und ein nephrotisches Syndrom mit renaler papillärer Nekrose [22]. Neben einem Screening auf Glukose-6-Phosphat-Dehydrogenase-Mangel sind ein komplettes Blutbild incl. Retikulozyten, Leberenzyme und Nierenparameter incl. Urinanalyse vor Beginn einer Dapson-Therapie erforderlich. Blutbild incl. Retikulozyten, Leberchemie, Nierenwerte und Urinuntersuchungen sollten im ersten Monat unter Dapson-Therapie wöchentlich, im zweiten und dritten Monat alle 2 Wochen und danach einmal alle drei Monate erfolgen [23].

Literatur

[1] Younus J, Ahmed AR. Clinical features of dermatitis herpetiformis. Clin Dermatol. 1991;9:279–281.

[2] Fry L. Dermatitis herpetiformis. In: Marsh MN (ed.) Coeliac Disease.London/Edinburgh/Boston: Blackwell Scientific Publications; 1992. 81–104. Fry L. Dermatitis herpetiformis. Baillieres Clin. Gastroenterol. 1995;9(2):371–393.

[3] Bolotin D, Petronic-Rosic V. Dermatitis herpetiformis. Part I. Epidemiology, pathogenesis, and clinical presentation. J Am Acad Dermatol. 2011;64:1017–1026.

[4] Clarindo MV, Possebon AT, Soligo EM, et al. Dermatitis herpetiformis: pathophysiology, clinical presentation, diagnosis and treatment. An Bras Dermatol. 2014;89(6):865–877.

[5] Lahteenoja H, Irjala K, Viander M, et al. Oral mucosa is frequently affected in patients with dermatitis herpetiformis. Arch Dermatol. 1998;134:756–758.

[6] Collin P, Salmi TT, Hervonen K, Kaukinen K, Reunule T. Dermatitis herpetiformis: a cutaneous manifestation of coeliac disease. Annals of Medicine. 2017;49:23–31.

[7] McGovern TW, Bennion SD. Palmar purpura: an atypical presentation of childhood dermatitis herpetiformis. Pediatr Dermatol. 1994;11:319–322.

[8] Pierce DK, Purcell SM, Spielvogel RL. Purpuric papules and vesicles of the palms in dermatitis herpetiformis. J Am Acad Dermatol. 1987;16:1274–1276.

[9] Lorand L, Graham RM. Transglutaminases: crosslinking enzymes with pleiotropic functions. Nat Rev Mol Cell Biol. 2003;4:140–156.

[10] Hull CM, Liddle M, Hansen N, et al. Elevation of IgA anti-epidermal transglutaminase antibodies in dermatitis herpetiformis. Br J Dermatol. 2008;159:120–124.

[11] Kawana S, Segawa A. Confocal laser scanning microscopic and immunoelectron microscopic studies of the anatomical distribution of fibrillar IgA deposits in dermatitis herpetiformis. Arch Dermatol. 1993;129:456–459.

[12] Sárdy M, Kárpáti S, Merkl B, Paulsson M, Smyth N. Epidermal transglutaminase (TGase 3) is the autoantigen of dermatitis herpetiformis. J Exp Med. 2002;195:747–757.

[13] Nicolas ME, Krause PK, Gibson LE, Murray JA. Dermatitis herpetiformis. Int J Dermatol. 2003;42:588–600.

[14] Leonard J, Haffenden G, Tucker W, et al. Gluten challenge in dermatitis herpetiformis. N Engl J Med. 1983;308:816–819.

[15] Sapone A, Bai JC, Ciacci C, et al. Spectrum of gluten-related disorders: Consensus on a new nomenclature and classification. BMC Med. 2012;10:13.

[16] Catassi C, Bai JC, Bonaz B, et al. Non-coeliac gluten sensitivity: the new frontier of gluten related disorders. Nutrients. 2013;5:3839–3853.
[17] Ludvigsson JF, Leffler DA, Bai JC, et al. The Oslo definitions for coeliac disease and related terms. Gut. 2013;62:43–52.
[18] Jaskowski TD, Hamblin T, Wilson AR, et al. IgA anti-epidermal transglutaminase antibodies in dermatitis herpetiformis and pediatric celiac disease. J Invest Dermatol. 2009;129:2728–2730.
[19] Borroni G, Biagi F, Ciocca O, et al. IgA anti-epidermal transglutaminase autoantibodies: a sensible and sensitive marker for diagnosis of dermatitis herpetiformis in adult patients. J Eur Acad Dermatol Venereol. 2013;27:836–841.
[20] Plotnikova N, Miller JL. Dermatitis herpetiformis. Skin Therapy Lett. 2013;18:1–3.
[21] Mendes FB, Hissa-Elian A, Abreu MA, Goncalves VS. Review: dermatitis herpetiformis. An Bras Dermatol. 2013;88:594–599.
[22] Zhu YI, Stiller MJ. Dapsone and sulfones in dermatology: overview and update. J Am Acad Dermatol. 2001;45:420–434.
[23] Wolf R, Matz H, Orion E, Tuzun B, Tuzun Y. Dapsone. Dermatol Online J. 2002;8:2.

5.2 Gluten-Ataxie und andere neurologische Erkrankungen

5.2.1 Gluten-Ataxie

Verschiedene neurologische Erkrankungen wie z. B. eine sensorimotorische axonale periphere Neuropathie, eine isolierte Neuropathie sensorischer Ganglien, eine Gluten-Enzephalopathie (Kopfschmerzen mit Abnormalitäten der weißen Substanz in der MRT des Schädels), eine Epilepsie mit oder ohne occipitale Verkalkungen, eine Myopathie und selten eine Chorea sind mit immunologischen Reaktionen auf Gluten in Zusammenhang gebracht worden (s. u.) [1–4]. Die häufigste neurologische Manifestation einer Gluten-assoziierten Erkrankung stellt die cerebellare Ataxie dar, auf die zunächst ausführlicher eingegangen werden soll. Die Oslo-Definitionen von 2012 definieren die Gluten-Ataxie als eine idiopathische sporadische Ataxie in Assoziation mit dem Nachweis positiver Antigliadin-Antikörper (AGA) mit oder ohne Nachweis einer Enteropathie in Duodenalbiopsien.

Klinische Symptomatik

Die Gluten-Ataxie war ursprünglich als Subgruppe idiopathischer sporadischer Ataxien beschrieben worden. Unter 1.000 Ataxie-Patienten mit progressivem Verlauf waren in einer Spezialklinik für Ataxien über einen Zeitraum von 18 Jahren 168 Patienten (17 %) beobachtet worden, bei denen sich serologisch positive Antigliadin-Antikörper (AGA) als Hinweise für eine Gluten-Empfindlichkeit ergeben hatten [5]. Alle 168 Patienten fanden sich in der Gruppe der sporadischen Ataxien (168/805; Prävalenz 21 %) und der Subgruppe der Patienten mit idiopathischer sporadischer Ataxie (168/388; Prävalenz 43 %). Im Vergleich zu dieser Subgruppe mit hoher Prävalenz von Antigliadin-Antikörpern (AGA) betrug die AGA-Prävalenz in der Gruppe der gesicherten genetischen Ataxien 13 % (14/109) und in einer gesunden Kontrollgruppe 12 % (149/1.200) [5]. In zahlreichen kleineren nachfolgenden Studien [6–11] fanden sich häufig geringere Prävalenzraten in der Größenordnung von 20 %, was auf unterschiedliche Testsensitivität, geographisch unterschiedliche Prävalenz der Zöliakie, Patientenselektion, kleine Fallzahlen und z. T. fehlende Kontrollgruppe zurückgeführt wurde.

Klinisch ist die Gluten-Ataxie meist eine reine cerebellare Ataxie und seltener eine Ataxie in Kombination mit Myoklonus, Tremor und Opsoklonus-Myoklonus [12–14]. Ein durch Anstarren evozierter Nystagmus und andere okuläre Zeichen einer cerebellaren Dysfunktion finden sich in bis zu 80 % der Fälle. Alle Patienten haben eine Gangataxie, fast alle eine Ataxie der Gliedmaße der unteren Extremität und einige auch eine Ataxie der Gliedmaße der oberen Extremität. Weniger als 10 % der Patienten mit Gluten-Ataxie klagen über gastrointestinale Symptome, jedoch bei 40 % der Patienten finden sich erhöhte Gewebstransglutaminase-Antikörper (IgA-anti-tTG-Antikörper) und bei der Dünndarmbiopsie Hinweise für eine mehr oder weniger ausgeprägte intestinale Enteropathie mit partieller oder totaler Zottenatrophie, Kryptenhyperplasie und vermehrten intraepithelialen Lymphozyten (IEL) (Stadium Marsh 1–3). Bei bis zu 60 % der Patienten ergibt die MRT-Untersuchung des Schädels Hinweise für eine cerebellare Atrophie. In post-mortem-Untersuchungen von Patienten mit Gluten-Ataxie fand sich ein fleckförmiger Verlust von Purkinje-Zellen im Kleinhirn-Cortex [5,13,14].

Pathogenese

In experimentellen Untersuchungen der letzten Jahre ergaben sich Hinweise für eine Rolle der Gewebstransglutaminase in der Pathogenese der Gluten-Ataxie [15]. Normalerweise führt die Gewebstransglutaminase der Dünndarmschleimhaut (TG2) zu einer Deaminierung von Gliadin-Peptiden, was deren Affinität zu Antigen-präsentierenden T-Zellen erhöht. Auch die Bindung von Komplexen aus Gluten und Gewebstransglutaminase an Antigen-präsentierende T-Zellen kann immunologische Reaktionen auslösen, die zur Bildung von Antikörpern gegen Gewebstransglutaminase führen (siehe Kap. 3.4 Pathogenese der Zöliakie). Kürzlich wurde eine Gehirn-spezifische Gewebstransglutaminase (TG6) beschrieben, die als Autoantigen für die Bildung von spezifischen Antikörpern (anti-TG6-Antikörpern) fungiert [16,17]. IgA-Antikörper gegen die Gehirn-spezifische Transglutaminase (TG6) reagieren mit Purkinje-Zellen und Ablagerungen von IgA-Antikörpern zusammen mit Gehirn-spezifischer Transglutaminase finden sich in Kleinhirn und Stammhirn von Patienten mit Gluten-Ataxie vor allem in der Muskelschicht um Gefäße, aber auch im Hirngewebe [18]. Dies spricht für eine perivaskuläre Entzündung mit Dysfunktion der Blut-Hirn-Schranke und Eintritt von Antikörpern gegen deaminierte Gluten-Peptide (DGP-Ak) ins Gehirn, was über eine Bildung von Antikörpern gegen die Gehirn-spezifische Gewebstransglutaminase und deren Kreuzreaktion mit Purkinje-Zellen zur Zerstörung von Purkinje-Zellen und Atrophie des Kleinhirns führen könnte [15,14].

Diagnostik und Therapie

Antikörper gegen TG6 sind Gluten-abhängig und stellen einen sensitiven und spezifischen Marker für eine Gluten-Ataxie dar [14,17,19]. Zum serologischen Screening auf eine mögliche Gluten-Ataxie und zur Diagnostik der Gluten-Ataxie werden Bestimmungen der AGAs, anti-TG2-Antikörper und anti-TG6-Antikörper empfohlen, wobei letztere die höchste Spezifität aufweisen [14]. Anti-TG6-spezifische Antikörper fanden sich bei 73 % der Ataxie-Patienten mit Nachweis von Antigliadin-Antikörpern (AGA) [17].

Ataxie-Patienten mit gleichzeitigem Nachweis von AGAs, anti-TG2-Antikörpern und anti-TG6-Antikörpern und ohne alternative Ursache der Ataxie sollten eine glutenfreie Ernährung einhalten. Die Besserung unter glutenfreier Ernährung hängt von der Dauer des Bestehens einer Gluten-Ataxie ab [17]. Da der Verlust von Purkinje-Zellen irreversibel ist, kann nur eine prompte und konsequente glutenfreie Ernährung zum Rückgang und Verschwinden der anti-TG6-spezifischen Antikörper und zur Stabilisierung oder Besserung der Ataxie führen.

5.2.2 Andere neurologische Erkrankungen

Neben der Gluten-Ataxie sind auch etliche andere neurologische und psychiatrische Erkrankungen mit immunologischen Reaktionen auf Gluten in Zusammenhang gebracht worden [1–4].

Epilepsie (z. T. mit occipitalen Verkalkungen)

Schon Ende der 70er Jahre wurde ein gehäuftes Auftreten einer Epilepsie bei Kindern mit Zöliakie beschrieben [20], ein Befund, der sich seitdem in zahlreichen Untersuchungen bestätigen ließ [21–26]. Die Prävalenzraten lagen in älteren Untersuchungen zwischen 3,5 bis 7,2 % [20,22,25]. Eine Metaanalyse von 15 Studien fand ein 2,1-fach erhöhtes Risiko für eine Epilepsie bei Kindern mit Zöliakie [27]. Einer neueren großen skandinavischen Studie zufolge ist die Prävalenz der Epilepsie bei Kindern und Erwachsenen mit bioptisch gesicherter Zöliakie jedoch niedriger bei 2–3 %) und das relative Risiko für eine Epilepsie nur 1,41-fach erhöht [28]. Bei Epilepsie-Patienten ist die Prävalenz einer Zöliakie gegenüber einer Kontrollgruppe erhöht [23,29,30].

Häufig geht eine mit Zöliakie assoziierte Epilepsie mit occipitalen Verkalkungen und einer relativen Resistenz gegen Antiepileptika einher. Die intracranialen Verkalkungen gleichen denen bei Sturge-Weber-Syndrom. Da jedoch das für ein Sturge-Weber-Syndrom charakteristische Angiom im Gesichtsbereich fehlt, ebenso wie die mentale Entwicklungsstörung, wurden die beobachteten Fälle anfangs als atypisches Sturge-Weber-Syndrom angesehen. Eine italienische Arbeitsgruppe konnte bei Kindern und Jugendlichen mit Epilepsie und cerebralen Verkalkungen in 24 der 31 Fälle (77 %) eine Zöliakie sichern [21]. Unter einer glutenfreien Ernährung kam es bei einigen Patienten zu einer Abnahme der Anfallshäufigkeit. Der Effekt der Diät war umso ausgeprägter, je jünger die Patienten waren und je kürzer die Epilepsie bestand [21,26]. Kinder mit Epilepsie und occipitalen Verkalkungen sind meist HLA-DQ2 oder -DQ8 positiv, z. T. fanden sich anti-Gliadin-Antikörper (AGA) im Liquor cerebrospinalis [26]. Eine Epilepsie mit intracraniellen Verkalkungen bei Kindern mit Zöliakie wurde insbesondere in Italien, Spanien und Argentinien beschrieben. Inwieweit ein langdauerender Folsäuremangel bei unbehandelter Zöliakie eine Rolle bei der Genese der intracraniellen Verkalkungen spielt, ist offen. In neueren Untersuchungen ließen sich bei Zöliakie-Patienten mit Epilepsie und intracraniellen Verkalkungen Autoantikörper gegen die Gehirn-spezifische TG6-Transglutaminase feststellen [31].

Neuropathien

Periphere Neuropathien stellen nach der Gluten-Ataxie die zweithäufigste neurologische Komplikation bei Zöliakie-Patienten dar [32] und finden sich in bis zu 50 % der Fälle [1,33,34]. Eine Neuropathie kann der Diagnosestellung einer Zöliakie vorausgehen [35,36]. Das Spektrum der Neuropathien umfasst eine sensorimotorische axonale periphere Neuropathie, eine isolierte Neuropathie sensorischer Ganglien und eine Myopathie [1,37,38,39]. Während z. T. in Fallberichten über einen positiven Effekt einer glutenfreien Ernährung berichtet wurde, fanden andere Autoren keinen signifikanten Effekt einer glutenfreien Ernährung [33,38]. In einer epidemiologischen Studie aus Schweden war das Neuropathie-Risiko bei 28.232 Zöliakie-Patienten, bei denen eine Zottenatrophie bioptisch gesichert war, 2,5-fach erhöht [40]. Bei Patienten mit Neuropathien scheint daher ein serologisches Screening auf Zöliakie sinnvoll zu sein.

Kopfschmerzen und Migräne

Zelnik et al. [25] fanden bei 111 Zöliakie-Kindern als häufigstes neurologische Symptom Kopfschmerzen (in 27,9 %). Eine Metaanalyse von 15 Studien ergab ein 3,2-fach erhöhtes Risiko für Kopfschmerzen bei Kindern mit Zöliakie [27]. Die Einhaltung einer glutenfreien Ernährung hatte positive Effekte auf Häufigkeit und Intensität der Kopfschmerzen [25,38,41].

Gabrielli et al. [41] fanden bei Patienten mit Migräne in 4,4 % eine Zöliakie verglichen mit 0,4 % in einer Kontrollgruppe.

Umgekehrt konnte bei Erwachsenen auch ein Zusammenhang zwischen gastrointestinalen Erkrankungen und dem verstärkten Auftreten von Migräne nachgewiesen werden [42,43]. Zöliakie-Betroffene haben ein 3,8-fach erhöhtes Risiko an einer Migräne zu erkranken [44]. Die Prävalenz einer Migräne bei Patienten mit einer Zöliakie wird in der Literatur mit etwa 21–28 % angegeben [43]. Betroffen sind hauptsächlich Frauen, die jünger als 65 Jahre alt sind [44]. In der Pathogenese der Migräne werden eine verstärkte proinflammatorische Immunantwort bei intestinalen Erkrankungen sowie eine erhöhte intestinale Permeabilität (*leaky gut*) diskutiert [45]. Einer anderen Hypothese zufolge könnten die erhöhten Spiegel von Interferon-γ und TNF-α das Neuropeptid CGPR (*calcitonin gene-related peptide*) modulieren, welches eine wichtige Rolle bei der Pathophysiologie der Migräne spielt [43]. Auch Veränderungen des intestinalen Mikrobioms und eine gestörte Darm-Hirn-Achse könnten in der Genese der Migräne eine Rolle spielen [45].

Unter einer glutenfreien Diät kann sich die Migräne bessern [41,43,46]. Sowohl die Frequenz, als auch die Dauer und Intensität der Migräne scheinen abzunehmen [41,43,46]. Weitere Studien sind nötig, um die Effizienz einer glutenfreien Diät in der Behandlung neurologischer Erkrankungen besser zu belegen. In der aktuellen S2k-Leitlinie Zöliakie wird die Migräne unter der Gruppe von Erkrankungen aufgeführt, bei denen eine Zöliakie ausgeschlossen werden sollte, beziehungsweise an einen Ausschluss gedacht werden sollte [46].

Amyotrophe Lateralsklerose (ALS)

Kürzlich wurden bei 23 von 150 konsekutiven Patienten mit Amyotropher Lateralsklerose (15,3 %) – gegenüber 5 von 115 Kontrollen (4,3 %) – Antikörper gegen Transglutaminase 6 nachgewiesen. Antikörper gegen die dünndarmspezifische Transglutaminase-2, Endomysium-Antikörper (EMA) und Antikörper gegen deaminierte Gliadinpeptide (DGP) ließen sich allerdings bei den 150 ALS-Patienten nicht nachweisen [47]. In der Literatur sind einzelne Fälle einer Koinzidenz von ALS und Zöliakie und Besserung der neurologischen Symptomatik unter glutenfreier Ernährung beschrieben [47]. In einer schwedischen Studie fand sich bei einer großen Anzahl bioptisch gesicherter Zöliakie-Patienten kein gehäuftes Auftreten einer Amyotrophen Lateralsklerose [48].

Multiple Sklerose (MS)

Die Datenlage bezüglich eines Zusammenhangs zwischen Zöliakie und Multipler Sklerose ist widersprüchlich [49–53]. Eine Studie fand eine gehäufte Prävalenz einer Zöliakie mit bioptischem Nachweis einer milden bis mäßiggradigen Zottenatrophie (11,1 %) bei Patienten mit Multipler Sklerose incl. Nachweis einer Zöliakie bei 32 % der Verwandten 1. Grades [52], andere Studien konnten keine Assoziation feststellen [49–51,53]. Ein aktueller Review bemängelt die Heterogenität und die kleinen Fallzahlen in den Studien, fehlende größere epidemiologische Studien und unterschiedliche diagnostische Kriterien, die keine definitive Aussage zulassen [54]. Die Assoziation zu HLA-Haplotypen ist bei MS eine andere als bei der Zöliakie und der Overlap zwischen genetischen Clustern, die bei verschiedenen Autoimmunerkrankungen identifiziert wurden, ist zwischen MS und Zöliakie eher gering [54]. In einer randomisierten Studie aus Spanien konnte kürzlich bei einem Teil der MS-Patienten, die unter glutenfreier Ernährung über durchschnittlich 5,3 Jahre nachbeobachtet wurden, ein positiver Effekt mit Reduktion der jährlichen Relapsrate nachgewiesen werden. Im Kontroll-MRT fand sich bei 10 der 36 Patienten unter glutenfreier Ernährung (28 %) eine läsionale Aktivität verglichen mit 24 von 36 Patienten unter regulärer Ernährung (67 %) [55].

Rolle der Transglutaminase-6 bei neurologischen Erkrankungen

Die Entdeckung einer Gehirn-spezifischen Transglutaminase (TG6) stellt zweifellos einen Fortschritt im pathogenetischen Verständnis neurologischer Erkrankungen dar [16]. Transglutaminasen haben vielfältige Funktionen [56–58]. Durch Vernetzung von Proteinen haben sie eine ‚abdichtende' Funktion, was z. B. bei der Wundheilung von Bedeutung ist. Durch Deaminierung können sie die Antigenität von Peptiden und deren Bindung an Antigen-präsentierende T-Zellen erhöhen und können selbst in Form von Peptid-Transglutaminase-Komplexen Antigen-präsentierende T-Zellen stimulieren und immunologische Reaktionen incl. Antikörperbildung gegen Transglutaminase induzieren. Die Deaminierung von Gliadin-Peptiden und Bildung von Antikörpern gegen die dünndarmspezifische Transglutaminase (TG2) spielt in der Pathogenese der Zöliakie eine zentrale Rolle (siehe Pathogenese der Zöliakie (Kapitel 3.4)).

Im Kontext erhöhter Gliadin-Antikörper (AGA), erhöhter Antikörper gegen deaminierte Gliadinpeptide (DGP) und erhöhter Transglutaminase-2-Antikörper (TG2) sprechen erhöhte Antikörper gegen die Gehirn-spezifische Transglutaminase-6 (TGA6) für einen pathogenetischen Zusammenhang mit Gluten, wie dies bei der Gluten-Ataxie (s. o. [13,14]) der Fall ist. Die Situation ist jedoch eine andere, wenn lediglich TG6-Antikörper erhöht sind und AGAs, DGPs und TG2-Antikörper normal sind, wie dies z. B. in der Studie von Gadoth et al. bei Patienten mit Amyotropher Lateralsklerose [47] und in der Studie von Stenberg et al. bei Kindern und jungen Erwachsenen mit *cerebral palsy* [59] der Fall war. Die erhöhten TG6-Antikörper dürften hier eher einen Marker für eine stattgehabte neuronale Schädigung mit nachfolgender Triggerung immunologischer Mechanismen darstellen ohne einen pathogenetischen Zusammenhang mit Gluten. So spielen in der Pathogenese der *cerebral palsy* bekanntlich eine perinatale ischämische Hirnschädigung und Hirnschädigung aufgrund intrauteriner Infektion eine Rolle [59] und ein Zusammenhang mit Gluten ist mehr als unwahrscheinlich.

5.2.3 Psychiatrische Erkrankungen

Seit vielen Jahren wird ein möglicher Zusammenhang zwischen Schizophrenie und Zöliakie diskutiert. Dohan et al. fanden, dass Schizophrenie-Patienten unter einer Milch- und Getreide-freien Ernährung schneller von einer geschlossenen Station auf eine offene Station verlegt werden konnten [60] und schneller aus dem Krankenhaus entlassen werden konnten [61]. Einzelne Studien fanden erhöhte Gliadin-Antikörper (AGA) bei Patienten mit Schizophrenie [62,63] oder eine Besserung unter glutenfreier Ernährung [4]. In einer epidemiologischen Studie in Papua Neu Guinea fand sich in einer Population, in der man wenig bis keine Getreidekörner isst, eine sehr niedrige Schizophrenie-Prävalenz verglichen mit der Prävalenz in europäischen Ländern [64].

Einer neueren Studie zufolge gehen erhöhte Gliadin-Antikörper (IgA- und IgG-AGA) bei Schizophrenie-Patienten nicht mit erhöhten und für eine Zöliakie charakteristischen Antikörpern gegen Transglutaminase 2 und deaminierte Gliadinpeptide (DGP) einher [65]. Auch eine Metaanalyse zur Assoziation verschiedener serologischer Marker für Zöliakie und Schizophrenie ergab nur für Gliadin-Antikörper (AGAs) eine relevante Assoziation [66], nicht jedoch für Zöliakie-spezifischere Marker. In einer anderen Studie betrug die Prävalenz von Antikörpern gegen Transglutaminase-6 bei AGA-positiven Schizophrenie-Patienten 21,3 % und bei AGA- und TG2-Antikörper-negativen Schizophrenie-Patienten 13,1 % [66]. Ob die Schlussfolgerung der Autoren, dass Antikörper gegen TG6 ein Biomarker für eine Schizophrenie-Subgruppe sein könnte, die von einer glutenfreien Ernährung profitiert, ist offen. Erhöhte TG6-Antikörper könnten auch lediglich einen unspezifischen Marker für immunologische Reaktionen nach anderweitiger cerebraler Schädigung darstellen.

Auch für andere psychiatrische Krankheitsbilder wie z. B. Autismus [68] oder ADHS [69] wurden Zusammenhänge mit einer Glutensensitivität vermutet. Diesbezüglich und bezüglich anderer psychiatrischer Erkrankungen mit fraglicher Assoziation zu Gluten sei auf weiterführende Literatur verwiesen [33].

Literatur

[1] Bushara KO. Neurologic presentation of celiac disease. Gastroenterology. 2005; 128: S92–S97.

[2] Freeman HJ. Neurological disorders in adult celiac disease. Can J Gastroenterol. 2008;22:909–911.

[3] Hernández-Lahoz C, Mauri-Capdevila G, Vega-Villar J, Rodrigo L. Neurological disorders associated with gluten sensitivity. Reviews Neurology. 2011;53:287–300.

[4] Jackson JR, Eaton WW, Cascella NG, Fasano A, Kelly DL. Neurologic and psychiatric manifestations of celiac disease and gluten sensitivity. Psychiatr Q. 2012;83(1):91–102.

[5] Hadjivassiliou M, Grünewald RA, Chattopadhyay AK, et al, Clinical, radiological, neurophysiological, and neuropathological characteristics of gluten ataxia. Lancet. 1998;352(9140):1582–1585.

[6] Luostarinen LK, Collin PO, Paraaho MJ, Mäki MJ, Pirttila TA. Coeliac disease in patients with cerebellar ataxia of unknown origin. Ann Med. 2001;33:445–449.

[7] Bürk K, Bösch S, Müller CA, et al. Sporadic cerebellar ataxia associated with gluten sensitivity. Brain. 2001;124:1013–1019.

[8] Bushara KO, Goebel SU, Shill H, Goldfarb LG, Hallet M. Gluten sensitivity in sporadic and hereditary ataxia. Ann Neurol. 2001;49:540–543.

[9] Hadjivassiliou M, Grünewald RA, Sharrack B. Gluten ataxia in perspective: Epidemiology, genetic susceptibility and clinical characteristics. Brain, 2003;126:685–691.

[10] Ihara M, Makino F, Sawada H, et al. Gluten sensitivity in Japanese patients with adult-onset cerebellar ataxia. Intern Med. 2006;45:135–140.
[11] Anheim M, Degos B, Echinaz-Laguna A, et al. Ataxia associated with gluten sensitivity: myth or reality? Rev Neurol. 2006;162:214–221.
[12] Deconinck N, Scaillon M, Segers V, Groswasser JJ, Dan B. Opsoclonus-myoclonus associated with celiac disease. Paeditr Neurol. 2006;34:312–314.
[13] Hadjivassiliou M, Sanders DS, Grunewald RA, et al. Gluten sensitivity: from gut to brain. Lancet Neurol. 2010;9:318–30.
[14] Hadjivassiliou M, Sanders DD, Aeschlimann DP. Gluten-related disorders: Gluten ataxia. Dig Dis. 2015;33:264–268.
[15] Boscolo S, Lorenzon A, Sblattero D, et al. Antitransglutaminase antibodies cause ataxia in mice. PLoS One. 2008;3:e1580.
[16] Hadjivassiliou M, Aeschlimann P, Strigum A, et al. Autoantibodies in gluten ataxia recognize a novel neuronal transglutaminase. Ann Neurol. 2008;64(3):332–343.
[17] Hadjivassiliou M, Aeschlimann P, Sanders DS, et al. Transglutaminase 6 autoantibodies in the diagnosis of gluten ataxia. Neurology. 2013;80:1740–1745.
[18] Hadjivassiliou M, Mäki M, Sanders DS, et al. Autoantibody targeting of brain and intestinal transglutaminase in gluten ataxia. Neurology. 2006;66(3):373–377.
[19] Hadjivassiliou M, Duker AP, Sanders DS. Gluten-related neurologic dysfunction. Handb Clin Neurol. 2014;120:607–619.
[20] Chapman RW, Laidlow JM, Colin-Jones D, Eade OE, Smith CL. Increased prevalence of epilepsy in celiac disease. British Medical Journal. 1978;2(6132):250–251.
[21] Gobbi G, Bouquet F, Greco L, et al. Coeliac disease, epilepsy and cerebral calcification. Lancet. 1992;340:439–443.
[22] Holmes GKT. Non-malignant complications of coeliac disease. Acta Paediatrica 1996; Suppl 412: 68–75.
[23] Cronin CC, Jackson LM, Feighery C, et al. Celiac disease and epilepsy. Quarterly Journal of Medicine. 1998;91:303–308.
[24] Arroyo HA, De Rosa S, Ruggieri V, de Dávila MT, Fejerman N; Argentinean Epilepsy and Celiac Disease Group. Epilepsy, occipital calcifications, and oligosymptomatic celiac disease in childhood. J Child Neurol. 2002 Nov;17(11):800–6.
[25] Zelnik N, Pacht A, Obeid R, Lerner A. Range of neurologic disorders in patients with celiac disease. Pediatrics. 2004;113(6):1672–1676.
[26] Gobbi G. Coeliac disease, epilepsy and cerebral calcifications. Brain Development. 2005;27(3):189–200.
[27] Lionetti E, Francavilla R, Pavone P, et al. The neurology of coeliac disease in childhood: what is the evidence? A systematic review and meta-analysis. Developmental Medicine & Child Neurology. 2010;52:700–707.
[28] Ludvigsson JF, Zingone F, Tomson T, Ekbom A, Ciacci C. Increased risk of epilepsy in biopsy-verified celiac disease: A population-based cohort study. Neurology. 2012;78:1401–1407.
[29] Pratesi R, Gandolfi L, Martins RC, et al. Is the prevalence of celiac disease increased among epileptic patients? Arquivos de Neuro-Psiquiatria. 2003;61:330–334.
[30] Emami MH, Karimi S, Kouhestani S, Hashemi M, Taheri H. Diagnostic accuracy of IgA anti-tissue transglutaminase in patients suspected of having coeliac disease in Iran. Journal of Gastrointestinal and Liver Diseases. 2008;17:141–146.
[31] Johnson AM, Dale RC, Wienholt L, et al. Coeliac disease, epilepsy, and cerebral calcifications: association with TG6 autoantibodies. Dev Med Child Neurol. 2013;55(1):90–93.
[32] Hadjivassiliou M, Grunewald RA, Davies-Jones GA. Gluten sensitivity as a neurological illness. Journal of Neurology, Neurosurgery, and Psychiatry. 2002;72(5):560–563.

[33] Arnone JM, Conti RP. Neuropsychiatric features of celiac disease. International Journal of Celiac Disease. 2015;3(3):77–83.
[34] Cicarelli G, Della Rocca G, Amboni M, et al. Clinical and neurological abnormalities in adult celiac disease. Neurological Sciences. 2003;24(5):311–317.
[35] Hadjivassiliou M, Chattopadhyay AK, Davies-Jones GAB, et al. Neuromuscular disorder as a presenting feature of coeliac disease. Journal of Neurology, Neurosurgery, and Psychiatry. 1997;63(6):770–775.
[36] Chin RL, Sander HW, Brannagan TH. Celiac neuropathy. Neurology. 2003;60:1581–1585.
[37] Chin RL, Latov N. Peripheral neuropathy and celiac disease. Current Treatment Options in Neurology. 2005;7(1):43–48.
[38] Lerner A, Makhoul BF, Eliakim R. Neurological manifestations of celiac disease in children and adults. European Neurological Journal. 2012;4:15–20.
[39] Hadjivassiliou M, Rao DG, Wharton SB, et al. Sensory ganglionopathy due to gluten sensitivity. Neurology. 2010;75(11):1003–1008.
[40] Thawani SP, Brannagan TH III, Lebwohl B, Green PHR, Ludvigsson JF. Risk of neuropathy among 28,232 patients with biopsy-verified celiac disease. JAMA Neurol. 2015;72(7):806–811.
[41] Gabrielli M, Cremonini F, Fiore G, et al. Association between migraine and celiac disease: results from a preliminary case control and therapeutic study. Am J Gastroenterol. 2003;98:625–629.
[42] van Hemert S, Breedveld AC, Rovers JM, et al. Migraine associated with gastrointestinal disorders: review of the literature and clinical implications. Front Neurol. 2014;5:241.
[43] Camara-Lemarroy CR, Rodriguez-Gutierrez R, Monreal-Robles R, Marfil-Rivera A. Gastrointestinal disorders associated with migraine: a comprehensive review. World J Gastroenterol. 2016;22:8149–60.
[44] Dimitrova AK, Ungaro RC, Lebwohl B, et al. Prevalence of migraine in patients with celiac disease and inflammatory bowel disease. Headache. 2013;53:344–55.
[45] Rahmoune H, Boutrid N. Migraine, celiac disease and intestinal microbiota. Pediatr Neurol Briefs. 2017;31:6.
[46] Felber J, Aust D, Baas S, et al. Ergebnisse einer S2k-Konsensuskonferenz der Deutschen Gesellschaft für Gastroenterologie, Verdauungs- und Stoffwechselkrankheiten (DGVS) gemeinsam mit der Deutschen Zöliakie-Gesellschaft (DZG) zur Zöliakie, Weizenallergie und Weizensensitivität. Z Gastroenterol. 2014;52:711–43.
[47] Gadoth A, Nefussy B, Bleiberg M, et al. Transglutaminase 6 antibodies in the serum of patients with amyotrophic lateral sclerosis. JAMA Neurol. 2015;72(6):676–681.
[48] Ludvigsson JF, Mariosa D, Lebwohl B, Fang F. No association between biopsy-verified celiac disease and subsequent amyotrophic lateral sclerosis – A population-based cohort study. Eur J Neurol. 2014;21(7):976–982.
[49] Pengiran Tengah CD, Lock RJ, Unworsth DJ, Wills AJ. Multiple sclerosis and occult gluten sensitivity. Neurology. 2004;22:2326–2327.
[50] Salvatore S, Finazzi S, Ghezzi A, et al. Multiple sclerosis and celiac disease: is there an increased risk? Mult Scler 2004: 10: 711–712.
[51] Borhani-Haghighi A, Ansari N, Mokhtari M, Geramizadeh B, Lankarani KB. Multiple sclerosis and gluten sensitivity. Clin Neurol Neurosurg. 2007;109:651–653.
[52] Rodrigo L, Hernández-Lahoz C, Fuentes D, et al. Prevalence of celiac disease in multiple sclerosis. BMC Neurol. 2011;11:31.
[53] Nicoletti A, Patti F, Lo Fermo S, et al. Frequency of celiac disease is not increased among multiple sclerosis patients. Mult Scler. 2008;14:698–700.
[54] Salvatore S, Tozzo A, Nespoli L. Celiac Disease in Multiple Sclerosis: A Controversial Issue. Int J Neurol Neurother. 2014;1:1

[55] Rodrigo L, Hernández-Lahoz C, Fuentes D, et al. Randomised clinical trial comparing the efficacy of a gluten-free diet versus a regular diet in a series of relapsing-remitting multiple sclerosis patients. Int J Neurol Neurother. 2014;1:2.
[56] Lorand L, Graham RM. Transglutaminases: crosslinking enzymes with pleiotropic functions. Nat Rev Mol Cell Biol. 2003;4:140–156.
[57] Iismaa SE, Mearns BM, Lorand L, Graham RM. Transglutaminases and disease: lessons from genetically engineered mouse models and inherited disorders. Physiol Rev. 2009;89:991–1023.
[58] Odii BO, Coussons P. Biological functionalities of transglutaminase 2 and the possibility of its compensation by other members of the transglutaminase family. The Scientific World Journal. 2014. Article ID 714561
[59] Stenberg R, Hadjivassiliou M, Aeschlimann P, Hoggard N, Aeschlimann D. Anti-transglutaminase 6 antibodies in children and young adults with cerebral palsy. Autoimmune Diseases. 2014;2014. Article ID 237107
[60] Dohan FC, Grasberger JC, Lowell FM, Johnston HT, Arbegast AW. Relapsed schizophrenics: More rapid improvement on a milk- and cereal-free diet. British Journal of Psychiatry. 1969;115:595–596.
[61] Dohan FC, Grasberger JC. Relapsed schizophrenics: Earlier discharge from the hospital after cereal-free, milk-free diet. American Journal of Psychiatry. 1973;130:685–688.
[62] Reichelt KL, Landmark J. Specific IgA antibody increases in schizophrenia. Biological Psychiatry. 1995;37:410–413.
[63] Jin SZ, Wu N, Xu Q, et al. A study of circulating gliadin antibodies in schizophrenia among a Chinese population. Schizophrenia Bulletin. 2012;38(3):514–518.
[64] Dohan FC, Harper EH, Clark MH, Rodriguez RB, Zigas V. Is schizophrenia rare if grain is rare? Biological Psychiatry. 1984;19:383–399.
[65] Dickerson F, Stallings C, Origoni A, et al. Markers of gluten sensitivity and celiac disease in recent-onset psychosis and multi-episode schizophrenia. Biol Psychiatry. 2010 Jul 1;68(1):100–4.
[66] Lachance LR, McKenzie K. Biomarkers of gluten sensitivity in patients with non-affective psychosis: a meta-analysis. Schizophr Res. 2014;152(2–3):521–527.
[67] Cascella NG, Santora D, Gregory P, et al. Increased prevalence of transglutaminase 6 antibodies in sera from schizophrenia patients. Schizophr Bull. 2013;39(4):867–871.
[68] Ludvigsson JF, Reichenberg A, Hultman CM, Murray JA. A Nationwide study of the association between celiac disease and the risk of autistic spectrum disorders, JAMA Psychiatry. 2013;70(11):1224–1230.
[69] Sethi A, Hughes P. Celiac disease and attention deficit hyperactivity disorder: A systematic review of the literature. J Family Med Community Health. 2015;2(8):1069.

5.3 Weizenallergie

Unter einer Weizenallergie versteht man eine allergische Reaktion auf Weizenbestandteile, die den Respirationstrakt, den Gastrointestinaltrakt und die Haut betrifft.

Klinische Symptomatik

Die allergische Symptomatik kann Mund und Rachen (Schwellung, Juckreiz, Kratzgefühl im Hals), Lunge (Atemnot, Asthma ‚Bäckerasthma‘) und Gastrointestinaltrakt (Krämpfe, Übelkeit, Erbrechen, Blähungen, Durchfall) betreffen, Spätreaktionen können sich an der Haut als atopisches Ekzem oder chronische Urticaria manifestieren [1–3]. Das Bäckerasthma ist eine gut charakterisierte allergische Reaktion auf die Inhalation von Weizenmehlstaub und gilt als eine der häufigsten berufsbedingten asthmatischen Erkrankungen. Bei der *wheat-dependent exercise-induced anaphylaxis* (WDEIA) können nach Glutenzufuhr mit der Nahrung und vermehrter körperlicher Aktivität eine generalisierte Urticaria, schwere allergische Reaktionen bis hin zum anaphylaktischen Schock auftreten. Die Kombination einer Aufnahme von Gluten mit der Nahrung und einer erhöhten körperlichen Aktivität ist bei der WDEIA entscheidend, jeder einzelne Faktor allein löst keine allergischen Reaktionen aus [4]. Neben vermehrter körperlicher Aktivität kann auch Aspirin in Kombination mit weizenhaltiger Nahrung eine WDEIA auslösen [5]. Die Prävalenz einer Weizenallergie lag in verschiedenen Studien zwischen 0,5 und 9 % [6,7]. Ob die Prävalenz der Weizenallergie altersabhängig ist und mit zunehmendem Lebensalter abnimmt, ist umstritten [7,8]. Unter den Nahrungsmitteln ist Weizen neben Milch, Eiern, Fisch, Schellfisch, Baumnüssen, Erdnüssen und Sojabohnen eines der acht häufigsten Nahrungsallergene, die zusammen etwa 90 % aller Nahrungsmittelallergien ausmachen [9,10].

Eine Sonderform ist die eosinophile Ösophagitis, bei der neben anderen Nahrungsmittelallergenen im Kindesalter auch Weizen ein Auslöser sein kann [11,12]. Statt aufwendiger individueller Testung der auslösenden Nahrungsmittelallergene hat sich eine 6-Food-Eliminationsdiät in der Behandlung der eosinophilen Ösophagitis bewährt [12]. Oft lässt eine im Kindesalter bestehende Weizenallergie im Laufe der Jahre nach, bei Jugendlichen und Erwachsenen lassen sich nur selten noch Antikörper gegen Weizen nachweisen [6–8].

Die Symptomatik gastrointestinaler Formen der Weizenallergie beinhaltet Bauchschmerzen, Blähungen, Durchfall u. a. m. und ist klinisch nicht eindeutig von der Symptomatik bei Zöliakie oder Reizdarmsyndrom zu unterscheiden. Die Kombination gastrointestinaler Beschwerden mit Nesselsucht, atopischer Dermatitis, Urticaria, Rhinitis oder anaphylaktischen Reaktionen kann für eine allergische Triggerung der Symptome sprechen.

Pathogenese

Bei der Weizenallergie spielen pathophysiologisch IgE-vermittelte und/oder T-Zell-vermittelte Reaktionen gegen verschiedene Weizenproteine (u. a. omega-5-Gliadin, gamma-Gliadin, alpha- und beta-Amylasen, Amylase-Trypsin-Inhibitoren (ATIs), Thioredoxin und Lipid-Transfer-Protein) eine Rolle. Während beim Bäckerasthma Amylase-Trypsin-Inhibitoren das bedeutenste Allergen darstellen [13], spielen bei der *wheat-dependent exercise-induced anaphylaxis* (WDEIA) omega-5-Gliadine die entscheidende Rolle [14]. Bestimmte Epitope der omega-5-Gliadine (QQIPQQQ, QQFPQQQ, QQSPEQQ und QQSPQQQ) und Epitope in Glutenin-Untereinheiten mit hohem Molekulargewicht (QQPGQ, QQPGQGQQ und QQSGQG in *HMW glutenin subunits*) binden IgE-Immunglobulin und triggern die allergische Kaskade [13]. Sowohl vermehrte körperliche Aktivität als auch Aspirin könnten die Aufnahme unzureichend abgebauter Allergene im Gastrointestinaltrakt begünstigen [5].

Diagnostik

Diagnostisch wegweisend ist der Nachweis von IgE-spezifischen Weizen-Antikörpern und/oder ein positiver Prick-Test auf Weizen [1–3]. Der prädiktive Wert eines positiven Tests ist jedoch geringer als 75 %. In vielen Fällen ist daher ein Belastungstest mit Gluten-Aufnahme in Kombination mit körperlicher Aktivität oder Aspirin-Einnahme erforderlich, um die Diagnose *wheat-dependent exercise-induced anaphylaxis* (WDEIA) zu sichern. Ein Belastungstest ist nicht ungefährlich und muss unter strenger klinischer Kontrolle erfolgen, da eine anaphylaktische Reaktion auftreten kann.

Da manchen Studien gemäß die Empfindlichkeit gegenüber Weizen mit zunehmendem Lebensalter nachlässt, wurde – unabhängig von der IgE-Konzentration – eine periodische Wiederholung eines Belastungstest gegen Weizen empfohlen [2]. Anderen Studien zufolge gibt es Weizenarten mit geringerer allergener Potenz, die von Patienten mit Weizenallergie besser toleriert werden könnten [15,16].

Literatur

[1] Tatham AS, Shewry PR. Allergens in wheat and related cereals. Clin Exp Allergy. 2008;38:1712–1726.

[2] Keet CA, Matsui EC, Dhillon G, Lenehan P, Wood RA. The natural history of wheat allergy. Ann Allergy Asthma Immunol. 2009;102(5):410–415.

[3] Felber J, Aust D, Baas S, et al. Ergebnisse einer S2k-Konsensuskonferenz der Deutschen Gesellschaft für Gastroenterologie, Verdauungs- und Stoffwechselkrankheiten (DGVS) gemeinsam mit der Deutschen Zöliakie-und Weizensensitivität. Z Gastroenterol. 2014;52:711–43.

[4] Morita E, Kunie K, Matsuo H. Food-dependent exercise-induced anaphylaxis. J Dermatol Sci. 2007;47:109–117.

[5] Matsuo H, Morimoto K, Akaki T, et al. Exercise and aspirin increase levels of circulatory gliadin peptides in patients with wheat-dependent exercise-induced anaphylaxis. Clin Exp Allergy. 2005;35:461–466.

[6] Zuidmeer L, Goldhan K, Rona RJ, et al. The prevalence of plant food allergies: a systematic review. J Allergy Clin Immunol. 2008;121(5):1210–1218.e1214

[7] Matricardi PM, Bockelbrink A, Beyer K, et al. Primary versus secondary immunoglobulin E sensitation to soy and wheat in the Multi-Centre Allergy Study cohort. Clin Exp Allergy. 2008;38(3):493–500.

[8] Ostblom E, Lilja G, Pershagen G, van Hage M, Wickman M. Phenotypes of food hypersensitivity and development of allergic diseases during the first 8 years of life. Clin Exp Allergy. 2008;38(8):1325–1332.

[9] US Food and Drug Administration: Food Allergen Labeling and Consumer Protection Act of 2004. www.fda.gov/food/labelingnutrition/FoodAllergensLabeling/GuidanceComplianceRegulatoryInformation/ucm106187.htm

[10] Inomata N. Wheat allergy. Curr Opin Allergy Clin Immunol. 2009;9(3):238–243.
[11] Pineton de Chambrun G, Desreumaux P, Cortot A. Eosinophilic enteritis. Dig Dis. 2015;33:183–189.
[12] Leiß O. Eosinophile Ösophagitis – klinische Symptomatik, Diagnostik, diätetische und medikamentöse Therapie. Verdauungskrankheiten. 2016;34:175–185.
[13] Wieser H, Koehler P, Konitzer K. Celiac Disease and Gluten – Multidisciplinary Challenges and Opportunities. Amsterdam/Boston: Academic Press, Elsevier inc.; 2014. 4.5.3. Wheat Allergy. pp.26.
[14] Matsuo H, Morita E, Tatham AS, et al. Identification of the IgE-binding epitope in omega-5-gliadin, a major allergen in wheat-dependent exercise-induced anaphylais. J Biol Chem. 2004;279:12135–40.
[15] Spaenij-Dekking L, Kooy-Winkelaar Y, van Veelen P et al. Natural variation in toxicity of wheat: potential for selection of nontoxic varieties for celiac disease patients. Gastroenterology. 2005;129:797–806.
[16] Nakamura A, Tanabe S, Watanabe J, Makino T. Primary screening of relatively less allergenic wheat varieties. J Nutr Sci Vitaminol (Tokyo) 2005;51(3):204–206.

5.4 *Non-celiac wheat sensitivity* (NGWS) / Weizensensitivität

5.4.1 Neues Krankheitsbild Weizensensitivität

Schon 1980 wurde über eine Gluten-sensitive Durchfallerkrankung ohne Nachweis einer Zöliakie und 2000 über Getreideunverträglichkeit als nicht für Zöliakie spezifisch berichtet. Wahnschaffe et al. haben 2001 eine Subgruppe von Patienten mit Reizdarmsyndrom charakterisiert [1], die von einer glutenfreien Ernährung profitierte [2]. Erst in den vergangenen 5 Jahren ist jedoch Bewegung ins ‚Niemandsland' zwischen Zöliakie und Reizdarm [3] gekommen. 2011–2012 wurde in Konsenskonferenzen internationaler Zöliakie-Experten das Spektrum der bisherigen Gluten-bezogenen Erkrankungen Zöliakie und Weizenallergie um ein neues Krankheitsbild, die Glutensensitivität (*non-celiac gluten sensitivity* (NCGS) [4–8] oder besser Weizensensitivität (*non-celiac wheat sensitivity* (NCWS) [9,10], erweitert, das sich von der Zöliakie genetisch, serologisch und bioptisch unterscheidet. Unter dem Begriff Weizensensitivität werden diffuse allgemeine Beschwerden (wie Abgeschlagenheit, Kopf- und Gliederschmerzen, depressive Stimmung), die von Patienten auf die Einnahme von Weizenprodukten oder glutenhaltigen Nahrungsmitteln zurückgeführt werden, und Reizdarm-ähnliche Beschwerden wie Völlegefühl, Bauchschmerzen und Durchfälle zusammengefasst. Die Beschwerden treten Stunden bis Tage nach Aufnahme von glutenhaltigen Getreideprodukten auf und bessern sich Stunden bis Tage nach Einhalten einer glutenfreien Ernährung [4–14]. Tabelle 5.4 fasst differenzialdiagnostische Aspekte der Weizensensitivität in der Abgrenzung zur Zöliakie und Weizenallergie zusammen [15].

Während in der Pathogenese der Zöliakie ein Zusammenspiel von angeborener und erworbener Immunantwort eine Rolle spielt [15,16], ist in der Genese der Weizensensitivität nur das angeborene Immunsystem von Bedeutung [16]. Uhde et al.

Tab. 5.4.1: Charakteristika von Zöliakie, Weizensensitivität und Weizenallergie (modifiziert, nach Fasano und Catassi [15], ergänzt um Therapieoptionen).

Aspekt	Zöliakie	Weizensensitivität	Weizenallergie
Auftreten von Symptomen	Wochen bis Jahre	Stunden bis Tage	Minuten bis Stunden
Pathophysiologie	autoimmun angeborenes und erworbenes Immunsystem	weder autoimmun, noch allergisch immunvermittelt? angeborenes Immunsystem	allergisch
bester initialer Test	tTG-IgA-Antikörper	z. Zt. kein spezif. Marker, Ausschlussdiagnose	Prick-Test der Haut
bester Bestätigungstest	Dünndarm-Biopsie	doppel-blinde, Plazebo-kontrollierte orale Belastung mit Gluten (Salerno-Konsensus)	orale Belastung mit Weizen
Histologie	Marsh 2, 3a–3c	normal bis Marsh 1	ggf. Eosinophilie in Lamina propria
Komplikationen	koexistierende Erkrankungen; Langzeit-Komplikationen	nicht bekannt	allerg. Diathese; Komplikation: Anaphylaxie
Therapieoption	glutenfreie Diät	glutenfreie Diät oder FODMAP-arme Diät	Meiden von Weizen und Weizenprodukten

konnten kürzlich im Serum von Patienten mit Weizensensitivität erhöhte Spiegel von LBP (*Lipopolysaccharide-binding protein*) und löslichem CD14 (sCD14) nachweisen sowie erhöhte Spiegel von Immunglobulin IgM ung IgG-Antikörper gegen Flagellin, dem Haupteiweiß von Flagellen Gram-positiver und Gram-negativer Bakterien [17]. Ersteres spricht für eine Translokation von Bestandteilen von Mikroorganismen durch die Epithelbarriere des Dünndarms mit nachfolgender Sekretion von LBP durch gastrointestinale und hepatische Epithelzellen und eine Sekretion von sCD14 durch CD14-positive Monozyten / Makrophagen im zirkulierenden Blut, letzteres für eine – Toll-like-Rezeptor (TLR)-vermittelte – Stimulation von Makrophagen und dendritischen Zellen durch bakterielle Bestandteile. Der *fatty acid binding protein-*(*FABP*)-Spiegel als Indikator einer Schädigung der Enterozyten (siehe 3.7.7 Künftige serologische Marker) korrelierte mit der Immunantwort auf mikrobielle Bestandteile. Unter 6-monatiger glutenfreier Ernährung gingen FABP-Spiegel und Marker der angeborenen Immunantwort weitgehend zurück [17]. Dieser Studie zufolge könnten bald objektive Marker für eine Enterozytenschädigung und Aktivierung des angeborenen Immunsystems die Diagnose Weizensensitivität untermauern.

Die Frage, welche Bestandteile von Weizen für die Triggerung von gastrointestinalen und allgemeinen Beschwerden bei der Weizensensitivität von Bedeutung sind, ist derzeit unklar. Ob dies – wie bei der Zöliakie – immunogene Gluten-Peptide sind, ist offen. Es spricht jedoch einiges dafür, dass dies weizenspezifische Amylase-Trypsin-Inhibitoren (ATIs) sein könnten [18,19]. Hierauf und auf die Abgrenzung der Weizensensitivität vom Reizdarmsyndrom wird weiter unten (unter 5.5) ausführlicher eingegangen.

5.4.2 Differenzialdiagnose Zöliakie – Weizenallergie – Weizensensitivität

Die **Zöliakie** ist genetisch durch den Nachweis von HLA DQ2 oder HLA DQ8, serologisch durch Antikörper gegen Gewebstransglutaminase (IgA-anti-tTG-Ak) oder deaminierte Gliadin-Peptide (DGP) und histologisch durch eine partielle oder totale Zottenatrophie charakterisiert. Die Verdachtsdiagnose Weizenallergie beruht auf dem Nachweis spezifischer IgE-Antikörper gegen Weizen mittels Prick- und RAST-Tests, gesichert wird die Diagnose durch einen Belastungstest mit Weizen. Da es derzeit noch keine spezifischen Biomarker gibt und keine gereinigten Gluten- oder Amylase-Trypsin-Inhibitoren (ATI)-Präparate oder keine standardisierten FODMAP (fermentierbare Oligo-, Di-, Monosaccharide und Polyole)-Mischungen (s. u.) zur Provokationstestung verfügbar sind, ist die Diagnose einer Weizensensitivität letztlich eine Ausschlussdiagnose. Sie beruht auf den Angaben des Patienten, dass die Beschwerden durch Konsum von Getreideprodukte getriggert werden, dem serologischen und bioptischen Ausschluss einer Zölikie und der Besserung unter glutenfreier Ernährung. HLA-DQ2 und -DQ8, die sich bei der Zöliakie in nahezu 100 % nachweisen lassen, finden sich nur bei 50 % der Patienten mit Weizensensitivität (versus 35–40 % in der Normalbevölkerung), Antikörper gegen die Gewebstransglutaminase sind nicht nachweisbar, bei etwa 40–50 % der NCWS-Patienten finden sich IgG-anti-Gliadin-Antikörper (AGA), die heute in der Diagnostik der Zöliakie keine Rolle mehr spielen. In histologischen Untersuchungen ist die Duodenalschleimhaut unauffällig oder weist einen leicht erhöhten Gehalt an intraepithelialen Lymphozyten auf [20–25]. Die Angaben zur Häufigkeit eines erhöhten IEL-Gehalts der Duodenalschleimhaut bei Patienten mit *non-celiac wheat sensitivity* / Weizensensitivität schwanken erheblich von 22 % [23] bis 90 % [24], was mit einer suboptimalen Charakterisierung der untersuchten Patientenkollektive zusammenhängen dürfte.

Als derzeit beste Option zur Diagnostik einer Weizensensitivität wurde von Experten eine doppelt-blinde, Plazebo-kontrollierte orale Belastung mit Gluten empfohlen (Salerno-Konsensus) [26]. Die Salerno-Kriterien für eine Placebo-kontrollierte Gluten-Belastung sind jedoch kritisiert worden: Die für den Belastungstest empfohlene Glutendosis von 8 g tgl. wird als zu gering und die einwöchige Belastung bei geringer klinischer Symptomatik als zu kurz angesehen. Auch eine nur einwöchige *Wash-out-Phase* erscheint vielen als zu kurz. Als problematisch wird der hohe Nocebo-Effekt unter Plazebo angesehen (Auftreten von Symptomen unter Gabe von Plazebo), was als Hinweis dafür gilt, dass der Test alles andere als optimal ist. Ein Placebo-kontrollierter Belastungstest ist darüber hinaus in der Praxis schwer durchsetzbar.

Molina-Infante und Carroccio [27] haben kürzlich die Daten von 10 doppelblinden, Plazebo-kontrollierten Belastungsversuchen mit Gluten (an insgesamt 1.312 Personen) zusammengefasst. Die Dauer der Belastung variierte von einem Tag bis zu 6 Wochen und die Glutendosis, die täglich verabreicht wurde, von 2 bis 52 g (in 3 Studien > 8 g tgl.). Die Zusammensetzung des Plazebos variierte ebenfalls und bestand z. T. aus glutenfreien Produkten, z. T. aus Xylose, Eiweiß aus Molke, z. T. aus Stärke aus Reis oder Mais. Die meisten Studien ergaben zwar, dass eine Gluten-Belastung im Vergleich zur Belastung mit Plazebo zu einem Anstieg des Symptom-Scores führten, bei Fokussierung auf Symptome, die nur von Gluten, nicht aber von Plazebo provoziert wurden, hatten nur 38 von 231 Patienten mit Weizensensitivität (16 %) Gluten-spezifische Symptome. 40 % der Personen mit V. a. Weizensensitivität entwickelten unter Belastung mit Plazebo ähnliche oder gar verstärkte Symptome (Nocebo-Effekt). Dass über 80 % der Personen mit V. a. Weizensensitivität durch eine doppelblinde, Plazebo-kontrollierte Belastung mit Gluten diagnostisch nicht eindeutig klassifiziert werden können, unterstreicht methodologische Schwächen des Tests und die Heterogenität der untersuchten Patientenkollektive [27]. Von ‚Goldstandard' für die Diagnostik der Weizensensitivität kann daher nicht die Rede sein. Es bleibt weiterhin offen, ob dem Symptomkomplex eher eine Intoleranz von Kohlenhydraten (Fermentierung von FODMAPs durch das intestinale Mikrobiom) oder eine Sensitivität gegenüber Gluten oder ATIs (Immunantwort auf in der Nahrung enthaltene Antigene) zugrunde liegt.

Aspekte zur Differenzialdiagnose Zöliakie versus Weizensensitivität sind in Tabelle 5.4.2.1 zusammengefasst, ein diagnostischer Algorithmus ist in Abbildung 5.4.2.1 dargestellt.

Tab. 5.4.2.1: Differenzialdiagnose Zöliakie versus Weizensensitivität (modifiziert nach Volta et al. [7] = a, unter Einbeziehung von Befunden von Kabbani et al. [8] = b).

	Zöliakie	**Weizensensitivität**
Prävalenz in der Bevölkerung	1 %	noch genauer zu ermitteln (Bereich 0,63 %–6 %)
Dauer	permanent	unbekannt
hauptsächl. Immungenese	angeborene und adaptive Immunität	angeborene Immunität (vermutlich gegen ATIs)
Alter bei Auftreten	jedes Alter	Erwachsenenalter
Geschlechtsverhältnis	a) w : m = 2 : 1 b) w : m = 3 : 1	a) w : m = > 3 : 1 b) w : m = ca. 4 : 1
Zeitintervall zwischen Gluten-Aufnahme und Symptomen	Wochen bis Jahre	Stunden bis Tage
klinische Symptomatik	intestinal und extraintestinal	intestinal und extraintestinal (hauptsächlich psychologisch)
Biomarker	tTG-Ak, EMA, anti-DGP-Ak	keine (in 40–50 % positive IgG-AGA)
Genetik	HLA-DQ2 u. -DQ8 gekoppelt	keine bekannte genetische Assoziation
Histologie der Duodenal-Schleimhaut	partielle oder totale Zottenatrophie (Marsh (2)–3)	normal–gering erhöhter IEL-Gehalt (Marsh 0–Marsh 1)
Familienassoziation	3–17 % der erstgradig Verwandten haben eine Sprue	unbekannt, aber > 19 % der NCGS-Patienten haben einen Verwandten mit Sprue
Autoimmunerkrankungen	a) bei 10–25 % der Sprue-Pat. b) 28,7 %	a) unbekannt, b) 12 %
mögliche Folgekrankheiten/Komplikationen	refraktäre Sprue, Lymphom, Dünndarmkarzinom (< 1 %)	unbekannt, (längeres Follow-up nötig)
Nährstoffmangel	b) 57,4 %	b) 18,4 %

Eisenmangel	b) 20 von 101	b) 3 von 125
Vitamin-B12-Mangel	b) 5 von 101	b) 1 von 125
Zinkmangel	b) 3 von 101	b) 0 von 125
mäßiger Vitamin-D-Mangel	b) 20 von 101	b) 19 von 125
schwerer Vitamin-D-Mangel	b) 30 von 101	b) 1 von 125
Personen mit 2 oder mehr Mangelzuständen	b) 20 von 101	b) 1 von 125

AGA = anti-Gliadin-Antikörper, DGP = deaminierte Gliadinpeptide, IEL = intraepitheliale Lymphozyten, NCGS = non-celiac gluten sensitivity, tTG = tissue transglutaminas

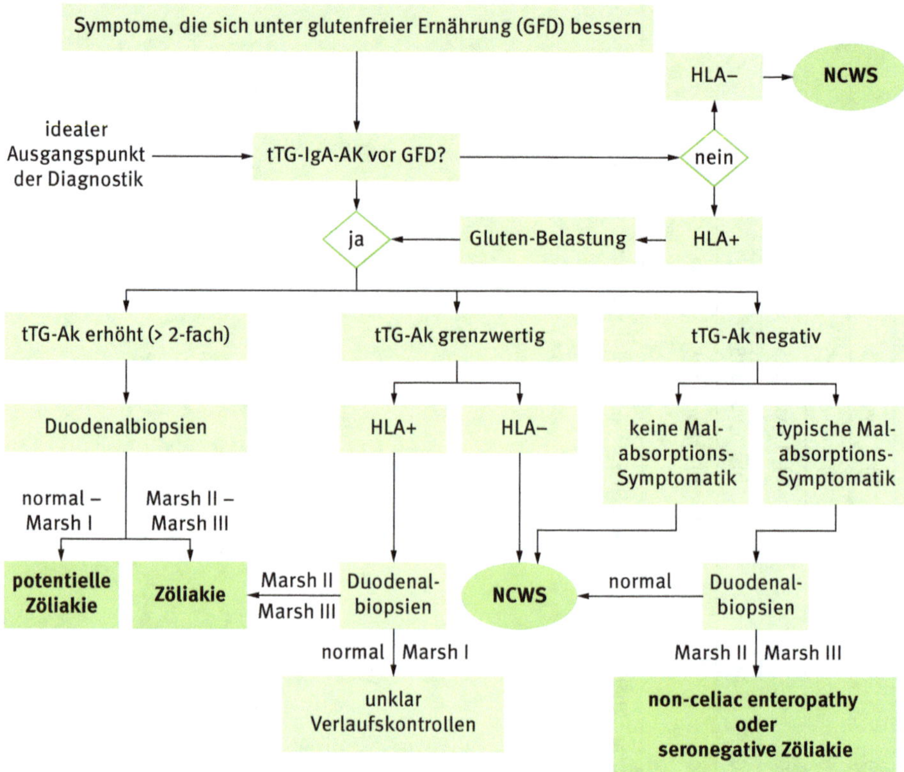

Abb. 5.4.2.1: Diagnostischer Algorithmus in der Differenzialdiagnose Zöliakie–Weizensensitivität (NCWS) (modifiziert nach Kabbani et al. [8]).

Literatur

[1] Wahnschaffe U, Ullrich R, Riecken EO, Schulzke JD. Celiac disease-like abnormalities in a subgroup of patients with irritable bowel syndrome. Gastroenterology. 2001;121:1329–1338.

[2] Wahnschaffe U, Schulzke JD, Zeitz M, Ullrich R. Predictors of clinical response to gluten-free diet in patients diagnosed with diarrhea-predominant irritable bowel syndrome. Clin Gastroenterol Hepatol. 2007;5:844–850.

[3] Verdu EF, Armstrong D, Murray JA. Between celiac disease and irritable bowel syndrome: the 'no man's land' of gluten sensitivity. Am J Gastroenterol. 2009;104:1587–1594.

[4] Sapone A, Bai JC, Ciacci C, et al. Spectrum of gluten-related disorders: Consensus on a new nomenclature and classification. BMC Med. 2012;10:13.

[5] Catassi C, Bai JC, Bonaz B, et al. Non-coeliac gluten sensitivity: the new frontier of gluten related disorders. Nutrients. 2013;5:3839–53.

[6] Ludvigsson JF, Leffler DA, Bai JC, et al. The Oslo definitions for coeliac disease and related terms. Gut. 2013;62:43–52.

[7] Volta U, Caio G, Tovoli F, De Giorgio R. Non-celiac gluten sensitivity: questions still to be answered despite increasing awareness. Cellular & Molecular Immunology. 2013;10:383–92.

[8] Kabbani TA, Vanga RR, Leffler DA, et al. Celiac disease or non-celiac gluten sensitivity? An approach to clinical differential diagnosis. Am J Gastroenterol. 2014;109:741–746.
[9] Carrochio A, Giovambattista R, Mansueto P. Non-celiac wheat sensitivity is a more appropriate label than non-celiac gluten sensitivity. Gastroenterology. 2014;146:320–321.
[10] Volta U, Bardella MT, Calabro A et al. An Italian prospective multicenter survey on patients suspected of having non-celiac gluten sensitivity. BMC Medicine. 2014;12:85.
[11] Lebwohl B, Ludvigsson JF, Green PHR. Celiac disease and non-celiac gluten sensitivity. BMJ. 2015;351;h4347
[12] Molina-Infante J, Santolaria S, Sanders DS, Fernandes-Banares F. Systematic review: noncoeliac gluten sensitivity. Aliment Pharmacol Ther. 2015;41:807–820.
[13] Fasano A, Sapone A, Zevallos V, Schuppan D. Noncoeliac gluten sensitivity. Gastroenterology. 2015;148(6):1195–1204.
[14] De Giorgio R, Volta U, Gibson PR. Sensitivity to wheat, gluten and FODMAPs in IBS: facts or fiction? Gut. 2016;65:169–178.
[15] Fasano A, Catassi C. Celiac disease. N Engl J Med. 2012;367:2419–2426.
[16] Green PH, Lebwohl B, Greywoode R. Celiac disease. J Allergy Clin Immunol. 2015;135:1099–1106.
[17] Uhde M, Ajamian M, Caio G, et al. Intestinal cell damage and systemic immune activation in individuals reporting sensitivity to wheat in the absence of coeliac disease. Gut. 2016;65:1930–137.
[18] Junker Y, Zeissig S, Kim SJ, et al. Wheat amylase trypsin inhibitors drive intestinal inflammation via activation of toll-like receptor. J Exp Med. 2012;209:2395–2408.
[19] Zevallos VF, Raker V, Tenzer S, et al. Nutritional wheat amylase-trypsin inhibitors promote intestinal inflammation via activation of myeloid cells. Gastroenterology. 2017;152:1100–1113.e12
[20] Hammer ST, Greenson JK. The clinical significance of duodenal lymphocytosis with normal villous architecture. Arch Pathol Lab Med. 2013;137:1216–19.
[21] Brown I, Mino-Kenudson M, Deshpande V, et al. Intraepithelial lymphocytosis in architecturally preserved proximal small intestinal mucosa: an increasing diagnostic problem with a wide differential diagnosis. Arch Pathol Lab Med. 2006;130:1020–1025.
[22] Bao F, Green PH, Bhagat G. An update on celiac disease histopathology and the road ahead. Arch Pathol Lab Med. 2012;136:735–745.
[23] Losurdo G, Piscitelli D, Giangaspero A, et al. Evolution of nonspecific duodenal lymphocytosis over 2 years of follow-up. World J Gastroenterol. 2015;21(24):7545–7552.
[24] Lauwers GY, Fasano A, Brown IS. Duodenal lymphocytosis with no or minimal enteropathy: much ado about nothing? Modern Pathology. 2015;28:S22–S29.
[25] Ierardi E, Losurdo G, Iannone A, et al. Lymphocytic duodenitis or microscopic enteritis and gluten-related conditions: what needs to be explored? Ann Gastroenterol. 2017;30:380–392.
[26] Catassi C, Elli L, Bonaz, et al. Diagnosis of non-celiac gluten sensitivity (NCGS): the Salerno Experts' Criteria. Nutrients. 2015;7:4966–4977.
[27] Molina-Infante J, Carroccio A. Suspected nonceliac gluten sensitivity confirmed in few patients after gluten challenge in double-blind, placebo-controlled trials. Clin Gastroenterol Hepatol. 2017;15:339–348.

5.5 Reizdarmsyndrom und Gluten – Stand der Diskussion

In die alte Frage zur Rolle von Nahrungsmitteln in der Genese des Reizdarmsyndroms (RDS) ist neue Bewegung gekommen [1–6]. Die Arbeiten von Wahnschaffe et al. [7,8] haben eine Subgruppe von RDS-Patienten charakterisiert, bei denen eine glutenfreie Ernährung Linderung bringen kann. Biesiekierski et al. haben kürzlich bei Patienten mit Weizensensitivität (und sicherem Ausschluss einer Zöliakie) unter glutenfreier Ernährung eine doppelblinde Belastung mit Gluten durchgeführt und konnten eindeutig Beschwerden auslösen [9]. In einer weiteren Untersuchung, in der die Patienten mit Weizensensitivität eine FODMAP (= fermentierbare Oligo-, Di-, Monosaccharide und Polyole)-arme Ernährung einhielten, hatte eine Belastung mit weitgehend kohlenhydratfreiem Gluten keinen Effekt auf die Beschwerdesymptomatik [10]. Danach scheinen in der Genese der Beschwerden eher Fruktane eine Rolle zu spielen. Das aus den Kohlenhydratintoleranzen (Laktoseintoleranz, Fruktosemalabsorption) entwickelte, erweiterte FODMAP-Konzept hat sich als effektive Therapie beim RDS bewährt [3,5,11–14]. Im FODMAP-Konzept spielen die bisher vernachlässigten Fruktooligosaccharide und Fruktane in Getreideprodukten [15] eine wichtige Rolle.

Aktuelle Befunde der Arbeitsgruppe von Schuppan et al. [16,17] sprechen dafür, dass in der Eiweißgruppe der Glutene neben den Gliadinen andere Eiweiße, speziell Amylase-Trypsin-Inhibitoren (ATI), immunstimulierende Effekte auf das angeborene Immunsystem aufweisen. Im Zellkultur- und im Maus-Modell stimulieren ATI die angeborene Immunität, führen zu vermehrter Interleukinproduktion durch Makrophagen und dendritische Zellen und könnten sowohl ein Puzzleteil in der komplexen Immungenese der Zöliakie (Zusammenspiel der angeborenen und erworbenen Immunität) darstellen als auch ein Puzzlestein in der Genese andere Erkrankungen wie chronisch-entzündlicher Darmerkrankungen oder der Weizensensitivität [16]. Der ATI-Gehalt glutenhaltiger und glutenfreier Nahrungsmittel in unverarbeiteter Form (Weizen, Roggen, Gerste, Quinoa, Amaranth, Soja, Reis, ...) oder verarbeiteter Form als Brot, Gebäck, Pizza oder Nudeln variiert beträchtlich. Glutenhaltige Nahrungsmittel weisen bis zu 100-mal höhere Toll-like-Rezeptoren stimulierende ATI-Konzentrationen auf als glutenfreie Nahrungsmittel. Die Bioaktivität der ATI ist auch in verarbeiteten / gebackenen Produkten erhalten. Interessant ist, dass die meisten alten Weizensorten (wie Einkorn und Emmer) eine geringere Bioaktivität zeigten im Vergleich zu modernen hexaploiden Weizenarten [17].

Tabelle 5.5.1 gibt eine tabellarische Übersicht über diverse Bestandteile eines Weizenkorns, ihre pflanzliche Funktion und ihre mögliche Bedeutung in der Genese Weizenabhängiger gastrointestinaler Beschwerden [17]. Abbildung 5.5.1 fasst die Diskussion um mögliche Trigger in der Genese des Reizdarmsyndroms und der Subgruppe von Patienten mit Weizensensitivität schematisch zusammen.

Inwieweit Nahrungsmittelallergien in der Genese des RDS eine Rolle spielen, ist nach wie vor unklar [1–6]. In allergologischen Untersuchungen fanden Corrachio et al. bei > 20 % der Reizdarm-Patienten Reaktionen auf Weizen, die klinische Symptomatik besserte sich unter entsprechender Eliminationsdiät [22]. Kürzlich konnte mittels konfokaler Lasermikroskopie bei endoskopischer Testung typischer, Allergien auslösender Nahrungsmittel wie Kuhmilch, Weizen, Hefe und Soja ein

Tab. 5.5.1: Bestandteile eines Weizenkorns, biologische Funktion und mögliche Krankheitsassoziation (modifiziert nach Gibson et al. [17]).

Nährstoff-gruppe	Fraktion	Anteil	Lokalisation	Funktion	biologischer Effekt / Krankheitsassoziation
Proteine	Glutenine Gliadine	72–75 % der Gesamtproteine	stärkehaltiges Endosperm	Speicherfunktion im mehligen Endosperm, (Bildung von Teig)	Nahrungsmittelallergie, Zöliakie, Bäckerasthma, atopische Dermatitis, WDEIA
	Albumine Globuline	25–28 % der Gesamtproteine	Kornhülle, Aleuronschicht, Keim	Enzyme, Enzyminhibitoren mit metabolischer und protektiver Funktion	Bäckerasthma, Nahrungsmittelallergie, WDEIA
				– ATI – WGA	Aktivierung des angeborenen Immunsystems proentzündlich, erhöht epitheliale Permeabilität
	Peptide (nach erfolgter Verdauung im Darm)				opoid-ähnliche Aktivität (Exorphine)
Kohlen-hydrate	Stärke (alpha-Glukane) – Amylose – Amylopectine	 20–30 % 70–80 %	stärkehaltiges Endosperm	Speicherung, Ernährung	bedeutende Ernährungsquelle für den Menschen
	nicht-Stärke Polysaccharide – Arabinoxylane – Zellulose (beide unlöslich) – beta-Glukane (löslich)	Weizenkleie: 70 % 24 % 6 %	Zellwände äußere → innere Schichten, Kleie → Endosperm	strukturelle Funktionen	laxierender Effekt, Cholesterinsenkung, Besserung des Metabolischen Syndroms, Darmkrebs-Prävention
	Fruktane	–	mehliges Endosperm	Speicherung; Widerstand gegen Kältestress u. Trockenheit	präbiotischer Effekt; Triggerung gastrointest. Symptome (ungünstig)

Tab. 5.5.1 (fortgesetzt)

Nährstoff-gruppe	Fraktion	Anteil	Lokalisation	Funktion	biologischer Effekt / Krankheitsassoziation
Lipide	Triglyzeride, Phospholipide, Glycolipide	0,5–3 % des gesamten Korns	Keim, Aleuronschicht, Endosperm	Ernährung; strukturelle Funktionen	
Lignin	komplexe Polymere von aromatischen Alkoholen	–	Zellwände	mechanische Fäden, Wasser-Übertragung	
andere	Mineralien, Vitamine, Phytate, Polyphenole und andere	–	konzentriert in äußeren Schichten	Ernährungsfunktionen; Phytate: Speicherung von Phosphor	Phytate reduzieren die Bioverfügbarkeit von Zink, Magnesium, Eisen und Kalzium

Erläuterungen: ATI = Amylase trypsin inhibitor, WDEIA = *wheat-dependend exercise-induced anaplylaxis, WGA = wheat germ agglutinin*

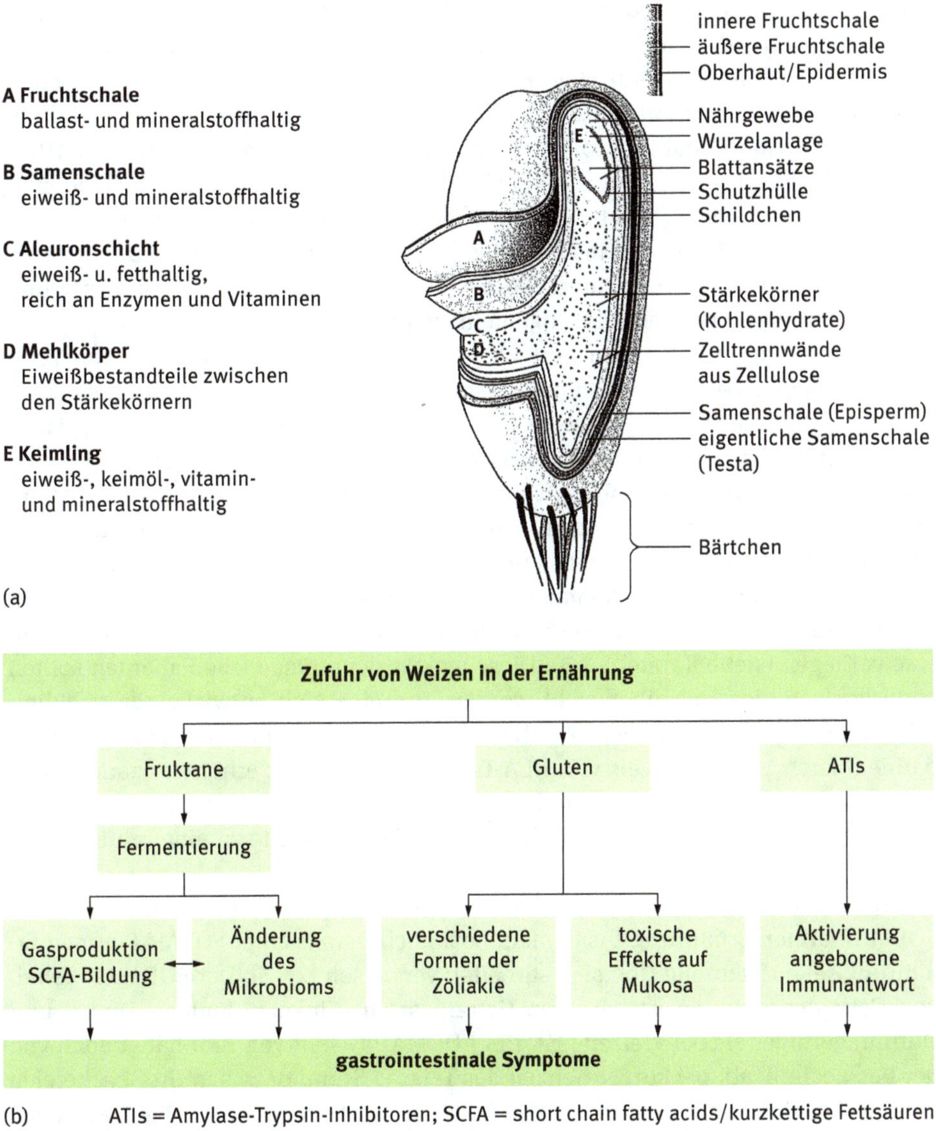

Abb. 5.5.1: Aufbau eines Weizenkorns und mögliche Effekte bei Zufuhr von Weizen in der Ernährung ((a) nach Brockhaus ‚Ernährung' [18], (b) modifiziert nach Eswaran et al. [19], aus Leiß [20]).

toxischer Effekt auf die Duodenalmukosa objektiviert werden [23]. Unter entsprechender Eliminationsdiät fühlten sich die betroffenen Reizdarm-Patienten auch ein Jahr später zu 70 % gebessert, was einen Plazeboeffekt so gut wie ausschließt [23].

Da die Forschung zu auslösenden Ursachen der Weizensensitivität derzeit sehr im Fluss ist [24–29] und keine gereinigten Gluten- oder Amylase-Trypsin-Inhibitoren (ATI)-Präparate oder keine standardisierten FODMAP (fermentierbare Oligo-, Di-, Monosaccharide und Polyole)-Mischungen zur Provokationstestung verfügbar sind, beruhen die therapeutischen Empfehlungen derzeit auf wenigen klinischen Studien. Bei Patienten mit Reizdarmbeschwerden und V.a. Weizensensitivität, bei denen sich keine Zöliakie-assoziierten genetischen Marker (HLA-DQ2 oder HLA-DQ8) nachweisen lassen und die histologisch eine völlig unauffällige Duodenalschleimhaut aufweisen (Marsh 0), kann eine FODMAP-arme Ernährung empfohlen werden. Diese Ernährung hat in einer placebokontrollierten Studie [14] und in mehreren retro- und einer prospektiven Studie [11–13] zu einer signifikanten Besserung von Reizdarmbeschwerden und Allgemeinsymptomen geführt.

Bei Patienten mit Verdacht auf Weizensensitivität, bei denen sich genetisch HLA-DQ2 oder HLA-DQ8 und immunhistochemisch in der Duodenalschleimhaut vermehrt IEL (Marsh 1) nachweisen lassen, kann – auch wenn Zöliakie-typische serologische Marker (IgA-anti-tTG-Antikörper, EMA-Antikörper negativ sind – eine glutenfreie Ernährung empfohlen werden. Finden sich bei den betroffenen Patienten zusätzlich in der Flow-zytometrischen Analyse ein hoher gamma-delta-Gehalt der intraepithelialen Lymphozyten und/oder Antikörper gegen Gewebstransglutaminase in der Immunhistochemie der Duodenalbiopsie [30] oder haben die Patienten Angehörige, bei denen eine Zöliakie bekannt ist, könnte eine potentielle Zöliakie vorliegen (siehe Kapitel 3.8.3). Diese meist asymptomatische Patienten sollten endoskopisch-bioptisch überwacht werden, um eine sich entwickelnde subklinische Zöliakie (Marsh 2–3) nicht zu übersehen [31–33]. Patienten mit milder Enteropathie (Marsh 1–2), Nachweis von HLA-DQ2 oder -DQ8 oder erhöhtem gamma/delta-IEL [30] sowie asymptomatischem Patienten mit serologischem Nachweis positiver IgA-anti-tTG-Antikörper oder EMA-Antikörper sollte zu einer glutenfreien Ernährung geraten werden [31–34].

Tabelle 5.5.2 fasst die Unterschiede zwischen einer glutenfreien und einer FODMAP-armen Ernährung zusammen. Bezüglich Details einer FODMAP-armen Ernährung sei auf aktuelle Übersichtsarbeiten verwiesen [2,3,5]. Der FODMAP-Gehalt von Getreideprodukten ist bei alten Getreidearten (Einkorn, Emmer, Dinkel und Durum) geringer als bei Weizen [35]. Der FODMAP-Gehalt von Brot hängt auch von der Backtechnik ab, bei kurzer Gehzeit des Teigs (1 Stunde), was in Großbäckereien meist praktiziert wird, ist der FODMAP-Gehalt am höchsten, alte Backtechniken mit langer Gehzeit (4 Stunden) verringern den FODMAP-Gehalt [36] und könnten Blähbauchbeschwerden bei Reizdarm-Patienten lindern. Der Gluten-Gehalt verschiedener moderner Weizenarten unterscheidet sich nicht von dem älterer Weizensorten [37], während die meisten alten Weizensorten (wie Einkorn und Emmer) eine geringere Bioaktivität an Amylase-Trypsin-Inhibitoren (ATIs) aufweisen gegenüber modernen hexaploiden Weizenarten [17].

Zur profunden Beratung bezüglich einer glutenfreien Ernährung oder einer FODMAP-armen Ernährung sollten die Patienten in einer ernährungsmedizinischen Schwerpunktpraxis betreut oder zu einer Ernährungsberaterin überwiesen werden.

Tab. 5.5.2: Vergleich einer glutenfreien Ernährung und einer FODMAP-armen Diät (modifiziert, nach De Giorgio et al. [27], mit eigenen Ergänzungen).

Aspekt	glutenfreie Ernährung	FODMAP-arme Ernährung
vermuteter pathogenetischer Mechanismus, der beseitigt werden soll	– Mukosaschädigung, Veränderung der intestinalen Permeabilität – Stimulation des angeborenen Immunsystems	Gasproduktion bei bakteriellem Abbau von FODMAPs (insbesondere Fruktanen), Mechonorezeptor-Stimulation in Dünn- und Dickdarm-Lumen
wahrscheinliche Wirksamkeit	– bei Zöliakie > 95 % – bei Reizdarm 24 %	effektiv bei 68–76 % der Patienten
Zeit bis Ansprechen	– bei Zöliakie: Wochen bis Monate – bei Reizdarm: Tage bis Wochen	innerhalb 7 Tage
Prädiktoren eines Ansprechens	– erhöhter IEL-Gehalt im Duodenum – subklinische Zöliakie (HLA-DQ2/-DQ8 pos.) – Dünndarmläsionen nach doppelblinder Gluten-Belastung	nicht bekannt
Dauerhaftigkeit des Ansprechens	– bei Zöliakie lebenslang GFD erforderlich – bei Reizdarm: nicht bekannt	bei Follow-up von 15,7 Monaten hielten 70 % der 90 Pat. die Diät weiterhin ein
Leichtigkeit der Einhaltung der Diät	– zahlreiche Patientenratgeber erhältlich – hierzulande guter Kenntnisstand der Ernährungsberaterinnen bezüglich glutenfreier Ernährung – initial häufig Diätfehler (Lernkurve) – Probleme bei Essen außer Haus, auf Reisen, bei Sozialkontakten	– einzelne Patientenratgeber verfügbar – hierzulande schlechter Kenntnisstand der Ernährungsberaterinnen zu FODMAP-armer Ernährung / lt. 44 % von 90 Pat. leicht in Lebensstil integrierbar
Adhärenz zur Diät	– bei Zöliakie 40–70 % je nachdem, ob asymptomatisch oder symptomatisch – bei Reizdarm: langfristige Adhärenz nicht bekannt	76 % in prospektiver Beobachtungsstudie (n = 90)
Überprüfung der Adhärenz zur Diät	Interview durch Ernährungsberaterin, Bestimmung von immunogenen Gluten-Peptiden im Stuhl	Interview durch Ernährungsberaterin

Tab. 5.5.2 (fortgesetzt)

Aspekt	glutenfreie Ernährung	FODMAP-arme Ernährung
Vorteile	– Ausschaltung der triggernden Noxe – lebensmitteltechnologisch hergestellte glutenfreie Produkte erhältlich – Einschränkung in 1 Nährstoffgruppe	– hohe Chance eines Ansprechens – individuelles Austesten, welche Nahungsmittel verträglich sind, Alternativen in anderen Nährstoffgruppen verfügbar

Nachteile	– Ansprechrate von Adhärenz abhängig
	– kommerzielle glutenfreie Produkte
	  – teurer
	  – oft hoher Fett- und Zuckergehalt
	  – veränderte Textur bei Brot, Pasta, etc.
	– Ausschlussdiät, lebenslange glutenfreie Ernährung erforderlich
	– Probleme in Ländern, in denen keine Deklaration/ Kennzeichnung erfolgt
		– nur symptomatische Therapie
		– Einschränkungen in 4 Nährstoffgruppen
		– limitierte internationale Datenbasis zu FODMAP-Gehalt von Nahrungsmitteln
		– limitierte Verfügbarkeit von als FODMAP-arm deklarierten Lebensmitteln

Adäquatheit der Ernährung	– Restriktionen bei der Zufuhr von Broten u. Cerealien kann zu reduzierter Aufnahme von Folsäure, Thiamin und Ballaststoffen führen
	– Kalzium-, Eisen- u. Zink-Aufnahme kann erniedrigt sein
	– viele lebensmitteltechnologisch hergestellte glutenfreie Nahrungsmittel sind kein adäquater Ersatz für entsprechende glutenhaltige Nahrungsmittel
		– bei fehlendem Ersatz FODMAP-armer Nahrungsmittel:
		  – Restriktion von Milchprodukten kann reduzierte Aufnahme von Kalzium u. Vitamin D verursachen
		  – Restriktion von Gemüse, Körner und Cerealien kann unzureichende Aufnahme von Folsäure, Thiamin u. Ballaststoffen verursachen
		– natürliche Präbiotika-Zufuhr reduziert

andere Risiken	– Risiko des Abstürzens in Essstörung – erschwerte Möglichkeit der Diagnosestellung Zöliakie, falls glutenfreie Diät vor einer Diagnostik begonnen wurde	– Risiko des Abstürzens in Essstörung – Veränderungen des intestinalen Mikrobioms mit unbekanntem Langzeiteffekt

Literatur

[1] Shepherd SJ, Gibson PR. Fructose malabsorption and symptoms of irritable bowel syndrome: guidelines for effective dietary management. J Am Diet Assoc. 2006;106:1631–1639.
[2] Barrett JS, Gibson PR. Clinical ramifications of malabsorption of fructose and other short-chain carbohydrates. Practical Gastroenterology. 2007; 51–65.
[3] Gibson P, Shepherd SJ. Evidence-based dietary management of functional gastrointestinal symptoms: The FODMAP approach. J Gastroenterol Hepatol. 2010;25:252–258.
[4] Ostgaard H, Hausken T, Gundersen D, El-Salhy M. Diet and effects of diet management on quality of life and symptoms in patients with irritable bowel syndrome. Molecular Medicine Reports. 2012;5:1382–1390.
[5] Leiß O. Fiber, Food Intolerances, FODMAPs, Gluten und funktionelle Darmerkrankungen – Update 2014. Z Gastroenterol. 2014;52:1277–1298.
[6] El-Salhy M, Gundersen D. Diet in irritable bowel syndrome. Nutrition Journal. 2015;14:36.
[7] Wahnschaffe U, Ullrich R, Riecken EO, Schulzke JD. Celiac disease-like abnormalities in a subgroup of patients with irritable bowel syndrome. Gastroenterology. 2001;121:1329–38.
[8] Wahnschaffe U, Schulzke JD, Zeitz M, Ullrich R. Predictors of clinical response to gluten-free diet in patients diagnosed with diarrhea-predominant irritable bowel syndrome. Clin Gastroenterol Hepatol. 2007;5:844–850.
[9] Biesiekierski JR, Newnham ED, Irving PM, et al. Gluten causes gastrointestinal symptoms in subjects without celiac disease: a double-blind randomized placebo-controlled trial. Am J Gastroenterol 2010: 106: 508–514.
[10] Biesiekierski JR, Peters SL, Newnham ED, et al. No effect of gluten in patients with self-reported non-celiac gluten sensitivity after dietary reduction of fermentable, poorly absorbed, short-chain carbohydrates. Gastroenterology. 2013;145:320–8.
[11] Austin GL, Dalton CB, Hu Y, et al. A very low-carbohydrate diet improves symptoms and quality of life in diarrhea-predominent irritable bowel syndrome. Clin Gastroenterol Hepatol. 2009;7:706–708.
[12] Ong DK, Mitchell SB, Barrett JS, et al. Manipulation of dietary short chain carbohydrates alters the pattern of gas production and genesis of symptoms in irritable bowel syndrome. J Gastroenterol Hepatol. 2010;25:1366–1373.
[13] de Roest RH, Dobbs BR, Chapman BA, et al. The low FODMAP diet improves gastrointestinal symptoms in patients with irritable bowel syndrome: a prospective study. Int J Clin Prct. 2013;67:896–905.
[14] Halmos EP, Power VA, Shepherd SJ, Gibsen PR, Muir JG. A diet low in FODMAPs reduces symptoms of irritable bowel syndrome. Gastroenterology 2014: 146: 67–75.
[15] Biesiekierski JR, Rosella O, Rose R, et al. Quantification of fructans, galacto-oligosacharides and other short-chain carbohydrates in processed grains and cereals. J Hum Nutr Diet. 2011;24(2):154–176.
[16] Junker Y, Zeissig S, Kim SJ, et al. Wheat amylase trypsin inhibitors drive intestinal inflammation via activation of toll-like receptor. J Exp Med. 2012;209:2395–2408.
[17] Zevallos VF, Raker V, Tenzer S, et al. Nutritional wheat amylase-trypsin inhibitors promote intestinal inflammation via activation of myeloid cells. Gastroenterology. 2017;152:1100–1113.e12.
[18] Gibson PR, Muir JG, Newnham ED. Other dietary confounders: FODMAPS et al. Dig Dis. 2015;33:269–276.
[19] Getreide. Der Brockhaus Ernährung – Gesund essen, bewusst leben. 2. Aufl., Seite 275. Lizenzausgabe für die Wissenschaftliche Buchgesellschaft.
[20] Eswaran S, Goel A, Chey WD. What role does wheat play in the symptoms of irritable bowel syndromes? Gastroenterology and Hepatology. 2013;9:85–91.

[21] Leiß O. Differenzialdiagnose Verdauungskrankheiten. 2015;33:308–319.
[22] Carroccio A, Mansueto P, Iacono G, et al. Non-celiac wheat sensitivity diagnosed by double-blind placebo-controlled challenge: exploring a new clinical entity. Am J Gastroenterol. 2012;107:1898–1906.
[23] Fritscher-Ravens A, Schuppan D, Ellrichmann M, et al. Confocal endomicroscopy shows food-associated changes in the intestinal mucosa of patients with irritable bowel syndrome. Gastroenterology. 2014;147:1012–1020.
[24] Aziz I, Branchi F, Sanders DS. The rise and fall of gluten. Proc Nutr Soc. 2015;74:221–226.
[25] Schuppan D, Pickert G, Ashfaq-Khan M, Zevallos V. Non-celiac wheat sensitivity: differential diagnosis, triggers and implications. Best Pract Res Clin Gastroenterol. 2015;29(3):469–476.
[26] Volta U, Caio G, De Giorgio R, et al. Non-celiac gluten sensitivity: a work-in-progress entity in the spectrum of wheat-related disorders. Best Pract Res Clin Gastroenterol. 2015;29(3):477–491.
[27] Catassi C, Elli L, Bonaz B, et al. Diagnosis of Non-Celiac Gluten Sensitivity (NCGS): The Salerno Experts' Criteria. Nutrients. 2015;7(6):4966–4977.
[28] De Giorgio R, Volta U, Gibson PR. Sensitivity to wheat, gluten and FODMAPs in IBS: facts or fiction? Gut. 2016;65:169–178.
[29] Volta U, Caio G, Karunaratne TB, Alaedini A, De Giogio R. Non-coeliac gluten/wheat sensitivity: advances in knowledge and relevant questions. Expert Rev Gastroenterol Hepatol. Epub 2016; Nov 23:1–10.
[30] Fernandez-Banares F, Carrasco A, Garcia-Puig R et al. Intestinal intraepithelial lymphocyte cytometric pattern is more accurate than subepithelial deposits of anti-tissue transglutaminase IgA for the diagnosis of celiac disease in lymphocytic enteritis. PLoS ONe. 2014;9(7):e101249.
[31] Arguelles-Grande C, Tennyson CA, Lewis SK, et al. Variability in small bowel histopathology reporting between different pathology practice settings: impact on the diagnosis of coeliac disease. J Clin Pathol. 2012;65:242–7.
[32] Hammer ST, Greenson JK. The clinical significance of duodenal lymphocytosis with normal villous architecture. Arch Pathol Lab Med. 2013;137:1216–19.
[33] Losurdo G, Piscitelli D, Giangaspero A, et al. Evolution of nonspecific duodenal lymphocytosis over 2 years of follow-up. World J Gastroenterol. 2015;21(24):7545–7552.
[34] Kurppa K, Paavola A, Collin P, et al. Benefits of a gluten-free diet for asymptomatic patients with serologic markers of celiac disease. Gastroenterology. 2014;147:610–614.
[35] Kissing Kucek L, Veenstra LD, Amnuaycheewa P, Sorrells ME. A grounded guide to gluten: How modern genotypes and processing impact wheat sensitivity. Comprehensive Reviews in Food Science and Food Safety. 2015;14:285–305.
[36] Ziegler JU, Steiner D, Longin CFH, Würschum T, Schweiggert RM. Wheat and the irritable bowel syndrome – FODMAP levels of modern and anciet species and their retention during bread making. Funct Foods. 2016;25:257–266.
[37] Kasarda DD. Can an increase in celiac disease be attributed to an increase in the gluten content of wheat as a consequence of wheat breeding? J Agric Food Chem. 2013;61;1155–1159.

Verzeichnis der Abkürzungen

AGA	anti-Gliadin-Antikörper
ALV 003	Enzympräparat aus glutenspaltenden Enzymen
anti-tTG-Ak	Antikörper gegen Gewebstransglutaminase
AT1001	Anti-Zonulin-Wirkstoff Larazotide
BSG	Blutsenkungsgeschwindigkeit
DGP	Antikörper gegen deaminierte Gluten-Peptide
DGVS	Deutsche Gesellschaft für Gastroenterologie, Verdauungs- und Stoffwechselerkrankungen
DZG	Deutsche Zöliakie-Gesellschaft
EATL	Enteropathie-assoziiertes T-Zell-Lymphom
ELISA	*Enzyme-linked immunosorbent assay*
EMA	anti-Endomysium-Antikörper
ESPGHAN	*European Society of Pediatric Gastroenterology, Hepatology and Nutrition*
FABP	*fatty acid binding protein*
FDA	Food and Drug Administration
FODMAPs	fermentierbare Oligo-, Di-, Monosaccharide und Polyole
GA	Gluten-Ataxie
GFD	*gluten-free diet*
GWAS	*genome-wide association studies* / Genom-weite Assoziationsstudien
HLA	*human leucocyte antigen*
HWG	*high molecular weight* (HMW)-Fraktion der Glutenine
IEL	intraepitheliale Lymphozyten
LBP	*Lipopolysaccharide binding protein*
LMW	*low molecular weight* (LMW)-Fraktion der Glutenine
NASSCD	*North American Society for the Study of Celiac Disease*
NCGS	*non-celiac gluten sensitivity*
NCWS	*non-celiac wheat sensitivity*
NRCD	*non-responsive celiac disease*
POCT	*point of care test*
ppm	*parts per million*
RCD	*refractory celiac disease* / refraktäre Zöliakie
SCFA	*short chain fatty acids*
TG	Transglutaminase
TLR	Toll-like-Rezeptor
tTG	*tissue-transglutaminase*
VSL#3	Probiotikum (Kombination verschiedener Bakterienspezies)
WA	*wheat allergy*
WDEIA	*wheat-dependent exercise-induced anaphylaxis*
WHO	*world health organisation*

https://doi.org/10.1515/9783110561098-006

Register

https://doi.org/10.1515/9783110561098-007

www.ingramcontent.com/pod-product-compliance
Lightning Source LLC
LaVergne TN
LVHW081352011026
849161LV00013BA/2796